너무 놀라운
작은 뇌세포
이야기

너무 놀라운 작은 뇌세포 이야기

—
2021년 4월 28일 초판 1쇄 발행
2021년 12월 10일 초판 3쇄 발행
—
지은이 도나 잭슨 나카자와
옮긴이 최가영
펴낸이 김정수, 강준규
—
책임편집 유형일
마케팅 추영대
마케팅지원 배진경, 임혜솔, 송지유, 이영선
—
펴낸곳 (주)로크미디어
출판등록 2003년 3월 24일
주소 서울시 마포구 성암로 330 DMC첨단산업센터 318호
전화 번호 02-3273-5135
팩스 번호 02-3273-5134
편집 070-7863-0333
홈페이지 https://blog.naver.com/rokmediabooks
이메일 rokmedia@empas.com
—
ISBN 979-11-354-9796-4 (03510)
책값은 표지 뒷면에 적혀 있습니다.
—
· 브론스테인은 로크미디어의 과학, 건강 도서 브랜드입니다.
· 잘못 만들어진 책은 구입하신 서점에서 교환해 드립니다.

의과학계의 판도를 뒤바꾼 작은 뇌세포에 관하여

너무 놀라운 작은 뇌세포 이야기

THE ANGEL AND THE ASSASSIN

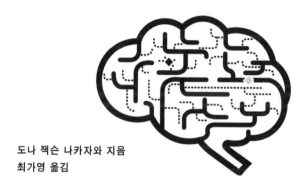

도나 잭슨 나카자와 지음
최가영 옮김

BRONSTEIN

클레어에게

저자 **도나 잭슨 나카자와**Donna Jackson Nakazawa

도나 잭슨 나카자와는 신경과학, 면역학과 인간의 감정을 절묘하게 넘나드는 책을 여러 권 낸 베스트셀러 작가다. 2016년에 베터라이프Better Life 상 결선에 올랐던 《멍든 아동기, 평생 건강을 결정한다》를 비롯해, 《자가면역이라는 역병The Autoimmune Epidemic》과 《최상의 마지막 치료법The Last Best Cure》이 특히 유명하다. 2012년에는 면역학 관련 저술활동의 공로를 인정받아 애스쿠상AESKU Award을 수상했으며 2010년에는 건강 분야 정기간행물 기사들 가운데 그해에 가장 손꼽히는 글에 수여하는 전미건강정보상National Health Information Award을 수상했다. 투데이Today, NPR, NBC, ABC 뉴스 등의 방송에 출연한 이력이 다수 있으며, 저서들은 출간될 때마다 〈워싱턴 포스트The Washington Post〉, 〈헬스 어페어Health Affairs〉, 〈이온Aeon〉, 〈모어More〉, 〈패어런팅Parenting〉, 〈AARP 매거진AARP Magazine〉, 〈글래머Glamour〉에 소개되거나 〈타임Time〉, 〈USA 투데이USA Today〉, 〈퍼레이드Parade〉의 표지를 장식하곤 한다. 〈사이콜로지 투데이Psychology

Today〉와 〈허프포스트HuffPost〉의 블로그에도 글을 기고 중이다. 버지니아 창작예술 센터Virginia Center for the Creative Arts, 야도Yaddo, 맥도웰 콜로니MacDowell Colony가 후원하는 입주작가 프로그램을 두루 거친 뒤, 지금은 메릴랜드주에서 가족과 함께 살고 있다.

역자 **최가영**

서울대학교 약학대학원을 졸업하였다. 현재 번역 에이전시 엔터스코리아에서 과학 및 의학 분야 출판 전문 번역가로 활동하고 있다.

주요 역서로는 《뉴 코스모스 : 우주를 향한 새로운 질문》, 《한 권의 물리학 : 빅뱅에서 양자 부활까지, 물리학을 만든 250가지 아이디어》, 《한 권의 화학 : 화약에서 그래핀까지 화학 발전의 250가지 이야기》, 《꿀꺽 한 입의 과학 : 달콤 살벌한 소화 기관 모험기》, 《슈퍼박테리아 : 수퍼박테리아, 과학으로 해결할 수 있을까?》, 《배신의 식탁 : 우리는 식탁 앞에서 하루 세 번 배신당한다》, 《복부 비만 없애는 식습관의 비밀》, 《건강을 위한 최고의 밥상》, 《당신의 다이어트를 성공으로 이끄는 작은 책》 등이 있다.

몸이 뇌를 공격하다

내가 신체질환과 면역계와 뇌의 장애가 얽히고설킨 신비한 삼각관계에 관심을 갖기 시작한 건 10년도 더 된 일이다. 그 시절 난 희귀한 자가면역질환에 걸려 걷지 못했다. 2001년부터 2006년까지 꼬박 다섯 해 동안, 침대나 휠체어와 한 몸이 되어 지내야 했던 날들만 합해도 1년은 족히 넘을 것이다. 당시 나를 맡은 의사는 존스홉킨스 병원의 신경내과전문의였다. 당시 그는 나 같은 길랑바레 증후군Guillain-Barré syndrome 사례들을 연구하고 있었다. 나는 그 가운데서도 특이한 경우였다. 넘어지고 마비되는 일을 한 번도 아니고 두 번이나 겪었기 때문이다. 전례가 아예 없는 건 아니지만, 극히 드물다고 했다.

내가 과학 전문 기자임을 아는 주치의와 나는 내 몸에서 무슨 일이 벌어지고 있는지, 소망하건대 마비를 되돌리도록 어떤 치료법을 쓸 것인지 등등 엄청나게 많은 얘기를 나눴다. 그는 길랑바레 증후군이 다른 자가면역질환들과 비슷하게 면역계의 백혈구가 마치 무법자처럼 제멋대로 날뛰는 병이라고 설명했다. 몸속에 침입한 병원균을 분별력 있게 알아보고 맞서 싸워야 할 백혈구가 오히려 미엘린myelin 수초막을 잘못 공격해 파괴하는 것이다. 미엘린 막은 신경줄기를 보호하는 코팅층이므로 이것이 파괴되면 신경과 근육 사이의 연결 고리가 끊어져, 서 있거나 걷는 것은 물론이고, 발가락을 꼼지락대는 단순한 동작조차 할 수 없게 된다.

나는 이 정신 나간 면역세포들이 흡사 팩맨 같다고 생각했다. 1980년대를 주름잡은 이 비디오게임 캐릭터처럼 멀쩡한 신경세포를 게걸스레 먹어 치우면서 신경 마디마디를 끊어 놓기 때문이다. 그 바람에 내가 내 몸뚱이를 내 뜻대로 어쩌지 못하게 돼 버린 것 아닌가.

의사는 주사 치료를 꾸준히 받으면 조만간 면역계가 되살아나 백혈구가 제정신을 차리고 다시 정상적으로 행동할 거라며 위로했다. 이 치료가 성공한다면 흥분 상태의 면역세포가 공격을 멈출 거라고 했다. 그때부터는 신경이 스스로 재생할 거라고 말이다. 죽은 신경이 부활하고 끊어졌던 신경근 고리가 다시 자라나면 나는 다시 걷게 될지도 몰랐다.

의사의 약속은 허언이 아니었다. 몇 달 동안 성실하게 치료받았더니 면역세포의 광증이 마침내 한풀 꺾였고 몸 상태도 확실히 좋아졌다. 신경재생이 완전하진 않았지만, 다시 걸을 정도는 됐다. 그것만도 내게는 충분히 감사한 일이었다. 이럴 때마다 느끼는 거지만 인체는 참 신비롭다.

그러나 내가 줄곧 품고 있던 궁금증은 여전히 풀리지 않은 채였다. 의료진에게 물어봤자 그들이라고 답을 알 것 같지는 않았다. 두 다리를 잃고 나서 나는 몇 가지 인지기능 변화를 함께 겪고 있었다. 그중 하나는 우울증이었는데, 대체로는 잘 통제하는 편이었다. 그럼에도 가끔씩 감정 폭풍이 어찌나 압도적인지, 아이들에게 《해리포터》를 읽어 주는데 진짜로 디멘터의 공격을 받는 기분이 들 정도였다. 형체 없는 악령이 시꺼먼 안개처럼 몰려와 날 에워싸고는 머릿속에서 즐거운 생각만 쏙 빼내고 그 자리에 절망을 채워 넣는 것이다. 의사에게도 얘기했었는데, 그럴 때면 꼭 '누군가에게 뇌를 점령당하는 것'만 같았다.

또, 원래 나는 어릴 적부터 기억력이 비상하기로 유명했었다. 며칠, 몇 주는 기본이고 심지어 여러 해 전에 나눴던 대화의 내용도 토씨 하나 틀리지 않고 다 기억했다. 그런데 이제는 단순한 것도 다 적어 두지 않으면 안 됐다. 내일 물리치료사가 오기로 한 시각 같은 것까지 말이다.

'별거 아니야.'

나는 생각했다.

'내게 처음이어서 그렇지 이런 일을 겪는 사람은 원래 차고 넘쳐.'

하지만 더 큰 근심거리는 따로 있었다. 한참 고민해야만 사람 이름이 떠오르는데, 문제는 그들이 바로 내가 평생을 함께하면서 사랑하는 가족이라는 거였다. 일가친척이 한자리에 모인 2005년의 추수감사절 연휴는 조금 특별했다. 여전히 보조기나 지팡이가 필수이긴 했지만, 내가 병상 생활을 청산하고 어설프게나마 돌아다닐 수 있게 된 시기였기 때문이다. 의도한 건 아니었는데, 이날 나는 온 가족에게 큰 선물을 했다. 내가 사람 이름을 기억하느라 끙끙대는 모습이 모두에게 기분 좋은 구경거리가 된 것이다.

"샘! 크리스천! 젠! 돈! 제이! 코디! 칩! ─참고로 칩은 사람이 아니라 개의 이름이다─ 소금통 좀 건네주겠니?"

테이블에 끝도 없이 놓인 네임카드 중에서 식구들 이름을 하나하나 올바르게 찾아 부를 때까지 모두가 미소를 머금은 채 참을성 있게 기다려 주었다.

내가 이날을 좋게 기억하는 이유는 코미디 같은 상황이 연출됐지만, 최소한 내 뇌가 남자 이름과 여자 이름을 구분할 수는 있었기 때문이다. 하지만 항상 이렇게 우스운 일만 있는 건 아니었다. 초등학교 1학년인 딸이 간단한 산수 숙제를 물어보면 나는 7 더하기 8을 못 해서 버벅거리기만 했다. 6년 넘게 해 온 일상인데 딸아이의 운동화 끈을 묶어 주려다가 어떻게 하는 건지 생각이 안 나서 기억을 짜내느라 한참을 동상처럼 굳어 있기도 했다. 언젠가는 수박을 잘라 그릇에 담는데, 과일을 만지는 손으로 무심코 시선을 옮겼을 때 단어가 도무지 떠오르지 않는 거였다.

'이걸 뭐라고 하더라? 분명 알던 건데.'

일단 나는 아이들이 기다리고 있는 식탁으로 그릇을 가져가는 잠깐이나마 시간을 벌기로 했다.

"우와! 수박이다!"

그렇게 내 머릿속의 빈칸은 신난 아이들이 함성을 지르고서야 채워졌다.

'그래, 수박이지, 당연히 그렇고말고.'

내가 걸핏하면 온갖 걱정에 밤을 꼴딱 지새우게 된 데에는 그럴 만한 이유가 있었다. 거의 온몸이 마비되어 몇 주씩 병원 신세를 진 적이 한두 번이 아니었던 것이다. 신경의 미엘린 막이 망가져 중간중간에는 극심한 근육 경련이 일어났다. 나는 척추천자와 전기전도 검사를 반복해서 받아야 했다. 전기전도 검사는 팔과 다리의 신경에 전기 쇼크를 주어 어느 신경이 죽었는지 알아보는 검사였다. 고형 음식을 삼키는 데 필요한 근육을 쓰지 못하게 된 적도 있다. 한번은 병원에서 정맥 수액제에 알레르기 반응이 일어나 혼수상태에 빠졌다가 깨어났다. 눈을 뜨니 한 무리의 의료진이 하나같이 사색이 된 얼굴로 나를 굽어보고 있었다. 옆에는 이동식 카트에 응급 소생 용품이 어지럽게 널려 있고, 조용히 기도문을 외는 간호사의 낮은 목소리도 들렸다. 그날 이후, 언제 끝날지 기약도 없이 재활물리치료에 전념해야 하는 나날이 시작되었다. 혼자 몸의 균형을 잡는 방법을 다시 익히고 보조기에 의지해 방 안을 왔다 갔다 하는 것뿐이라 힘들면서도 지루하기 이를 데 없었다. 알쏭달쏭한 건 분명 다리는

×
너무 놀라운 작은 뇌세포 이야기

마비돼 움직이질 못하는데 엄청난 통증이 번개처럼 덮친다는 점이었다.

어쩌면 아직 발견하지 못한 또 다른 병이 있는 건지도 몰랐다. 단어 하나 떠올리지 못할 정도로 형편없어진 기억력과 한층 흐리멍덩해진 정신은 확실히 좀 달랐다. 마치 이 두개골에 든 것이 내 뇌가 아닌 것 같았다.

내게는 전화로 자주 동병상련의 위로를 나누는 라일라라는 친구가 있다. 라일라는 크론병 환자였는데 나처럼 인지기능 저하로 고민이 많았다. 언젠가는 큰아들을 유치원에 데려다주러 갔다가 깜빡하고 두 살배기 둘째를 함께 놓고 나온 일이 있다. (라일라가 선생님과 담소를 나누는 동안 모래놀이에 꽂힌 아기가 엄마 품에서 슬며시 빠져나간 것이다.) 아기를 두 팔로 안은 선생님이 헐레벌떡 뛰어나와 그녀의 이름을 불렀을 때에야 그녀는 알아차렸다.

"내가 내 아들을 까맣게 잊었던 거야!"

그녀는 가족 주치의의 권유로 신경정신과를 찾아갔다. 정신과 의사는 불안증과 강박장애에 쓰는 우울증 치료제들과 주의력결핍장애를 완화시키는 약을 처방해 주었다. 그때 라일라가 울먹이며 내게 말했었다.

"크론병에 걸리기 전에는 정신과 약을 먹을 일이 없었단 말이야."

내 친구의 심정을 나는 진심으로 공감할 수 있었다. 마치 내 모습을 보는 것 같았기 때문이다. 느낀 바가 있던 나는 기본검진을 받으러 다니는 내과에 다음번에 가서 작정하고 얘기를 꺼냈다.

"제 다리와 함께 뇌의 일부분도 완전히 먹통이 된 느낌이에요."

나는 강도가 약한 미니 뇌졸중을 겪은 사람들 대부분이 비슷한 후유증을 경험한다는 사연들을 떠올렸다.

"제 머릿속에서 무슨 일이 벌어지고 있는 건가요?"

부디 이 의사가 답을 가지고 있길.

내과의사는 미니 뇌졸중은 아니라고 날 안심시켰다. 그러면서 내게 일어난 일은 엄청난 사건이며 그 일로 많은 게 달라졌을 거라고 했다. 그러니 정신적 충격이 큰 게 당연하다는 말로 그날의 상담은 끝났다. 한편 내게서 똑같은 질문을 받은 신경내과 의사의 대답은 미묘하게 달랐다. 이 의사도 날 격려하고 다독이긴 하는데, 시간이 흐르면서 모두 천천히 좋아질 거라고 했다.

그리고 실제로도 그랬다. 하지만 아직 증상이 다 사라진 건 아니다. 게다가 내 몸이 달라지면서 머릿속에서도 뭔가 영구적인 변화가 일어났다는 느낌을 나는 끝까지 떨쳐 낼 수 없었다.

그러자 면역학자들의 생각이 궁금해졌다. 오장육부를 총괄하는 면역계를 속속들이 연구하는 게 일인 면역학자들은 신체 면역기능의 이상이 뇌 관련 질환이나 정신과 질환과 생물학적으로 연결되어 있다고 여길까? 그렇게 나는 점점 더 깊이 파고들기 시작했다.

2007년부터 2010년까지는 개인적으로 내게 유난히 정신없던 시기였다. 쓰고 있는 책이 있고 강연도 줄줄이 잡혀 있는데, 투병하면서 어린 자식들까지 돌봐야 했으니까. 그 와중에도 나는 포기하지 못

하고 자료조사를 병행해 갔다. 그 결과, 세상에 누가 관심이나 가질까 싶은 이 아이디어를 이미 상당한 수준의 연구로 발전시킨 과학자가 꽤 많다는 걸 알게 됐다. 나는 지나치게 큰 면역계 활동성 때문에 몸에 염증질환이 생긴 환자들이 중대한 인지력 장애와 기분 변화를 동시에 겪는다는 내용이 담긴 연구 논문들을 열심히 긁어모았다.

가령 한 2008년 연구에 의하면, 다발경화증 환자들에게는 기억력이 떨어지는 일이 잦다. 또, 우울증이나 양극성 장애가 겹칠 확률도 다른 사람들에 비해 몇 배로 높다고 한다.

한편 2010년에는 연구 17건을 종합한 분석이 실시됐는데, 전신의 거의 모든 장기에 염증이 생기는 루푸스가 우울증과 정신병의 발생 확률을 크게 높인다는 결론이 나왔다. 놀랍게도 루푸스 집단에서는 주의력장애, 기분장애, 우울증, 범불안장애, 학습장애 등 인지기능이나 정신신경계와 관련된 증상을 보고한 환자가 56%나 됐다. 루푸스가 있으면 조기 치매의 위험도 높은 것으로 분석됐다.

같은 해에 또 다른 연구팀은 300만 인구의 30년에 걸친 건강통계 데이터를 검토한 뒤 비슷한 맥락의 결론을 내렸다. 한마디로, 최근에 박테리아 감염으로 입원한 적이 있는 사람들은 우울증, 양극성 장애, 기억력 저하를 겪을 확률이 62% 더 높다는 것이다.

나는 학술지에서 증례연구도 여럿 찾을 수 있었는데, 모두 골수 —바로 이곳에서 인체 면역세포의 대부분이 태어난다— 의 이상이 조현병과 무관하지 않다는 내용이었다. 그중 골수이식수술을 받은 어느 남성 환자에 관한 증례연구가 한 건 있는데, 이 환자는 조현병을 앓던 친형제의 골수로 이식수술을 받고 나서 불과 몇 주 만에 생전 없던 조현병이 발병했다. 또 다른 증례연구에서는 조현병이 있는 젊은 남성이 급성 골수성 백혈병 때문에 건강한 기증자의 골수를 이식받았다. 그 결과, 흥미롭게도 백혈병과 함께 조현병까지 완치됐다고 한다.

이처럼 많은 연구 자료가 분명하게 한 방향을 가리키고 있었다. 그럼에도 어떤 추측을 감히 선언하기에는 과학이 요구하는 증거의 기준이 여전히 너무 높았다. 몸뚱이의 병이 머릿속의 물리적인 병을 불러온다는 건 고사하고, 둘이 서로 연결되어 있다고 말하는 것조차 말이다.

이쯤에서 잠시 학창 시절로 돌아가 볼까. 고등학교 생물 시간에 인체의 기본 면역기능에 대해 배웠던 내용을 다들 기억하시는지. 인체 내 방위군과도 같은 백혈구는 온몸을 밤낮없이 순찰하며 인간의 오감을 절묘하게 피해 침입한 병균이나 독소 물질이 없는지 철저하게 감시한다. 지금 이 순간에도 우리 몸속의 면역계는 우리의 안전을 지키기 위해 수천 가지 보이지 않는 위협에 맞서고 있다. 어떤 승객의 재채기 한 번에 병균 덩어리가 온 버스 안에 퍼진다. 신경 써서 점심으로 유기농 샐러드를 골랐지만 덜 씻긴 흙부스러기에는 미량의 박테리아가 숨어 있다. 회사 건물의 환기 장치는 알고 보면 곰팡이의 서식지다. 1년 치 세금영수증을 보관하려고 새로 산 플라스틱 정리함에서는 화학물질들이 새어 나온다. 이처럼 끝도 없이 기회를 엿보는 침입자들을 우리의 백혈구가 최전방에서 불철주야 막아 낸다.

양파를 썰다가 엄지를 베었다. 그러면 백혈구들이 마치 기동대처럼 순식간에 나타나 상처를 통해 침투한 세균에게 맹공격을 퍼붓는다. 동시에 망가진 손가락 조직을 고치는 것 역시 백혈구의 몫이다. 이때 엄지는 퉁퉁 붓고 화끈거리기 시작한다. 긴급 복구 작업을 위해 엄청난 수의 백혈구가 이곳에 집합하기 때문이다. 벌겋게 부어올라 욱신욱신한 느낌이 썩 유쾌하진 않을 것이다. 하지만 사실 그건 내 몸의 면역계가 일을 잘하고 있다는 뜻이다.

다만 이 염증 반응이 늘 딱 적당하게 일어나는 건 아니다. 너무많은 환경 자극에 계속 시달린 백혈구 군대는 과민해질 수 있다. 결국 폭주한 백혈구 무리는 제 몸의 장기조직이나 관절, 신경을 남의것인 양 착각해 공격한다. 바로 이렇게 류머티스 관절염, 루푸스, 다발경화증, 제1형 당뇨병과 같은 자가면역질환이 일어난다.

정상적인 염증과 자가면역질환 둘 다 사실상 어떤 신체 부위나장기에서도 일어날 수 있다. 관건은 백혈구가 적정선을 지키느냐 마느냐 하는 것이다. 만약 백혈구가 열심히 싸우지 않는다면 병원균이넓게 퍼져 장기 기능이 마비된다. 심하면 패혈증으로 죽을 수도 있다. 반대로 백혈구가 과잉대응한다면 외부의 침입자로부터 당신을지킬 수는 있을지 몰라도, 도를 넘는 염증 반응으로 스스로 제 몸을공격하는 더 큰 사고를 치게 된다. 그 결과는 평생 생각지도 않았던 지병을 새로 얻는 것이다. (내 경우, 시작은 바이러스성 위염이었다. 다행히 백혈구가 바이러스 감염을 누르긴 했는데 거기서 더 간 게 문제였다. 신경줄기를 감싸고 있는 미엘린 수초막까지 망가뜨린 바람에 길랑바레 증후군이 새로 생긴 것이다.)

인체에는 이런 몸통 면역계의 지배를 받지 '않는다'고 과학계가 100년 넘게 믿어 온 장기가 딱 하나 있다. 바로 우리의 뇌다.

그런데 만약 그게 사실이라면 말이다, 정말로 면역계의 영향력이 뇌에는 미치지 않는다면, 몸의 염증을 겪은 뒤에 뇌에 변화가 생기거나 병이 나면 안 되는 것 아닌가.

내과에서 인지기능 저하라는 후유증을 가지고 상담할 때 의사와 나는 이 증상들이 순전히 정신적인 것이라고 단정하고 얘기를 나눴었다. 그땐 그럴 만한 이유가 있었다. 수십 년 동안 어느 의학 교재든 어떤 질병이 몸뚱이를 공격할 때 뇌만은 불가침의 영역이라고 한목소리로 말해 왔기 때문이다. 당시 신경과학계에서는 뇌가 '면역학적으로 특별한 장기'라는 게 대세 이론이었다. 당연히 의대에서도 다들 그렇게 가르쳐 왔고 말이다. 그동안은 면역계가 모든 신체 장기에 접근 권한을 가지고 있지만, 딱 하나 뇌만은 예외라고, 온 과학계가 믿어 의심치 않았다. 따라서 뇌의 염증 반응은 오직 머리 외상처럼 밖에서 일어난 사건이나 뇌수막염처럼 뇌조직을 직접 공격하는 감염병 등의 상황에서만 생길 수 있는 일이었다. 이런 경우가 아닌 한, 뇌가 저 혼자 염증 반응을 시작하는 건 불가능했다.

해부학의 관점에서는 이 이론이 완벽해 보인다. 어쨌든 엄지가 염증으로 불타면서 두 배 크기로 부풀면 부기를 감당하기 위해 피부가 (아플 정도로) 팽창된다. 그런데 뇌의 경우는 늘어나고 싶어도 그럴 공간이 없다. 이미 거의 딱 맞는 크기의 두개골 안에 갇혀 있는 까닭이다. 이런 조건에서 뇌압이 지나치게 높아질 경우, 뇌는 —그리고 그 사람은— 끝까지 버티지 못한다. 극단적인 예로 교통사고가 나서 머리에 큰 충격을 받았다고 치자. 이때는 뇌조직이 붓기 때문에 드릴로 두개골에 구멍을 뚫는 신경외과 수술을 해 빨리 뇌압을 낮춰야 한다. 그런 면에서 일찍이 해부학자들에게는 뇌가 면역장기가 아니라고 단순하게 지레짐작할 만한 타당한 이유가 있었던 셈이다.*

그러다 과학자들은 점점 의문을 갖기 시작했다. 뇌가 면역반응의 영향을 받을 수도 있을까? 만약 그렇다면 어떤 과정으로 그런 변화가 일어날까? 온 신경과학계와 면역학계가 이 주제를 두고 줄기차게 토론을 벌였다.

그러나 어디서도 명쾌한 답은 나오지 않았다. 2011년까지는.

그런 분위기에서 나는 출판사 에이전트에게 혼자 '뇌 화재진압 프로젝트'라는 별명을 붙인 신간 기획안을 종종 들이밀었다. 이때 에이전트는 항상 반대편 역할을 맡아 질문을 던졌다.

---

* 뇌가 면역계의 감독을 면제받은 특별한 장기라는 이 오랜 믿음은 혈액-뇌 관문의 개념과도 밀접한 관련이 있다. 과학계는 혈액-뇌 관문을 뇌로 이어지는 혈관들 주위로 세포들이 치밀하게 밀집해 형성된 일종의 장벽이라고 알고 있었다. 혈관 배치가 워낙 빽빽해 면역세포를 비롯한 입자들이 몸통부에서 혈액을 타고 올라가다가 직전에서 막혀 결국 뇌로는 넘어가지 못한다는 점에서다. 흡사 난공불락 수준인 혈액-뇌 관문의 이 특징은 지금껏 뇌까지 신체 면역계의 손길이 닿지 않으며 따라서 뇌가 면역학적으로 특별하다는 증거로 간주됐다.

"만약 뇌가 '어떻게' 혹은 '어째서' 신체 면역계에 좌지우지되는지 모른다면요? 그러면서 과잉 면역작용이 뇌 문제로 생기는 질병을 불러온다고 어떻게 확신할 수 있죠?"

솔직히 말하자면, 그땐 —그러니까 2011년에서 2012년 사이에 뒤에서 더 자세히 소개할 신경과학계의 지각변동 사건이 일어나기 전에는— 나도 몸뚱이가 아프면 뇌도 아파한다고 장담하지 못했다. 당시에는 신체 면역계의 이상이 어떤 방식으로 정신과 장애나 신경 퇴행성 장애 혹은 인지기능 감퇴 따위를 불러오는지 완벽하게 이해 하고 있는 사람이 아무도 없었다. 뇌가 면역학적으로 특별한 장기라 는 건 여전히 절대불변의 진실이었고 어느 누구도 감히 거기다 토를 달 분위기가 아니었던 것이다.

그럼에도 과학자가 아닌 나와 내 에이전트까지 발칙한 대화를 편하게 나눌 수 있었던 데에는 그럴 만한 이유가 있었다. 이미 5년쯤 전부터 나로 하여금 기자 본능의 안테나를 접지 못하게 하는 새 소 식이 과학계에 홍수를 이루고 있었다. 하나같이 몸의 면역계 건강과 뇌 건강이 연결되어 있음을 암시하는 증거로 보였다.

그리고 이 모든 발견의 중심에는 작디작은 세포 하나가 있었다. 이름하여 '미세아교세포微細阿膠細胞, microglia'다. 인간의 건강에 아무 보탬도 되지 않는다고 구박만 받고 한 세기 넘게 존재감 없이 잊혔 던 이 꼬꼬마 세포가 실은 정신건강과 인지기능의 요체였을 줄 그 누가 상상이나 했을까. 마침내 2012년, 학계를 뒤집어 놓은 바로 그 논문이 발표됐다. 논문은 미세아교세포가 뇌에 존재하는 수십억 개의 뉴런neuron(신경계의 기본 기능단위. 뉴런들끼리의 신호 전달을 통해 체내의 다양한 물리화학적 반응이 일어난다_옮긴이)과 수조 개 시냅스synapse*를 보호 및 복원하고 번성시키는 동시에 때로는 마구잡이로 꺾어 버리고 쳐내 들불 퍼지듯 황폐화시키는 일도 서슴지 않는 무섭도록 전능한 존재라고 말하면서 오랜 정설을 정면으로 부정하고 있었다. 실은 애초부터 미세아교세포가 '백혈구 역할을 하면서' 뇌 건강을 좌지우지해 왔다는 것이다. 인간들이 알아주든 말든 말이다.

이후 2012년과 2017년 사이의 5년은 특히 신경과학계와 면역학계 입장에서 분수령이 된 시기다. 이 기간에 미세아교세포에 관한 최신 연구 자료가 폭발적으로 늘어나면서 두 분과가 어엿한 주류 학문으로 우뚝 서게 됐기 때문이다.

같은 기간에 학계는 뇌의 미세아교세포가 직접적으로도 간접적으로도 몸의 면역세포들과 소통한다는 사실을 추가로 알아냈다. 그 말은 곧 몸에 염증이 생겼을 때 뇌에도 어떤 면역계 변화가 따를 수밖에 없다는 뜻이 된다. 더구나 뇌 면역계의 변화는 인지장애나 신경정신과 장애의 형태로 나타날 가능성이 있다.

뇌 면역계의 변화는 종종 시냅스와 뉴런의 연결 상태에까지 영향을 미친다. 몸에는 병증의 신호가 전혀 없을 때도 말이다.

그렇다면 말이다. 더 이상 머릿속 건강 문제를 예전 방식으로 이해하려 해서는 안 될 것이다. 미세아교세포가 뇌를 재건할 수도 있

---

*   시냅스란 뉴런과 뉴런 사이의 작은 틈새 공간을 말한다. 앞쪽 뉴런의 전기신호와 화학신호가 이 공간을 지나 뒤쪽 뉴런으로 전달된다.

고 파괴할 수도 있다는 사실을 안 이상, 우리에게는 뇌 건강과 뇌 질병들을 해석하는 완전히 새로운 원칙이 필요해졌다.

그러나 온 학계가 이 야단법석을 떠는 동안 정작 당사자인 환자들은 어떤 최신 정보가 나왔는지 여전히 오리무중이었다. 그 정보가 본인에게 왜 중요한지 깨달을 리는 더더욱 없었다.

과학 전문 기자로서 나는 어떤 연구 소식이 흘러 흘러 수년 뒤에나 최대 수혜자인 환자들에게 가닿는 사례를 자주 목격한다. 그런 맥락에서 내가 글을 쓰는 이유는 별거 없다. 환자들에게 도움 되는 지식을 발 빠르게 널리 알리는 것, 그뿐이다. 환자들이 건강하고 행복한 삶을 영위하는 데 알아야 할 것을 알게 함으로써 학계와 대중의 정보 격차를 최대한 줄이자는 것이다.

이번에 미세아교세포와 뇌 건강이라는 신선한 이야깃거리를 접하고 내 기자 본능이 발동한 것도 바로 그래서다. 자료를 있는 대로 긁어모으고, 분석해 맥락에 따라 묶고, 뿔뿔이 흩어진 점들을 이었더니 최종 결과물로 이 책이 탄생했다.*

미세아교세포의 재발견은 의학사를 통틀어 가장 극적이면서 어

---

*   혹자에게는 내가 일부 주제를 성의 없이 너무 대충 넘어가는 것처럼 보일지도 모르겠다. 평소의 생각 패턴, 감정, 기분, 사고방식이 장기적으로 뇌 회로에 어떤 영향을 주고, 인지행동요법이나 명상훈련 같은 방법으로 부정적인 습관을 떨쳐 내는 것이 어떻게 뇌 시냅스에 긍정적인 변화를 가져오는지 제대로 설명하지 않는다고 말이다. 하지만 내 전작을 읽어 본 독자라면 알 것이다. 앞서 출간된 《멍든 아동기, 평생 건강을 결정한다Childhood Disrupted》와 《최상의 마지막 치료법The Last Best Cure》을 통해 나는 최신 동향을 포함해 심리신경면역학의 모든 것을 이미 샅샅이 파헤쳤다. 그러니 인생 경험, 지난날의 외상 사고, 생각 패턴, 사고방식이 인간의 뇌와 신체 면역계, 나아가 실시간으로 쌓여 가는 정서적 경험들에 얼마나 지대한 영향을 미치는지 더 조목조목 알고 싶은 분들은 이 도서들을 참고하면 되겠다.

마어마한 파급력을 지닌 사건 중 하나로 손꼽힌다. 그렇게 되기까지의 배경과 중간과정 그리고 미래 전망을 이 책은 차근차근 들려준다. 그다음에는 미세아교세포의 무한한 잠재력에 관한 얘기가 나온다. 미세아교세포는 지난날 상상 속에서만 가능했던 방식으로, 손상된 뇌를 복구해 많은 이에게 건강을 되찾아 줄 수 있다. 30여 년의 과학 전문 기자 경력을 통틀어 이처럼 기대되는 주제는 또 없지 않을까 싶다. 나는 이 신명 나는 여정을 여러분과 함께하고자 한다.

과학계에는 마음과 몸과 뇌의 연결 관계를 두고 오랜 세월 신봉되던 절대적 정설들이 있었다. 그러다 얼마 전 혜성같이 등장한 미세아교세포의 새로운 지식이 이 난공불락의 이론을 와르르 무너뜨렸다. 새롭게 떠오른 과학은 뇌 역시 일종의 면역장기라고 말한다. 그런 뇌를 지배하는 것은 바로 작디작은 미세아교세포다. 엄청난 위력을 자랑한다는 점 말고는 여전히 베일에 싸인. 나는 이 혁명 스토리와 함께 몇몇 환자 사례를 함께 소개할 것이다. 미세아교세포는 우리 마음의 천사일 수도, 암살자일 수도 있다는 진실을 우리가 이해하게 된 뒤로 그들의 삶이 어떻게 바뀌었는지 함께 따라가 보고자 한다.

마지막으로, 어쩌면 가장 중요한 얘기일 수도 있는데, 최첨단 치료 전략을 하나씩 알아볼 것이다. 하나같이 어렵고 다 달라 보여도 기본은 똑같다. 미세아교세포를 재부팅하고 교화시켜, 이 꼬꼬마 면역세포가 자해 행동을 멈추게 하고 그 결과로 망가진 뇌의 뉴런과 시냅스가 건강하게 새생되도록 하는 기술이라는 짐에서다.

이 책에서는 이 분야에서 손꼽히는 몇몇 연구실의 내부를 살짝 엿볼 수도 있다. 머릿수는 얼마 되지 않아도 대범함과 열정만으로 인류의 미래를 뒤바꾼 신경생물학자들의 흥미진진한 이야기를 하나하나 들어 볼 것이다.

혹시 아는가. 확 달라진 미래에 당신의 것도 포함되어 있을지.

하나

신경생물학은
내 운명

The Accidental Neurobiologist

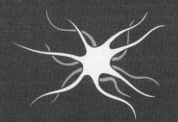

보스턴 어린이병원과 하버드 대학교에서 신경학 교수로 재직 중인 베스 스티븐스Beth Stevens의 연구실은 보스턴에 있다. 문을 열고 연구실에 들어서면 거대한 화이트보드가 가장 먼저 방문객을 맞이한다. 화이트보드 한가운데에는 연두색 형광펜으로 누군가가 직접 그린 거대한 미세아교세포 그림이 있다. 세포 중앙부에서 수많은 팔이 촉수처럼 뻗어 나와 사방팔방으로 흩어진다. 각각의 끝에는 연구실에서 진행 중인 프로젝트들이 마감일과 함께 역시 손 글씨로 적혀 있다. 영리하기도 하지.

벌써 오후 5시가 다 돼 간다. 베스의 열 살짜리 딸 라일리가 엄마 자리에서 그리 멀지 않은 곳에서 어린이용 책상에 앉아 숙제를 하고 있다. 라일리는 엄마처럼 아주 옅은 금빛의 머리카락을 한 묶음으로 높게 묶었다. 아이는 콧등의 안경을 한 번 밀어 올리고 목을 화이트보드 쪽으로 주욱 빼더니 펜과 지우개를 집어 든다. 마찬가지로 엄마를 꼭 닮아 푸른색인 눈동자를 수상하게 반짝이면서.

"라일리! 그거 지우면 안 돼!"

베스가 외친다. 목소리에는 짐짓 무서운 엄마의 위엄이 담겨 있다.

"칠판을 지우는 순간 온갖 무시무시한 일들이 벌어지고 말 거야!"

바로 그때 남편 롭이 걸어 들어온다. 퇴근길에 라일리를 데리러 온 것이다. 그는 내게도 반갑게 인사를 건넨 뒤 베스의 책상에서 에스프레소 잔을 발견하고는 익살스러운 미소를 짓는다. 커피는 아직 따뜻해서 김이 모락모락 올라온다.

"응. 에스프레소 방금 새로 뽑았어."

베스가 마주 웃으며 말한다. 책상에는 데스위시커피DEATH WISH COFFEE(카페인 함량이 높아 독하기로 유명한 커피 브랜드_옮긴이)라고 적힌 거대한 머그잔도 있다. 그녀가 날 향해 어깨를 미세하게 움찔해 보이며 말한다.

"연구실에서 선물 받은 거예요. 말에 뼈가 있는 것 같지 않아요?"

베스는 살가운 작별 인사로 딸과 남편을 보낸 뒤에 내게 연구실 소개를 시작한다. 스티븐스 교수는 세련된 올리브색 여름 원피스를 입고 있다. 물결치는 금발은 묶어서 은색 클립핀으로 단정하게 고정했다. 그녀는 책상 밑, 무릎에 닿기 직전까지 쌓여 있는 논문 더미를 가리키며 웃음을 터뜨린다.

"다 읽어야 하는 숙제죠!"

책상 위쪽으로는 메모보드에 두 딸 라일리와 조이의 사진이 유치원 때 그린 그림들과 교차돼 핀으로 고정되어 있다. 매년 여름 부부가 휴가를 보내는 케이프 코드 해변의 사진도 있다. 그녀는 졸업 가운 차림에 사각모를 쓴 한 여학생과 자신이 포옹하고 있는 사진을 가리키며 말한다. 두 사람 모두 환하게 웃고 있다.

"제 첫 대학원 제자랍니다."

나머지는 대부분 지난 20여 년 동안 동고동락해 온 제자들과 동료들 수십 명의 사진이다.

"한창 스트레스를 받다가도 이 사진들을 보면 다시 행복해져요."

연구실 밖 복도에는 에스프레소 머신이 있다. 스티븐스 교수가 연구실에 기증한 것이다.

"두 잔을 한 번에 내릴 수 있게 2구짜리로 들였어요."

(그녀의 동료 신경과학자 하나는 베스 스티븐스를 4샷 에스프레소 같은 사람이라고 묘사했다. 더없이 찰떡같은 표현이다.)

쿠키 접시도 늘 준비되어 있다. 방과 후에 연구실로 와서 엄마를 기다리며 숙제하는 ─가령 라일리 같은─ 아이들을 위한 배려다. (그렇다. 여기는 구성원 대부분이 여자인 연구실이다.)

현미경과 컴퓨터 스크린이 옹기종기 뒤섞인 공간 한구석에는 생물학 실험실에선 보기 드문 기계가 하나 놓여 있다. 바로 미니 맥주 양조기다.

"제 학생들이 맥주를 직접 만들어 마시거든요."

교수가 멋쩍게 웃으며 설명한다.

"우린 이걸 마이크로글리에일microgliale(마이크로글리아microglia와 에일ale을 합성한 이과생 특유의 말장난_옮긴이)이라고 부르죠."

베스의 연구실은 카페인 없이 돌아가지 못할 정도로 늘 분주하지만, 사건 사고와 웃음이 끊이지 않고 항상 화기애애하다. 오늘은 박사후과정 연구원과 대학원생 총 열다섯 명이 나와서 각자 맡은 프로젝트에 몰두한다. 베스는 생명과학 및 유전체학 연구기관인 브로드 인스티튜트Broad Institute에서 또 다른 소규모 연구 그룹도 이끌고 있다. 세계 곳곳의 온갖 신경과학 학회 운영진들은 해마다 그녀를 연사로 모시고자 치열한 작전을 펼친다. 거의 잊힐 뻔했지만, 그녀가 발견해 내면서 게임의 판도를 바꾼 자그마한 세포, 즉 미세아교세포의 이야기를 직접 듣기 위해서다.

솔직히 베스 스티븐스의 경력이 처음부터 탄탄대로였던 건 아니었다.

오히려, 정신을 차려 보니 어느새 신경생물학자가 되어 있더라는 쪽에 더 가깝다.

자연 공부에 푹 빠진 소녀

베스 스티븐스는 매사추세츠주의 작은 공업도시 브록턴에서 어린 시절을 보냈다. 아버지는 시내에 있는 초등학교의 교장선생님이었고, 어머니는 집 근처의 다른 초등학교에서 아이들을 가르쳤다. 이 집에서는 책을 읽고 초등수학 학습지를 푸는 게 자녀들의 놀이이자 일과였다. 책벌레라는 점은 모든 식구의 공통점이었지만, 특히 베스는 뭐든 직접 해 보지 않고는 못 배기는 호기심 대왕이었다.

꼬마 베스는 홀로 집 뒷마당을 탐험하느라 시간 가는 줄 몰랐다. 하는 일이라곤 돌이란 돌을 죄다 뒤집고, 나무타기로 적당한 곳에 자리를 잡고 앉아서 양손을 나무수액 범벅으로 만들면서 나뭇잎 뒷면을 관찰하고, 곤충들의 움직임을 쳐다보는 따위가 고작이었지만, 자연계의 은밀한 비밀을 파헤치려는 탐구욕은 누구보다 뜨거웠다.

시간이 흘러 아이는 중학생이 되었다. 생물학 시간이었는데, 그중에서도 개구리 해부는 친구들 모두 기겁하며 뒷걸음질 치는 공포의 실험으로 악명 높았다. 주저하는 기색도 없이 메스를 잡은 것은 오직 그녀뿐이었다고 한다.

"그때 제게 개구리의 몸속이 어떻게 생겼는지 직접 본다는 것보다 더 신나는 일은 없었어요."

연구실에서 베스가 옛날 얘기를 하면서 에스프레소를 홀짝인다.

"징그럽게 들릴지 모르지만, 그날 이후 길가에 죽어 있는 다람쥐나 주머니쥐를 보면 ─맞아요, 로드킬. 끔찍하죠!─ 안을 살짝 들여다보려고 나뭇가지로 살살 건드리곤 했어요. 동물의 신체 장기는 어떻게 작동하는지, 애네들이 왜 죽었는지 알고 싶었거든요."

어린 베스는 생물의 내부를 관찰하는 것이 이 세상에서 자신이 할 수 있는 가장 중요한 일이라고 믿었던 것 같다.

식구 중에 과학자가 있는 것도 아니었다. 게다가 어떤 생물학자가 뭔가 대단한 발견을 했다는 뉴스가 나오더라도 화제의 주인공은 열이면 열, 남자이던 시절이었다. 자라면서 그녀는 자신이 좀 유별나다는 걸 깨달았다. 확실히 그녀는 동네의 다른 여자아이들과 달랐다.

"그 취미 덕분에 제가 이렇게 번듯한 직업을 갖게 될 거라고는 꿈에도 생각 못 했었죠."

이 생각은 고등학교 때 대학 과목 선이수제로 생물학 강의를 들으면서 변하기 시작한다. 그녀의 적성을 알아본 강사가 학업에 매진해 연구자로 자리매김한 선배 여학생들의 이야기를 들려준 덕분이다. 강의는 부업이고 본업은 의학 연구원이던 그는 가끔 학생들에게 수업 대신 실험 프로젝트를 던지기도 했다.

"페트리 접시에 여러 가지 배지를 붓고 실험용 가스버너로 가열해 보라고 교수님이 설명하시면 저는 속으로 감탄했죠. '우와, 이런 걸 매일 직업으로 할 수 있다니!'라고요."

1988년에 고등학교를 졸업한 베스는 생물학과 의과학을 공부하기 위해 보스턴에 있는 노스이스턴 대학교Northeastern University에 진학했다. 당연히, 최종 목표는 학부를 마친 후 의대에 가는 것이었다. 그러던 중 한 학기에는 어느 병원 연구실에서 인턴으로 일하기도 했다. 연구실에서는 한창 유행하던 식중독의 원인을 조사하는 중이었는데, 결국 범인은 소시지 가공품에 숨어 있던 박테리아 '리스테리아 모노사이토제네스Listeria monocytogenes'였다.

대학 졸업 후 그녀는 의대 입시를 충분히 준비하면서도 공백기에 이력서 구멍을 메울 일거리를 찾아야 했다. 베스에게는 연구실 경험이 필요했고, 당시 남자 친구였던 지금의 남편 롭 그레이엄Rob Graham은 그때 워싱턴 D. C.의 의회에 갓 취직한 터였다. 그런데 마침 근교에 세계에서 알아주는 최대 규모의 연구소가 있지 않겠는가. 이름하여 미국 국립보건원NIH, National Institutes of Health이라는.

이때가 1993년이다.

"우리는 워싱턴 D. C.로 이사했어요. 몇 달이고 NIH 근처 패밀리 레스토랑에서 아르바이트를 하면서 뭐라도 하나 얻어걸릴 때까지 대기 탈 각오를 했었죠."

당시를 베스는 이렇게 회상한다.

"그땐 쉬는 시간마다 앞치마를 풀고 NIH 건물로 달려가 게시판의 구인공고를 훑은 뒤 이력서를 집어넣고 돌아오는 게 일과였어요."

그녀는 틈나면 과학 논문을 읽는 걸 좋아했는데, 하필 그때 가장 최근에 읽은 게 '안구에 기생충이 감염된 한 여성의 기이한 사례'에 관한 글이었다고 한다.

"그래서 더더욱 감염병을 연구하고 싶어졌던 것 같아요."

그렇게 그녀가 이력서 수십 장을 뿌린 부서 가운데에는 노벨상 수상자가 감염질환과 HIV를 연구하는 실험실도 있었다.

구직활동에 접어든 지 열 달째, 마침내 HIV 언구실로부터 전화한 통이 걸려 왔다. 베스에게 기술직 자리를 제안하는 내용이었다. 당시 나이 스물둘이던 그녀는 이 일만 평생 하다가 은퇴해도 남부러울 게 없겠다는 생각이었다고 한다.

"그런데 비슷한 시기에 연락이 하나 더 오지 않았겠어요? 제가 지원하지도 않은 연구실에서요."

내게 이 얘기를 하는 그녀의 표정이 약간 멍하다.

당시 더그 필즈Doug Fields는 얼마 전에야 본인의 명패가 걸린 독립된 실험 공간을 갖게 된 젊은 신경생물학자였다. 그가 베스에게 전화를 건 것은 정말 뜬금없는 일이었다.

"인사과 사무실에서 탈락자들의 이력서 더미를 뒤져 절 골랐대요."

전화선 너머로 필즈는 뉴런의 발화 패턴과 그것이 뇌 발달에 어떤 영향을 미치는지 연구한다며 자기소개를 했다고 한다.*

"그땐 신경과학이 제 관심사 밖의 분야였거든요."

더구나 이미 바이러스와 감염병에 푹 빠진 사람에게 신경과학이 HIV보다 더 매력적인 연구 주제로 보일 리가 없었다. 그렇게 그녀는 더그 필즈의 제안을 거절했다.

하지만 갈 길은 돌고 돌아서라도 가게 되는 법.

"드디어 그 노벨상 수상자의 HIV 연구실에 첫 출근을 하던 날이었죠. 그런데 연구실 매니저가 한다는 말이 인력 보강 계획이 보류

---

* 이 시기에 필즈는 뉴런 발화가 뉴런의 유전자 발현과 뉴런 발달을 어떻게 통제하는지 연구하고 있었다.

됐다는 거 아니겠어요? 진즉 그랬는데 저한테만 깜빡하고 안 알려준 거예요."

베스가 말한다.

"하는 수 없이 돌아서서 집에 가는데 그렇게 비참할 수가 없었어요. 당장 다음 날부터 아르바이트하던 레스토랑에 나가서 앞치마를 두르고 접시를 나르는 일상을 다시 시작해야 했죠. 1년을 고생했는데 연락 온 곳은 고작 두 군데뿐이었어요."

그녀가 허허 웃는다.

"그나마 둘 중 하나는 제가 깠고요!"

하지만 여기서 포기할 베스 스티븐스가 아니었다. 그녀는 깜찍한 작전 하나를 짰다.

"직접 연락해서 아직 기회가 있냐고 물어보는 건 제 자존심이 허락하지 않았어요. 만약에라도 사람 뽑았다는 대답이 돌아왔을 때 얼마나 창피할지 너무나 잘 알았거든요."

어느 날, 베스와 롭은 결연한 마음으로 식탁에 나란히 앉았다. 전화기를 들어 필즈의 실험실 번호를 누른 롭은 대학 생물학과를 갓 졸업한 사회초년생인 척하면서 연구보조 얘기를 꺼냈다. 필즈는 롭에게 (지어낸) 실험실 경험에 관한 몇 가지 전문적 질문을 던졌고 롭은 모르는 말이 나올 때마다 옆에서 베스가 휘갈겨 재빨리 밀어 넣는 쪽지에 의지해 위기를 넘겼다. 임무를 완수하고 전화를 끊은 롭은 베스를 향해 득의양양하게 말했다.

"아직 사람을 구하는 중이래!"

하나. 신경생물학은 내 운명

스티븐스 교수는 이 깜찍한 사기극을 추억하며 소리 내어 웃는다.

"당장 달려가면 너무 속 보일 것 같아서 두 주를 꾹 참고 기다렸어요. 그러고서야 더그에게 전화를 걸어 아직도 조수를 구하느냐고 물었죠."

그러자 기적적으로 그가 다시 한번 그녀에게 손을 내밀었다고 한다.

"그 손을 잡은 게 제 평생 가장 잘한 선택이었어요."

깨어난 실험 본능

베스 스티븐스는 곧바로 더그 필즈의 연구실에서 일을 시작했다. 그녀가 맡은 첫 임무는 미엘린을 잘 길러 내는 것이었다. 미엘린은 뉴런을 감싸 보호하는 허연 지방질 물질이다.

"미엘린 기르는 방법이 나온 논문들을 뒤지고 조언을 구하려고 알 만한 과학자들에게 연락을 돌리는 데에만 몇 주를 보냈어요."

그렇게 마침내는 페트리 접시에서 미엘린 배양에 성공했다.

"어찌나 신기하던지 눈을 못 떼겠더라고요. 바로 그 순간 낚였죠. 과학자 병에 제대로 걸린 거예요."

당시 필즈는 얼마 전부터 뇌 발달에 관여하는 한 세포가 정확히 어떤 기능을 하는지 궁금해하던 차였다. 이름하여 이 슈반^{Schwann}세포는 뉴런의 일부는 아니지만, 뇌에 존재하는 아교세포^{阿膠細胞, glial}

cell의 일종으로, 알려진 정보가 거의 없었다. 아교세포 자체가 뇌에서 뉴런과 시냅스의 뒤치다꺼리만 하는 시답잖은 존재라는 게 당시 학계의 지배적 분위기였다.

그런 가운데 필즈가 슈반세포에 관심을 갖게 된 건 배아 때문이었다. 배아가 발달할 때 뉴런이 정상적으로 형성되려면 미엘린이 잘 자라야 하는데, 이 미엘린의 성장을 슈반세포가 돕는다. 뉴런은 과학계에 혜성처럼 등장해 대스타로 급부상했는데, 1993년이면 이런 분위기에 익숙해진 지도 어언 10년이 넘어가고 있었다. 뉴런은 인간이 생각하고 느끼고 기억하고 배우고 사랑하는 데 필요한 수조 개의 시냅스 접점들을 창조하고 관리한다. 뉴런이 없다면 우리는 직관도 통찰도 할 수 없는 것이다.

그런 까닭에 뉴런이 사람의 기분, 정신건강, 기억을 관장하는 주전팀이라면 아교세포는 지원팀 정도로만 여겨졌다. 조수들이 영화배우를 밀착 수행하면서 어떤 변덕에도 다 맞춰 주는 것처럼 말이다.

모든 배아는 하나의 줄기세포 덩어리에서 시작된다. 어미의 자궁 안에 아기가 생기면 처음에는 다 똑같았던 줄기세포들이 여러 종류의 세포로 분화(分化)하고 어엿한 신체 장기와 구조의 형태를 갖춰 간다. 가령, 어떤 줄기세포는 케라틴세포가 되었다가 마지막에 머리카락이나 손톱으로 변한다. 또 어떤 줄기세포는 내부 장기세포를 거쳐 심장이나 간 조직으로 발달한다. 당연히, 몸의 신경세포 혹은 뇌의 뉴런이 되는 줄기세포도 있다.

뉴런은 아닌 뇌세포인 아교세포는 다시 네 가지로 나뉜다. 그중 하나가 아까 말한 슈반세포이다. 슈반세포는 기원이 하나가 아니며, 이미 그때도 뇌에서 하는 다양한 역할에 대해 연구가 한창 진행 중이었다. 다음으로 희소돌기아교세포^{稀少突起阿膠細胞, oligodendrocyte}라는 아교세포는 출발점이 되는 줄기세포가 슈반세포나 신경세포와 똑같다고 한다. 하는 일은 미엘린의 성장을 돕는 것이다. 세 번째 유형은 성상아교세포^{星狀阿膠細胞, astrocyte}다. 출발점 줄기세포를 뉴런과 공유하는 이 아교세포는 뉴런과 시냅스의 성장에 영향을 준다.

그리고 네 번째 아교세포 유형이 바로 '미세아교세포'다. 하지만 당시 학계에서 이 세포가 뇌에서 어떤 역할을 하는지 관심을 가진 과학자는 거의 없었다.

"미세아교세포가 뇌 발달에 이처럼 엄청나게 중요할 거라고는 아무도 생각하지 않았었죠."

스티븐스 교수가 지난날을 떠올리며 설명한다. 솔직히, 연구실에서 미엘린을 기르는 동안에도, 다른 실험을 하면서도, 그녀가 수도 없이 좌절해야 했던 건 잊을 만하면 번번이 시료를 오염시키는 미세아교세포 때문이었다.

"미세아교세포가 제 실험을 망쳤어요."

다 지나왔기에 웃으면서 할 수 있는 얘기다.

"다른 세포를 확인하려고 배양통을 들여다보거나 슬라이드를 올리면 꼭 거기에 자리 잡고 있더라고요. 그럴 때마다 '으아아, 안 돼, 안 돼, 안 돼, 안 돼! 짜증 나는 미세아교세포 놈이 여기 또 있네!'라고 이를 갈곤 했어요."

이 자그마한 세포에 학을 뗀 건 스티븐스만이 아니었다. 마침 NIH가 예산을 풀면서 뇌세포 연구를 팍팍 밀어주던 시절이었음에도, 미세아교세포는 신경과학자의 레이더를 비껴 연구 거리에서 탈락한 뇌세포 중 하나였다. 그렇게 한번 연구자의 눈에 들지 않으면 그걸로 끝이었다. 과학자들 사이에서는 미세아교세포 얘기가 나오면 너도나도 스티븐스처럼 원망을 쏟아 내기에만 바빴다.

사실, 당시 과학계가 이 세포에 대해 아는 건 딱 두 가지였다. 바로 무지하게 작다는 것(이름에 '미세'가 괜히 붙은 게 아니다)과 재미가 하나도 없다는 것이다.* 알려진 바로, 미세아교세포가 하는 일이라곤 뉴런이 죽으면 껍데기를 갖다 치우는 게 고작이었다. 수명을 다해 자연사한 세포의 잔해를 정리하는 것도 미세아교세포의 몫이었다. 말하자면 뇌의 최말단 청소부인 셈이었다. 인간세계였다면 사람대접도 못 받고 기계처럼 일만 하는 가정부 그 이상도 이하도 아닌.

하지만 스티븐스는 별 볼 일 없는 쬐그만 청소부 세포가 전체 뇌

---

* 1900년대 초, 미세아교세포라는 용어를 처음 만든 건 훗날 세계 최초의 신경생물학자로 이름을 날리는 생물학도 피오 델 리오 오르테가Pío del Río Hortega였다. 아직 스승 산티아고 라몬 이 카할Santiago Ramón y Cajal의 문하에 있던 시절, 리오 오르테가는 미세아교세포를 처음 언급하면서 나머지 세 가지와 함께 아교세포를 총 네 분류로 나눴다. 20세기에 들어서는 과학자들이 뇌수막염처럼 뇌 조직을 직접적으로 변화시키는 감염질환과 뇌 손상 사례를 통해 미세아교세포를 가까이 관찰하고 이 세포가 하는 역할을 추가로 밝혀냈다. 메릴랜드 의과대학의 신경과학 교수인 마거릿 M. 매카시Margaret M. McCarthy는 이것을 이렇게 풀이한다.
"모두들 미세아교세포가 오직 상처 수습이나 일상적인 청소가 필요한 상황에서만 활동하고 다른 때는 그냥 가만히 있다고 생각했습니다. 뇌를 다치지 않는 한 이 세포는 죽은 듯 아무것도 안 한다는 거죠."
정상적인 뇌 기능 혹은 건강한 뇌 발달에 미세아교세포가 어떤 영향을 미치는지 궁금해한 사람은 아무도 없었다.

세포의 상당 비중을 차지한다는 사실이 여전히 마음에 걸렸다. 머릿수로 무려 10분의 1이 넘었으니까. 그럼에도 학계는 완전히 무심해서, 이 세포가 무엇의 운명을 거머쥐고 있는지 아무도 관심을 두지 않았다.

"신경과학계의 불가사의한 흑역사였죠."

스티븐스는 혼자 속으로만 생각하고 미세아교세포에 대한 호기심을 잠시 접어 두었다고 한다.

실험실에 다니면서도 의대에 진학할 계획을 포기한 건 아니었다. 하루는 필즈가 그녀가 입시 준비를 하는 걸 알고 의대에 붙으면 후임을 다시 구해야겠다는 말을 했다.

"그 한마디에, 이 일을 다른 사람에게 넘기고 싶지 않다는 걸 깨달았어요."

스티븐스가 말한다.

"제게는 병원에서 환자를 상대하는 것보다 실험실에서 현미경 아래 세상을 관찰하는 게 더 신나는 일이었으니까요."

게다가 스티븐스는 지금 하는 일이 언젠가 '질병 경로를 새롭게 밝혀내 인간에게 질병 치료법 혹은 예방법을 안겨 주는' 데 기여할 거라는 생각을 차츰 갖게 됐다고 한다. 결국 그녀는 의사의 꿈을 접었고 곧바로 필즈 연구실의 매니저 자리를 꿰찼다. 그리고 1994년에는 필즈의 후원으로 가까운 메릴랜드 대학교에서 신경과학 전공으로 박사과정을 시작했다.

실험을 하고 연구실을 관리하고 졸업 논문을 쓰는 바쁜 나날 속에 그녀는 일분일초가 아깝기도 하고 연구실에서 진행 중인 프로젝트가 잘돼 가는지 밤낮없이 걱정되기도 했다.

"그래서 가끔은 굴러다니는 옷가지와 외투 같은 걸 겹겹이 깔아 연구실 회의 테이블 밑에 간이침대를 만들고 거기서 자면서 숙직을 했어요. 실험에 진척이 있는지 수시로 들여다보려고요."

2003년, 필즈의 연구실에 조수로 들어간 지 근 10년 만에 베스 스티븐스는 신경과학 박사 학위를 취득했다.

청소부로 위장한 보안요원

2004년, 스탠퍼드 대학교에서 스티븐스 앞으로 초대장이 날아왔다. 아교세포 연구 분야의 최고 권위자인 벤 배러스Ben Barres가 박사후 과정 연구원 자리를 제안하는 내용이었다. 배러스는 아교세포에 관한 한 전 세계에서 그를 따를 과학자가 없는 인물이었다. 원래 그가 꽂혀 있던 건 성상아교세포였다. 그런데 그도 최근 부상하는 미세아교세포에 관심을 갖게 됐고 많은 면에서 스티븐스의 연구와 잘 통한다는 걸 알게 된 것이다. 마침 스티븐스 역시 한 단계 도약할 시점이기도 했다. 박사를 받은 곳에서 박사후과정까지 하는 건 어느 과학자의 말마따나 '경력 자살행위'와 똑같으니까. 그런 사연으로, 베스와 롭 커플은 짐을 싸서 차에 실은 뒤 국토를 횡단해 캘리포니아 팰

로앨토까지 달려갔다.

　바로 그즈음, 때마침 아주 쓸모 있는 첨단 과학기술 하나가 개발됐다. 이 신기술을 활용하면 뇌의 고해상도 동영상을 촬영해 작디작은 세포를 집채만 하게 확대해 볼 수 있었다. 그해 배러스의 연구실에 방문 연구원으로 와 있던 한 과학자가 스티븐스와 얘기를 나누는 도중에 뇌세포가 훨씬 선명하게 나오는 이 영상을 보여 주었다. 그녀로서는 전에 본 적 없는 더없이 아름다운 광경이었다.*

　"살아 움직이는 미세아교세포를 그때 태어나서 처음으로 본 거였죠."

　스티븐스가 그날을 회상하며 말한다.

"하루아침에 뇌 속의 미세아교세포를 직접 볼 수 있는 세상이 된 거예요. 이 촬영 장비만 있으면 언제든 녀석들을 관찰할 수 있었어요."

　그녀는 입으로는 설명을 쉬지 않으면서 중간에 엉거주춤 일어서더니 의자를 더 바싹 당겨 다시 앉는다. 컴퓨터에서 미세아교세포의 초창기 영상을 찾기 위해서다. 컴퓨터 모니터를 향해 잠시 상체를 기울이고 있던 그녀가 연필의 지우개 끝으로 뇌 안에서 춤을 추듯 소용돌이치는 미세아교세포를 가리킨다. 그걸 보고 있자니 은하수가 떠오른다. 새까만 밤하늘을 배경으로 셀 수 없이 많은 별들이 떠 있는데, 형광 녹색으로 반짝이는 별들은 마치 굳은 결심이라도 한

---

*　동영상을 보여 준 악셀 님머얀Axel Nimmerjahn 박사도 당시 벤 배러스의 연구 지도를 받고 있었다. 님머얀은 살아 있는 쥐의 뇌 미세아교세포 영상을 기록으로 남긴 최초의 과학자 중 한 사람이다. 스티븐스가 말하길, 미세아교세포 연구 분야에서는 그들을 게임 체인저game changer라 부른다고 한다.

듯 거대한 무리를 지어 한 방향으로 돌고 있다.

"영상을 처음 봤을 땐 너무 감동해서 아무 말도 나오지 않았어요. 연두색 미세아교세포들이 제 두 눈 앞에서 뇌를 헤집고 다니고 있었으니까요."

스티븐스가 말한다.*

"녀석들이 정말 활발하더군요. 게다가 뇌 손상이 있을 땐 세포가 긴 팔처럼 생긴 돌기를 쭉 뻗어 손상 부위로 보내요. 전 마음속으로 계속 생각했죠. '우와, 이 쪼그만 녀석들이 대체 지금 뭘 하고 있는 거지? 뭔가 엄청나게 바쁜데? 게다가 없는 곳이 없어! 다른 뇌세포는 전혀 이렇지 않은데. 이런 세포를 어떻게 우리가 이렇게 오랫동안 모른 체 한 거지?'"

공통의 조상

그러는 동안, 곳곳에서 미세아교세포에 주목하는 과학자가 하나둘 늘기 시작했다.

---

* 맨눈에 영상 속 세포들은 언뜻 뇌 안에서 제멋대로 질주하거나 뱅뱅 도는 것처럼 보였다. 그러나 엄격하게 과학적인 관점에서는 움직임이 동반된 '일종의 미세아교세포 반응'이 진행 중이라고 말하는 게 더 정확한 표현이다. 쉽게 설명하면 미세아교세포 자체는 움직임이 별로 없다. 그보다는 뇌 전체를 뒤덮은 미세아교세포의 촉수들이 움직이는 것이다. 미세아교세포는 이 촉수로 뇌를 작은 구역 여럿으로 나누어 모니터링한다. 촉수를 아무리 길게 뻗어도 그 미세아교세포는 촉수 반경 안의 뉴런들만 점검할 수 있다. 실낱처럼 가는 이 팔은 매우 빠른 속도로 늘어났다가 줄어든다. 뉴런이 시냅스를 줄줄이 가로질러 신호를 빠르게 전달하지만, 뉴런 자체는 움직이지 않는 것과 비슷하다.

뉴욕 마운트시나이 의과대학의 연구자들은 질문을 던졌다. 미세아교세포는 배아 발달기 중 정확히 언제 처음 출현할까? 얼마 뒤 알아낸 답은 '상당히 초기'였다. 연구 결과, 미세아교세포는 면역계의 대표 방위군 세포 집단과 동일한 기원을 갖는 것으로 밝혀졌다. 같은 줄기세포에서 출발했지만, 어느 것은 백혈구와 림프구로 발달하고, 어느 것은 미세아교세포가 되는 것이다. 그러나 백혈구는 머리 아래 몸뚱이에만 머물지만, 미세아교세포는 수정 후 아흐렛날 혈관을 타고 위로 위로 올라가 뇌로 넘어간다. 그리고 그곳에 영구 정착해 한 인간의 생이 다할 때까지 평생을 머문다.

한마디로 미세아교세포와 백혈구는 조상이 같은 셈이다. 둘 다 비슷하게 경찰 일을 담당하지만, 미세아교세포는 오래전부터 면역계의 불가침 구역으로 간주되던 장소에서 활동한다는 점에서 특별했다.* 실제로, 백혈구는 뇌에 출입하지 못한다. 그런데 이제 보니 그럴 필요가 없는 거였다. 친척인 미세아교세포가 이미 이 구역을 전담하고 있었기 때문이다.

즉, 오늘날 널리 알려진 대로, 뇌에서는 미세아교세포가 백혈구 역할을 하고 있었던 것이다.

---

* 마거릿 매카시는 처음에 리오 오르테가가 이 세포에 미세아교세포라는 이름을 붙인 것이 돌이킬 수 없는 실수였다고 말한다. 미세아교세포는 사실 면역세포의 일종이지만, 다른 아교세포들은 완전히 다른 기원에서 발달해 신경계를 구성하는 세포이기 때문이다.
"엄밀히 미세아교세포는 아교세포가 아닙니다. 신경세포가 아니라 면역세포예요. 면역계 소속의 제3 신분을 가진 셈이죠."

스티븐스는 미세아교세포를 하나하나 유심히 관찰하기 시작했다. 이 쬐그만 녀석들이 꼬물거리는 걸 코앞에서 보고 있자니 숨이 멎는 것 같았다.

고해상도 현미경 렌즈를 통해 본모습을 드러낸 미세아교세포는 가늘고 긴 가지를 수도 없이 늘어뜨린 나무와 닮아 있었다. 아무리 미세한 뇌 손상 신호도 이 세포가 그리는 아름다운 소용돌이 형상의 감시망을 피해 갈 수는 없었다. 미세아교세포는 마치 '잘 지내는지, 무슨 일은 없는지 안부라도 묻는 듯' 가느다란 팔을 뻗어 지나가는 뉴런들을 건드리며 하나하나 알은체했다. 환자의 복부를 톡톡 두드려 보거나 무릎반사를 확인하는 의사 같기도 했다.

그뿐만 아니라 미세아교세포는 엄청나게 날렵했다.

"이렇게 대놓고 의도적으로 움직이는 세포는 전에 본 적이 없었어요."

기억을 더듬으며 스티븐스가 설명한다.

"머릿수만 10분의 1씩이나 되는 게 아니라, 우리 둘이 대화를 나누는 지금 이 순간에도 우리 뇌 구석구석을 샅샅이 조사하느라 분주할 겁니다. 만약 책이라도 읽으면서 뇌를 쓴다면, 미세아교세포의 움직임은 더 활발해지죠. 미세아교세포의 주업은 뇌를 조사하는 거예요. 뉴런이 일을 잘하고 있나, 시냅스는 잘 작동하나, 뇌 회로는 상태가 괜찮은가 확인해요. 그러다 저쪽에서 사건이 터졌다 싶으면 금세 우르르 몰려가 상황을 파악하죠!"

스티븐스는 이 앙증맞은 춤꾼에게 매료돼 버렸다.

×
하나. 신경생물학은 내 운명

"어느 뇌세포도 이런 움직임을 보이지 못해요. 회전을 할 줄 알면 미세한 변화까지 감지하고 바로 대응할 수 있어요. 그 사실 자체만으로도 제게는 충분히 매력적이었어요. 게다가 알고 보니 미세아교세포가 '애초에 그렇게' 태어났더라고요."

배러스의 연구실에 합류한 스티븐스는 일찌감치 새 프로젝트에 착수했다. 수많은 시냅스들이 어떻게 가지치기되고 형태를 갖추어 하나의 온전한 뇌로 발달하는지 알아내는 연구였다. 특히 두 사람이 주목한 건 '보체補體, complement'라는 면역계 분자가 정확히 어떤 일을 하느냐였다. 짐작하기로는 뇌 발달 과정에서 시냅스의 잔가지들을 정리하는 데 보체가 중요할지도 몰랐다.

머리 아래 몸통의 경우 보체가 엄청나게 큰 역할을 맡고 있다는 것은 그때도 이미 모든 과학자가 아는 사실이었다. 어느 장기 안에서 세포가 죽거나 병원균 또는 이물질이 몸속에 침입하면 이것이 제거 대상임을 구별하기 위해 재빨리 보체 분자가 달라붙는다. 그러면 면역세포, 구체적으로는 '대식세포macrophage('대식가'라는 뜻의 그리스어 단어에서 유래했다)'라는 일종의 백혈구가 알아보고는 표식이 달린 세포나 병원균만 골라 쓸어 담는다.

몸에 염증이나 병이 있을 때는 이 대식세포도 상당한 활약을 한다. 특히 자가면역질환 상황에서 그 영향력은 어마어마하다. 대식세포가 활성화되면 염증성 화학물질을 분비하는데 때로 이 물질이 적지 않은 손상을 초래하기 때문이다. 예를 들어, 자가면역질환 상황에서는 병원균을 박멸하겠다는 의욕이 도를 넘은 탓에 대식세포가 실수로 정상조직까지 망가뜨린다. 실제로 류머티스 관절염은 바로 그렇게 대식세포가 멀쩡한 관절을 상처 입혀 생기는 병이다.

하지만 건강한 뇌와 정상적인 뇌 발달에는 보체가 거의 관여하지 않는다고 모두가 믿고 있었다. 당시 의료계의 지배적인 견해로는 뇌가 면역장기가 아니니 대식세포 비스무리한 면역세포가 뇌 안에 있을 리 없다는 것이었다. 그런 까닭에 배러스와 스티븐스는 중간에 시냅스가 실종되는 원인이 무엇인지 도무지 알 수 없었다.

그럼에도 두 사람은 아직 정확히 설명할 수 없어도 뇌가 발달하는 동안 어느 시냅스가 사라지고 어느 시냅스가 남을지 결정하는 데 보체가 어떤 식으로든 깊게 개입할 거라고 생각했다.

자궁에서 태아가 커 갈 때 발달 중인 뇌에서는 필요 이상의 시냅스가 만들어진다. 따라서 복잡한 정신작업을 뒷바라지하기에 딱 적당한 만큼의 시냅스 밀도를 갖추려면 쓸데없이 남아도는 시냅스를 쳐 내는 작업이 필요하다. 이 가지치기 과정에서 어떤 잔가지는 싹둑 잘리지만, 또 어떤 잔가지는 보존되어 심지어 더 멀리 뻗어 나간다. 나무를 키울 때와 똑같이, 시냅스에도 전지작업을 하지 않으면 뇌가 제대로 발달하지 못한다.

평생 방치되어 가지가 마구잡이로 뻗어 가기만 한 나무가 있다고 상상해 보자. 그런 나무는 무성하게 웃자란 가지 때문에 곧 제풀에 병들고 만다. 무게를 못 이겨 허리가 꺾이거나 말라 죽는 것이다. 미숙한 뇌의 잉여 시냅스도 마찬가지다.

배러스와 스티븐스는 궁금증을 숨길 수 없었다. 뇌에서 보체 분자가 잉여 시냅스에 '날 먹어요.'라는 신호를 발송하는 표식을 매다는 것이라면? 그래서 몸통에서 보체가 침 바른 분자가 대식세포에 먹히는 것과 똑같이 뇌에서도 꼬리표 달린 시냅스만 선택적으로 파괴된다면? 바로 이런 과정을 거쳐 태아의 뇌가 정상적으로 성숙하는 것이라면?

두 사람은 이것을 증명하기 위해 가설을 세웠다. 보체가 표식을 붙인 시냅스는 '날 먹어요.'라는 신호를 보내고, 이런 신호를 보내는 시냅스만 뇌에서 없어진다는 가설이다. 이 가설은 얼마 뒤 사실로 증명된다. 우리가 흔히 쓰는 이메일 화면을 떠올려 보라. 받은 메일 목록에서 지우고 싶은 메일을 골라 마우스 클릭으로 표시한다. 이메일 서버의 소프트웨어는 이 표시를 인식하므로 쓰레기통 아이콘을 한 번만 클릭하면 표시된 항목들이 한꺼번에 쓰레기통으로 이동한다. 배러스와 스티븐스는 보체가 표식을 심은 뇌 시냅스에도 똑같은 일이 벌어진다고 추측했다.

이 세미나의 내용은 논문으로 정리되어 2007년에 나왔는데, 공개되자마자 학계를 발칵 뒤집어 놨다. 하지만 스티븐스에게 이 연구는 그녀가 가진 수많은 의문 중 하나의 답일 뿐이었다. 그녀는 여전히 궁금한 게 많았다. 여기서 원인과 결과로 작용한 기전은 무엇이었을까? 도대체 무엇이 표지된 시냅스를 꿀꺽 삼켜 사라지게 만들었을까? 미세아교세포가 평생의 뇌 기능을 좌우할 정도로 깊게 여기에 관여했을 가능성도 있을까? 혹시 진짜 범인은 미세아교세포이고, 대식세포는 오로지 '날 먹어요'라는 신호만 따라갔을 뿐인데 어쩌다 보니 행동대장처럼 태아 뇌 회로를 가지치기하게 된 건 아닐까?

무엇보다도 스티븐스는 궁금했다. 이 가지치기 자체가 잘못될 수도 있을까?

바로 이 대목에서 스티븐스는 결정적인 도약을 한 차례 더 준비한다. 그녀는 알고 싶었다. 만약 이 반응이 발달 중에만 일어나는 게 아니라 다 자란 어른의 뇌에서 한참 뒤에 잘못 재활성화된다면? 그래서 '절대적으로 없어서는 안 될' 뇌 신경망과 시냅스를 갉아먹고 파괴해 다 늙어 병에 걸리게 한다면? 쬐간한 게 하는 일도 없이 알짱거리면서 성가시게 굴던 이 미세아교세포가 실은 성인 뇌에서 '가장 중요한' 시냅스를 잡아먹는 무시무시한 놈일까? 존속이냐, 폐기냐라는 뇌 회로의 운명이 알고 보니 오랜 세월 의료계가 무시해 온 작디작은 면역세포 하나에 달려 있는 걸까? 뇌 건강을 총괄하고 끊임없이 미세조정하는 실세가 과연 미세아교세포일까?

스티븐스가 이 숙제들 앞에서 골머리를 앓는 동안 한구석에서는 의대 교과 과정을 싹 고쳐 쓸 발견이 조용하지만 부지런히 이뤄지고 있었다. 그럼에도 인간 뇌 연구가 이렇게나 진척됐다는 걸 의사들조차 여전히 몰랐다. 그러니 환자들은 오죽할까.

케이티 해리슨도 그런 환자 중 한 명이었다. 2008년(스티븐스가 벤 배러스의 지도하에 박사후과정을 마친 바로 그해다)에 사회학 전공으로 대학원을 졸업할 예정이었던 케이티는 끔찍한 정신 증상 탓에 인생이 꼬일 대로 꼬여 버렸다. 한 인간으로서도, 전도유망한 학자로서도, 아이 엄마로서도 말이다.

×
너무 놀라운 작은 뇌세포 이야기

10미터 구덩이에서
3미터를 올라왔지만

"Ten Feet Out of a Forty-Foot Well"

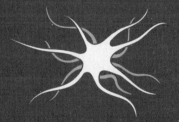

케이티 해리슨은 사회학 박사 학위 취득을 코앞에 둔 마지막 해에 돌연 심연으로 추락했다. 그러고는 청춘기 대부분이 지나갈 때까지 한참이나 암흑에서 벗어나지 못했다.

그녀는 극도로 예민해진 상태였다. 꼬장꼬장한 지도교수의 비위를 맞추느라 스트레스가 겹겹이 쌓인 탓이었다. 이제는 가끔 헛것을 보고 들을 정도였다. 하루는 장을 보고 왔는데 현관에서 당근 봉지를 놓치고 말았다. 바닥으로 추락한 봉지는 시원하게 찢어졌고 그 틈으로 꼬마당근들이 우르르 쏟아져 나왔다. 이 광경을 내려다보던 케이티는 한순간 오렌지가 온 방바닥을 제 발로 기어 다닌다고 생각했다.

비슷한 즈음의 또 언젠가는 요새 옆집에서 계속 듣기 싫은 음악을 시끄럽게 튼다는 느낌을 지울 수 없었다. 결국 그녀는 이웃집 초

×
둘. 10미터 구덩이에서 3미터를 올라왔지만

인종을 누르고 말했다.

"저기요, 음악 좀 줄여 주실래요?"

그런데 예상 밖의 대답이 돌아왔다.

"우리 집에서는 음악을 튼 적이 없어요."

케이티가 같은 집 현관문을 두 번째로 두드렸을 땐 집주인이 소리를 버럭 질렀다.

"이봐요, 문 좀 그만 두드려요! 당신 미쳤어? 가서 치료나 받으라고!"

케이티는 알고 지내던 상담사를 찾아갔다. 주요우울장애^{MDD,} major depressive disorder를 처음 진단받은 대학생 때부터 담당이었던 상담사는 우울증 치료의 효과가 약할 땐 환각과 환청이 나타날 수 있다고 설명했다. 뇌 회로가 오작동한 결과라는 것이다. 그녀는 신경정신과 진료도 받았는데, 병원에서는 이미 복용 중인 우울증 치료제들을 용량을 높여 다시 처방했다. 이제 케이티는 원래도 한 손 수북하던 우울증약에 신경안정제까지 복용해야 했다.

덕분에 환각은 없어졌지만, 여전히 불안감이 그녀를 지배하고 있었다. 막연한 절망감에 허우적거리다가 무너져 공황발작을 일으키는 일이 한두 번이 아니었다.

이때가 2008년이었고 그녀는 서른네 살이었다.

10년 뒤, 나는 버지니아주 알링턴에 있는 한 카페에서 케이티 해리슨을 마주하고 앉아 있다. 처음에 우리는 가게 안쪽의 구석진 자리로 안내받지만, 앉자마자 나는 케이티의 얼굴이 백지장이라는 걸 알아챈다. 내가 묻는다.

"괜찮아요?"

"저 여기 못 있겠어요. ……5분도 못 견딜 것 같아요."

저희끼리 대화를 나누는 손님들의 목소리, 커피잔이 접시에 부딪히면서 내는 딸깍 소리, 분주하게 돌아다니는 직원들의 부스럭거림이 그녀에게는 몹시도 버겁다.

"제 생활반경이 엄청 좁아졌거든요. 외식은 익숙지 않아요."

케이티가 힘겹게 설명한다.

우리는 다시 바깥쪽으로 걸어 나가 카페의 야외 테라스에서 한결 조용한 테이블을 발견한다. 조금 전의 그 모든 부산스러움으로부터 훨씬 멀어진 자리다. 산들바람이 부는 딱 좋은 날씨였지만, 그녀는 아까 놀랐던 여파인지 좀 쌀쌀하다고 말한다.

케이티가 요즘 사는 얘기를 풀어놓기 시작한다. 싱글맘인 그녀는 어린 남매를 키우는 와중에 내면의 감정 동요와도 홀로 사투를 벌이고 있다. 얼마 전에는 아침부터 자신의 현실이 출구 없는 미로 같다는 생각이 엄습해 손발이 옴짝달싹 않더란다.

그녀가 그날의 기억을 떠올리는 동안 무성한 나뭇잎 사이사이로 내리쬐는 햇살이 그녀의 얼굴과 덥수룩하니 빛바랜 금발 곱슬머리에 알록달록 무늬를 그린다. 눈동자는 생기를 잃었다. 반짝반짝 빛나야 마땅할 두 동공을 누군가가 두꺼운 갈색 천으로 덮어 놓은 것 같다.

그날 아침은 침대에서 일어났을 때 비가 억수같이 퍼붓고 있었

×
둘. 10미터 구덩이에서 3미터를 올라왔지만

다고 케이티가 말한다. 이런저런 걱정에 잠을 못 이뤘는데, 블라인드 틈으로 어느덧 먼동이 트는 것을 보고 그제야 조금 안도감이 들었다고. 그러다 빗소리가 들렸고 그녀는 다시 불안해지기 시작했다. 아들딸을 학교에 데려다주는 길에 꼭 무슨 일이 생길 것 같아 속까지 울렁였다.

'길이 미끄러우면 어쩌지?'

그녀는 생각했다.

'카시트 버클이 제대로 잠기지 않으면? 내가 늑장을 부리다가 애들이 지각할 것 같아. 그러면 선생님들이 어떻게 생각할까? 피곤해서 머리도 안 빗어서 지금 산발인데…… 이렇게 피곤에 전 상태로 운전하다가 사고를 내면 어떻게 해…… 차라리 그냥 집에 있는 게 낫지 않을까?'

종종 그랬듯, 걱정 근심이 줄줄이 잇자 몸도 진짜로 아픈 것 같았다.

그녀는 정신력을 바닥까지 긁어내 딸을 위한 계획을 짰다. 여덟 살인 민디는 얼른 깨워서 즉석 오트밀에 물 말아 대충 먹인 다음 늦지 않게 통학버스에 태우면 될 것 같았다.

그렇지만 아들은 여전히 꼭 같이 유치원에 가 주지 않으면 안 됐다. 오늘은 앤드류의 발표일이라, 친구들 앞에서 원장선생님과 함께 한 줄씩 번갈아 가며 이야기를 읽어 주기로 되어 있었기 때문이다. 아이는 이 책 읽는 날을 유독 좋아했다. 그녀는 억지로 스스로를 달래려고 애썼다.

×
너무 놀라운 작은 뇌세포 이야기

'학교까지는 운전할 수 있을 거야, 그렇지 않을까?'

사실, 꼬리에 꼬리를 무는 불안증은 케이티에게 어제오늘 일이 아니었다. 그녀를 불안하게 만드는 주요인은 상실의 가능성이었다. 무엇보다도 그녀는 예측할 수 없는 자연의 잔인무도함이 두려웠다. 10대 시절에는 부모님의 귀가가 늦을 때마다 두 분이 밖에서 돌아가셨을까 봐 무서워서 벌벌 떨었다. 어느 날인가는 고등학교 보건 시간에 뱀에 물렸을 때 뱀독을 빨아내는 방법을 선생님이 보여 주는데 설명을 듣다가 앉은 자리에서 기절해 버렸다. 병원에 갈 일이라도 있으면 피를 뽑을 때마다 토하거나 기절하기 일쑤였다. 부모님은 케이티에게 '출혈 공포증'이라고 말해 주었다. 아이비리그 대학의 합격통지서를 받았을 때쯤엔 폐소공포증까지 생겨 엘리베이터 대신 계단으로만 다녀야 했다. 친구들에게는 운동하는 거라고 둘러댔다.

그리고 지금, 이혼 후 한부모가 된 그녀는 아이들을 위해 최선을 다하기로 결심했다. 일단 약 처방부터 바꾸고 인지행동요법, 상담 치료, EMDR 요법, 신체중심 경험 요법 등 이런저런 치료법을 적극 시도했다. '안구운동 둔감화와 재처리eye movement desensitization and reprocessing'의 앞 글자만 딴 용어인 EMDR 요법은 환자가 아픈 기억을 떠올리는 동안 시선의 초점을 앞뒤로 빠르게 전환시키게 해 그 기억에 연결된 몸의 스트레스 반응을 분산시키는 기법이다. 또, '신체중심 경험 요법somatic experiencing therapy'은 환자로 하여금 몸으로 느껴지는 감각에 집중하게 하고 이 신체감각의 비중을 키워서 마음속에 이는 감정을 한 발 물러나 안전하게 관찰하게끔 하는 치료법을 말한다. 그뿐만 아니다. 그녀는 어깨와 목의 뭉친 근육을 푸는 데 효과가 좋다고 하기에 심지어 바이오피드백 요법과 침술까지 섭렵했다고 한다.

"신경정신과에서 신경전달물질 검사랑 비타민 결핍 검사까지 받았었죠. 덕분에 처방전 목록이 여섯 줄이나 늘었고요."

케이티가 높낮이가 거의 일정한 목소리로 건조하게 읊조린다. 한편 그녀는 원래 통합의학 전문 의사에게 따로 정기검진을 받고 있는데, 최근에 하시모토병이라는 병명이 병력 목록에 새로 추가됐다고 한다. 하시모토병Hashimoto's disease은 면역계가 자기 자신의 갑상선을 잘못 공격해 생기는 일종의 자가면역질환이다. 이런 상황에서 케이티는 능력 한도 내에서 스스로 건강을 돌보려고 최선을 다하는 중이다. 어떻게든 몸을 계속 움직이려고 매일 아침 일어나자마자 천천히 조깅부터 하고, 가공식품을 멀리하면서 되도록 신선식품만 먹으려고 노력하고, 짬이 나면 명상 테이프를 틀어 놓고 호흡과 정신을 가다듬는다.

하지만 이 모든 노력에도 아까 말한 비 오는 날 아침 같은 상황이 벌어지면 '마치 간질발작처럼 불안증이 몸 주인의 통제를 완전히 벗어난 것 같다'고 마흔다섯의 케이티는 고백한다.

"쏟아붓는 비를 현관문 유리창을 통해 쳐다보면서 한참을 멍청하게 서 있었어요."

케이티의 눈에는 인상파 화가의 작품처럼 빗방울이 문지방 바깥

세상 전체에 비현실적인 광채를 점점이 입히는 것처럼 보였다. 그때 그녀는 저 문을 열고 나가 세상 속에 들어간다는 게 견딜 수 없는 부담으로 다가왔다고 한다.

"어떻게 차를 몰고 가서, 어떻게 아이와 함께 교실까지 걸어가고, 유치원이 끝나면 또 어떻게 아이를 데리고 올지 막막하더라고요."

그래도 그녀는 계속 자신을 다잡으려 애썼다. 그녀는 앤드류가 옷 입는 걸 도와주려고 무릎을 꿇고 앉았다. 아직 아기 같은 아들은 엄마 품에 가만히 서서도 엄마가 괜찮은지 확인하는 것처럼 중간중간 케이티의 표정을 살피고 있었다. 그녀는 이제 잠옷을 벗고 바지로 갈아입자고 아이를 어를 참이었다.

바로 그때 그녀는 빗줄기가 점점 굵어진다는 걸 깨달았다. 요란한 빗소리와 함께 그녀의 온몸 세포 하나하나가 두려움으로 물들어 묵직해졌다. 순간 바짝 긴장했던 그녀는 관성 덕분에 곧 덤덤해졌다. 껄끄러운 어떤 감각이 물웅덩이에 똑 떨어진 잉크 방울처럼 그녀 안에서 빠른 속도로 퍼져 나갔다. 오래전부터 익숙한 이 느낌에 휩싸일 때마다 흡사 나쁜 약이라도 마신 기분이었다. 손가락마저 떨리기 시작했다.

"엄마가 지금 봄이 좋지 않구나."

그녀는 아들 옆에 그대로 드러누우면서 말했다. 손에는 아이에게 입히려던 티셔츠를 쥔 채였다.

"오늘은 그냥 집에서 놀면서 조용히 보내자, 어때?"

그녀는 아이에게 오전에 엄마의 아이패드를 가지고 놀 수 있게 특별히 허락해 주었다. 한술 더 떠, TV를 켜서 어린이채널에 고정하기까지 했다.

케이티는 아이가 결석한 이유를 유치원에 둘러댈 그럴싸한 변명거리가 하나도 떠오르지 않았다. 괜히 전화를 걸었다가는 횡설수설하다가 눈물만 쏟을 것 같았다. 이런 심리상태로 과연 그녀가 뭐라고 말할 수 있었을까. '안녕하세요, 선생님. 제가 불안증에 우울증까지 있어서 약을 먹고 치료도 받고 있는데 오늘 몸이 안 좋아서 운전을 하기가 좀 그렇거든요.'라고?

그날 아침을 떠올리며 그녀가 말한다.

"저 자신이 너무나 한심하고 창피하게 느껴졌어요."

아이패드를 가지고 혼자서도 잘 노는 아이 옆에서 케이티는 돌아누운 채 불가해한 상실감에 북받쳐 조용히 흐느껴 울었다.

그러고 있자니 자꾸 아이들에게 잘못한 일만 생각났다. 몇 달 전, 민디를 데리러 딸아이가 다니는 초등학교에 갔을 때의 일이다. 정문에서 수업이 끝나고 아이가 나오기만을 기다리는 동안 케이티는 혼자만의 생각에 깊이 빠져 있었다.

"문득 고개를 들어 보니 다른 엄마들은 죄다 아이 놀이 약속을 잡느라 정신없더라고요."

이 광경에 그녀는 큰 충격을 받았다. 아이의 정서발달에 무심한 엄마는 자신뿐이었던 것이다.

"당시 제 생활은 몹시 단순했어요. 우울증을 억누르면서 하루하루 버티는 것만도 힘겨웠으니까요."

그 오후, 마음속의 잔물결은 순식간에 거센 파도로 불어나 몰아쳤다. 케이티는 그럴 때의 몸 상태를 이렇게 설명한다.

"해를 맨눈으로 오래 쳐다보는 것과 똑같아요. 앞을 제대로 볼 수도, 생각을 또렷하게 할 수도 없죠. 그냥 정신이 아뜩해지는 거예요."

공황발작이 오고 있다는 희미한 신호였다. 그래서 그녀는 얼른 빈 교실을 찾아 들어가 심호흡을 시작했다.

한 엄마가 케이티의 상황을 눈치채고 그녀를 살피려고 따라 들어왔다.

"그분이 제가 숨을 잘 못 쉬는 걸 보고는 바로 양호선생님을 부르러 달려 나갔어요. 아마 심장마비라고 생각했을 거예요."

도저히 운전대를 잡지 못할 것 같아 아이까지 결석시킨 그날, 케이티는 침대와 한 몸이 되어 잠만 자면서 푹 쉬었다. 딸은 하루만 대신 데려와 달라고 이웃에게 부탁했다. 다음 날 아침, 눈을 떴을 때는 몸이 한결 가뿐했다. 자신감도 되살아난 것 같았다. 그녀는 아들을 차에 태워 유치원까지 운전해 갔다. 아이를 교실에 들여보내는데, 선생님들이 허둥지둥 나와 두 사람을 맞았다. 걱정 반, 반가움 반인 표정이었다.

"어젠 앤드류에게 특별한 날이었는데 아이가 오지 못해서 섭섭했어요!"

담임교사가 에둘러 물었다.

"별일 없으신 거죠?"

이때 옆에서 보조교사가 눈치 없이 거들었다.

"발표를 빠지다니 진짜 너무 아까워요! 어쩌다가 못 온 거예요?"

적당한 핑계를 찾느라 갑자기 케이티의 머릿속이 바빠졌다. 맞잡은 아들의 자그마한 손에 힘이 들어가는 게 느껴졌다. 교실 벽면은 아이들의 총천연색 그림으로 빼곡했다. 손을 물감통에 담갔다가 툭 찍은 손바닥 도장도 있었고 가족을 그린 그림도 있었다. 그림 속 사람들은 다들 꼬챙이 몸매에 삐죽삐죽한 머리를 가졌어도 하나같이 미소 띤 밝은 표정이었다. 현기증을 느낀 케이티의 심장이 두방망이질치기 시작했다. 결국 그녀는 소리를 버럭 지르고 말았다.

"어젠 그냥 올 수 없었던 거예요!"

일순간 교실 전체가 정적에 휩싸였다.

"두 분 선생님이 마치 세상에서 가장 못된 엄마 보듯 저를 쳐다보고 있었죠."

케이티가 내게 말한다. 하필 그때 아이를 데려다주느라 자리에 있던 다른 엄마들의 눈빛도 다르지 않았다.

케이티는 아들의 이마에 입만 맞추고 얼른 줄행랑쳤다.

그렇게 집으로 돌아가는 교외 도로 위에서 오만 가지 상념이 그녀의 머릿속을 훑고 지나갔다. 무엇보다도 너무나 창피했다. 그런 한편 화도 났다.

"직접 겪은 적이 없는 사람에게 공황발작의 지옥에 영원히 갇혀

사는 이 느낌을 도대체 어떻게 설명해야 할까요?"

지금 그녀가 단어를 고심해서 고르고, 중간중간 말을 쉬고, 때때로 애써 내게 웃어 보이는 모습에서 그녀의 의지와 노력이 보통 이상이라는 것만은 확실히 알 것 같다.

케이티가 설명하길, 만약 그때 손목을 삐끗해서 전화할 수 없었다고 둘러댔다면 그럼 저희가 어떻게 도와드리면 좋겠느냐는 대답이 돌아왔을 거라고 했다.

"그렇다고 또 제 병을 솔직하게 털어놨다면 다들 제가 미쳤다고 단정했겠죠."

더구나 그녀는 정신이 온전치 못한 사람으로 비치느니 차라리 차가운 엄마가 되기로 오래전에 결심했다고 한다.

"그게 맘 편해요. 제가 좋은 엄마라는 걸 제 자신이 아니까요. 저도 1년 중 대부분은 애들 행복을 위해 온 힘을 바치면서 살아요. 그런데 지금은 잘 모르겠어요. 제가 진짜로 미쳐 버리고 사람들이 그걸 알게 되면 어쩌죠?"

케이티는 사회학과 사회복지학 전공으로 대학원 공부를 시작했는데 ―이 학위로 현재 지역 보건소에서 상담사로 일하고 있다― 덕분에 불치의 정신과 환자들을 내부자의 시선으로 바라볼 줄 알게 됐다. 그녀는 바깥세상의 눈에 자신도 그런 환자들과 똑같이 비칠 거라는 사실을 잘 안다고 말한다. 정신의학계에서 소위 '경과가 나쁜 환자'라고 불리는 이들 말이다.

차도가 전혀 없었던 건 아니다. 지난 10년 동안 그녀도 좋아지긴 했다. 아주 조금. 끝도 없는 상담 치료와 갈 때마다 한 짐 받아 오는 약들은 분명 효과가 있었다. 덕분에 썩 괜찮은 나날이 늘어 며칠이 되고 몇 달이 되었다. 컨디션이 아주 좋으면 애들 학교에 도우미 봉사를 자처할 정도였다.

"그런 날엔 아이 옆에 앉아서 함께 그림을 그리거나, 찰흙으로 공룡을 빚는 걸 돕거나, 아이들 웃음소리를 들으면서 모든 감각을 흡수해 새겨 두려고 노력해요."

케이티는 그녀가 자신도 '그런' 인생을 살 수 있다는 걸 안다고 말한다.

"다만 여기서 뭘 더 노력해야 하는지 그걸 잘 모르겠어요."

자조적인 웃음을 터트리며 그녀가 덧붙인다.

지난 10년의 노력에도 고지까지는 아직 한참이다.

"10미터 구덩이에서 3미터나 올라오긴 했죠. 하지만 구덩이를 다 빠져나온 건 아니잖아요. 정말 궁금한 건요, 머릿속에서 도대체 무슨 일이 벌어지고 있기에 그 모든 발악에도 이 지옥에서 벗어나지 못하는 걸까요?"

케이티의 두 눈이 그렁그렁하다. 그녀는 눈물이 뺨을 타고 흘러내리기 전에 마치 화난 사람처럼 눈가를 훔친다.

나는 빈센트 반 고흐^{Vincent van Gogh}가 남동생에게 쓴 편지의 한 구절을 떠올린다.

「우울증이 심할 땐 깊고 어두컴컴한 우물 바닥에 손발이 묶인 채로 무력하게 누워 있는 느낌이야.」

이름 없는 공포

정신질환으로 고통받는 사람이 그렇지 않은 사람에게 고충의 깊이를 설명하는 것은 예나 지금이나 쉽지 않은 일이다. 게다가 의료계는 정신질환을 생물학의 시각으로만 이해해 온 탓에 당사자들의 진짜 고통을 덜어 주는 데에 사실상 무능했다.

역사적으로, 우울증의 옛 표현인 '멜랑콜리아melancholia'라는 말이 처음 등장한 곳은 1303년의 영국이었다. 중세 시대에는 멜랑콜리아가 담즙 과다 때문에, 즉 신체 장기에서 체액이 너무 많이 분비된 탓에 생긴다고 믿었다. 19세기로 오면 불안증과 우울증을 성별에 따라 다르게 부르기 시작했다. 그래서 남자에게는 '신경쇠약'이라 하고, 여자에게는 '히스테리'라고 했다. 빅토리아 시대 의사들은 히스테리성이 아닌 불안감과 몸의 물리적인 통증을 신경쇠약의 특징으로 꼽았다. 반면에 히스테리는 안절부절못하면서 기괴하고 과장된 행동을 보이는 것이라고 정의했다. 하지만 최고의 치료법은 둘 다 똑같이 몸도 머리도 쓰지 않고 잘 쉬는 것이었다.*

1800년대 후반에 들어서서는 멜랑콜리아가 종종 '뇌의 열병brain

---

* '히스테리'라는 말의 유래는 자궁을 뜻하는 그리스어 'hysterika'다. 히포크라테스Hippocrates를 비롯한 고대 그리스 의사들은 여성이 지나치게 감정적이고 잘 흥분하거나 불평불만이 많거나 병치레가 잦은 것이 전부 '돌아다니는 자궁' 탓이라고 여겼다. 당시 사람들은 자궁이 말 그대로 여성의 상반신 안에서 떠돌아다니면서 지나가는 곳마다 각종 문제와 증상을 일으킨다고 믿었다. 만약 자궁이 위쪽으로 올라가면 사람이 무기력해지고(오늘날의 우울증에 해당한다), 반대로 아래쪽으로 내려가면 '말과 감수성'을 잃는다(오늘날의 공황발작에 해당한다)는 식이었다. 이런 '돌아다니는 자궁' 환자에게 의사가 처방한 치료법은 우습게도 남편과 잠자리를 더 자주 가지라는 것이었다.

fever'이라고도 불렸다. 보통은 사람이 지나치게 긴장해 아무 일도 못 하게 되거나 사고 후 후유증으로 일정 기간 침체된 상태를 이렇게 일컬었다.*

그러다 지금으로부터 100년쯤 전에 존스홉킨스 병원에서 일하던 스위스 태생의 신경정신과 의사 한 명이 '우울증depression'이라는 용어를 고안해 낸다. 이 단어는 순식간에 표준용어로 자리 잡았다. 하지만 1990년에 발표된 회고록 《보이는 어둠》에서 윌리엄 스타이런William Styron은 이렇게 적고 있다.

「우울증이라는 단어는 이렇게 중요한 병의 이름치고는 좀 약한 표현 같았다. …… 어감이 너무 평범한 까닭에 병의 악질적 성격이 전혀 드러나지 않는 데다가 이 병이 통제를 벗어나면 상황이 엄청나게 끔찍해진다는 걸 짐작하기 어렵다는 점에서다.」

여기서 또 시계를 빨리 감아 현대로 날아오자. 케이티가 대학원에 다니던 무렵이면 불안증과 우울증이 신경화학물질, 즉 세로토닌과 도파민과 관련된 문제라는 인식이 이미 보편적이던 때다. 자연스럽게 임상 현장에서는 프로작, 팍실, 졸로프트, 렉사프로 같은 선택적 세로토닌 재흡수 억제제SSRI, selective serotonin reuptake inhibitor 약물들이 맹활약하고 있었다. 정신질환 치료는 개개 환자마다 부족한 화학물질을 콕 집어 채워 주는 방향으로 발전해 갔고, 뇌는 어느 약물

** 《셜록 홈스》 시리즈에서 아서 코넌 도일Arthur Conan Doyle은 지금이라면 불안증이나 우울증 진단이 내려질 환자들을 '뇌의 열병'을 앓고 있다고 묘사한다. 당시 코넌 도일은 이것이 얼마나 귀신같은 어휘 선택이었는지 꿈에도 짐작하지 못했을 것이다.

처방이 환자에게 가장 큰 도움이 될지 알아보는 임상 테스트의 주무대가 되었다. 피로, 체중 증가, 무기력함, 몽롱함 같은 약물 부작용을 없애기 위해 필요하다면 때때로 보조약물이 추가되기도 했다.

그리고 2013년, 당시 미국 국립정신보건원NIMH, National Institute of Mental Health의 수장이었던 토머스 인설Thomas Insel이 불안, 우울, 기분장애의 이해와 치료에 관한 패러다임을 전환하고 의료 정책을 수정하겠다는 계획을 발표했다. 발전한 신경과학 지식에 근거할 때 정신건강장애는 뇌 회로와 신경 구조의 변화에서 기인하는 생물학적 장애임이 명백하다는 것이었다. NIMH의 새 정책에 따르면 임상현장의 의사는 정신질환의 배경이 되는 회로 이상을 고칠 방법을 찾는 것을 의료 행위의 최우선적 목표로 삼아야 했다. 학계에는 특정 뇌 회로가 제대로 작동하지 않거나 회로들 간 연결이 잘못되어 있다는 게 다수 뇌 질환의 공통적인 특징임을 증명하는 연구 자료가 넘쳐났다. 어떤 뇌 장애는 시냅스가 꺼져서, 또 어떤 뇌 장애는 과하게 활동적이어서 탈이었다.*

그러나 이런 정부정책의 개혁도 우울장애, 불안장애, 강박장애, 양극성 장애 등을 앓는 진짜 환자들에게 실질적 도움을 주지는 못했다. 뇌 회로가 애초에 뭣 때문에 그렇게 요상하게 변해 버리는지 정확하게 아는 사람이 아직 아무도 없었기 때문이다.

---

* 인설은 NIMH가 《진단 및 통계 매뉴얼Diagnostic and Statistical Manual》에 규정된 종전의 신경정신질환 분류체계를 버릴 것이며 의료계도 마땅히 그래야 한다고까지 말했다. 정신건강 장애 중 상당수의 경우 각각 완전히 동떨어진 이름으로 불림에도, 실제로 들여다보면 뇌 회로의 생김새가 과거에 우리가 상상했던 것 이상으로 비슷하다는 길 알 수 있기 때문이라고 말이다.

외로운 환자

나는 케이티에게 가족들이 그녀를 어떻게 도와주느냐고 물었다.

"혼자 두 아이를 감당하기 힘들 때 옆에 있어 주시나요?"

그녀는 미소를 짓지만, 어색한 느낌은 지울 수 없다.

"우리 집안 사람들은 정신질환을 완전히 무시해요."

그녀가 해명하기 시작한다.

"우울감이나 불안감을 털어놓으면 호들갑 떨지 말라고들 하죠."

반면에 그들끼리는 모였다 하면 서로 앓고 있는 몸의 지병과 증세들, 최근에 받은 치료 등을 주제로 수다를 떠느라 시간 가는 줄 모른다. 모두 하나씩은 꼭 아픈 데가 있다고 한다. 가령, 현재 60대인 케이티의 모친 제나는 두 가지 자가면역질환을 앓고 있다. 하나는 면역계가 관절과 관절 사이의 결합조직을 공격해 염증을 일으켜 생기는 결합조직장애고, 다른 하나는 면역계가 피부를 공격 대상으로 삼는 탓에 살가죽이 욱신거리고 가려워지는 건선이다. 또, 50대 후반의 외삼촌 폴은 1형과 2형이 뒤섞인 복잡한 유형의 당뇨병 환자다.

외할머니 앨리스는 돌아가신 지 얼마 안 되는데, 역시나 생전에 자가면역질환과 뇌 관련 문제 여럿을 안고 사셨다. 바로 크론병, ─ 면역계가 장관 내막을 공격하는 자가면역질환이다─ 강박장애, 알츠하이머병으로, 알츠하이머병은 환갑을 넘겨 진단받은 것이다.

케이티가 묘사하길, 일가가 모이면 물리적인 병 때문에 병원을 오가며 투병하느라 그간 누가 더 힘들었나 일종의 배틀이 벌어진다고 한다. 가족 모임은 어느 의사에게 어떤 치료를 받았다는 둥, 어느 약이 잘 듣더라는 둥 작정하고 묵혀 둔 수다 보따리가 풀리는 날이다.

"가족들에게 신체질환은 정상적이고 당연한 사건이죠. 우리 집안 사람이라면 누구나 '자연스럽게 겪는' 일인 거예요. 그래서 이런 병을 앓는 환자는 마땅히 모두의 공감을 받을 만하다고 다들 생각해요."

케이티가 설명을 잇는다.

"반면에 정신질환은 단순히 개인의 약점 정도로 무시할 뿐이에요. 그냥 '너 혼자' 모자라서 그런 거래요. 정신적으로 기능이 달리면 그건 오롯이 네 책임이라는 거죠."

그녀가 덧붙인다.

"그런데 제가 이 머릿속 병을 가장 심하게 앓고 있잖아요? 그래서 제가 집안 최악의 실패작이 되었어요."

모두가 정신질환 얘기를 꺼내는 걸 싫어하긴 하지만, 사실 케이티가 집안에서 정신적 문제로 고생하는 유일한 구성원은 아니었다.

"제가 어릴 때는 엄마에게도 우울증이 있었어요. 엄마도 저처럼 우울증 치료제를 먹다가 쉬다가 했던 걸 기억해요. 제가 꼬마였을 때 종종 아빠가 엄마에게 화를 내곤 했거든요. 더럽게 씻지도 않고 애 머리도 안 빗기고 뭐 하냐고요. 엄마에게 문제가 있다는 걸 아빠도 내심 알았던 것 같아요. 대놓고 입에 올린 적은 없지만, 그런 날마다 아빠와 저는 서로에게 '오늘 엄마는 좀 어떠냐'고 묻곤 했죠."

그뿐만 아니다. 외삼촌 폴에게는 강박장애가 있고, 그녀가 친자매나 마찬가지라고 강조한 여섯 살 터울 사촌동생 칼리는 주의력결핍장애ADD, Attention Deficit Disorder와 범불안장애GAD, generalized anxiety disorder 진단을 받았다. 칼리는 케이티와 달리 공황발작이나 일상을 마비시키는 우울감에 빠진 적은 없지만, 거의 모든 대상에 불안감을 느낀다고 한다.

핏줄에 비슷한 소인이 넘쳐흐름에도, 케이티에게 하루하루가 얼마나 전쟁인지 기꺼이 이해해 주는 가족은 한 사람도 없다.

"불안감을 헬륨 가스에 비유한다면 엄마와 사촌동생은 그저 목소리가 우스꽝스럽게 변하는 정도겠지만, 저는 아예 몸이 허공에 둥둥 떠다닐 거예요. 차원이 완전히 달라요. 그러니 두 사람이 저에게 공감하기에는 무리가 있죠."

그녀는 여러 해 전 겪었던 일을 털어놓기 시작한다.

"본가에서 점심을 먹으려고 모두가 모여 앉은 자리였어요. 심각한 비만인 외삼촌이 얼마 전에 당뇨병 진단을 받았다며 먹을 수 있는 음식과 먹으면 안 되는 음식을 미주알고주알 읊었죠. 그러더니 우리더러 혈당검사기를 구경하고 싶지 않느냐고 했어요. 그런데 대답할 틈도 주지 않고 이것저것 주섬주섬 꺼낸 외삼촌이 바로 손가락을 검사용 침으로 찌르려고 하는 거예요."

케이티는 순간 모두 앞에서 피를 보기 싫다고 말했다고 한다. 그녀가 어릴 때부터 주삿바늘만 보면 기절하곤 했던 건 모두가 아는 사실이었다. 그럼에도 부모님은 딸만 나무랐다.

"그만 좀 해라. 우는소리 지겹지도 않니?"

외삼촌이 손가락에 피 내는 방법을 흥겹게 설명하는 동안 옆에서 엄마가 핀잔을 주었다.

"외삼촌은 조심하면 안 걸릴 수 있는 병에 부주의하게 살다가 걸린 거잖아요. 그런 외삼촌은 혈당검사기로 유세를 부려도 괜찮으면서, 제 불안증은 부끄러운 병이고 전부 제 탓이라니요."

그녀가 얘기를 하다가 불현듯 어색한 너털웃음을 토해 낸다.

"그런데도 외삼촌은 당신의 병에 책임감이라는 게 조금도 없는 분이에요. 운동은 절대로 안 하면서 평생을 짜고 단 고칼로리 음식만 입에 달고 사시다가 살이 뒤룩뒤룩 쪄서 몸이 아프게 된 건데 말이에요."

"다 같이 밥 먹는 자리에서 우리 가족이 우울증이나 불안증을 언급하는 법은 절대로 없다는 점과 너무나 대조적이죠. 주의력결핍장애, 강박장애, 알츠하이머 같은 것들도요."

케이티가 지금껏 담아 둔 속 얘기는 한참 더 이어진다.

"제 생각엔 사촌동생 칼리가 자기 얘기를 거의 안 하는 게 그래서인 것 같아요. 어쩌면 제가 조금 감정적으로 구는 걸 수도 있고요."

이 말을 내뱉는 그녀의 목소리가 약간 부드러워져 있다.

"제가 엄마와 친하게 지내는 편이고 엄마는 절 위해서라면 뭐든지 할 사람이니까요. 부모님이 저를 많이 도와주기도 하셨어요. 아이들을 봐주거나, 치료비를 대 주거나, 집안일을 해 주거나 하는 식으로요. 그래도 하루하루를 무사히 넘기는 게 제게 얼마나 어려운 과제인지 두 분이 감도 못 잡는 건 사실이에요. 그러니까 자꾸 제게 더 큰 기대를 거는 걸 테고요. 그럴수록 저는 제가 낙오자라는 느낌에 자꾸 좌절하게 되는 게 문제죠."

케이티 말이, 가족이 지금까지도 징글징글하게 자주 보는 건 다 외할머니 덕분이라고 한다. 특히 말년에 돌봐 드려야 했을 때에는 모두가 똘똘 뭉쳐 온 힘을 다했다고. 그러나 이렇게 끈끈한 가족애 앞에서도 우울증만은 솔직하게 털어놓을 수가 없었다.

"그러고 싶은 충동이 순간순간 올라와도 꾹꾹 눌러요. 위로를 받으려다가 자칫 지금보다 더 외로워질 수 있거든요."

나는 큰 돌덩이가 목구멍에 탁 걸린 듯한 느낌을 받는다. 케이티를 비롯해 그녀 같은 수많은 환자들이 안쓰러워서다. 직업상 몸과 마음이 불편한 환자들의 사연을 수도 없이 보고 듣는데, 대부분은 적당히 건강하고 적당히 즐거운 평범한 삶을 살고 싶어서 있는 힘껏 발버둥치지만, 결국 좌절한다는 내용이다. 그런 말이 있다. 누구의 고통은 중요하고, 누구의 고난은 그렇지 않은지를 우리 사회가 판가름한다는. 그런데 이 억지스러운 이분법이 오히려 더 많은 고통을 낳고 있다. 의료계가 이 고질적 문제를 너무나 오래 방치했다는 사실에 내 얼굴이 다 화끈거린다.

내가 손을 뻗어 케이티의 손등을 가볍게 덮는다. 나는 그녀의 가족이 유별난 게 아니라고, 세상에는 아직 육체의 병과 마음의 병을 별개로 취급하는 사람이 대부분이라고 말해 준다. 그리고 아마도 그건 그들이 케이티의 가족처럼 신체질환이 뇌와 정신의 문제와 완전히 무관하다고 믿고 있기 때문일 거라고도 귀띔한다.

그러나 이것은 단단한 착각이다. 미세아교세포가 전해 오는 따끈따끈한 과학계 소식이 그렇게 말한다.

아군의 포격

Friendly Fire in the Brain

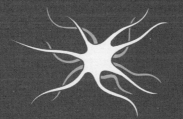

2008년, 어느덧 서른일곱이 된 베스 스티븐스는 박사후과정을 마치고 스탠퍼드에서의 생활을 정리했다. 롭과 정식 부부가 된 그녀는 보스턴 어린이병원과 하버드 의과대학의 겸임교수 자리를 수락한 터라 돌이 지난 딸을 데리고 동부로 돌아갈 참이었다. 하늘이 도왔는지 마침 롭도 같은 보스턴 어린이병원의 홍보실로 이직이 확정됐다.

마침내 고향으로 돌아간다고 생각하니 울컥했다. 그런 한편으로 보스턴은 그녀가 진짜 어린 시절을 보낸 40분 거리의 고향 집과는 완전히 다른 세상이기도 했다. 하버드에 자신만을 위한 실험 공간이 생긴다니 어린 시절이라면 감히 상상도 못 했을 일이었다.

보스턴 어린이병원에서 최근 새로 지은 생명과학연구동에 첫발을 들였을 때 받은 인상을 스티븐스는 여전히 기억한다.

"공간이 어마어마하게 넓었어요. 새 건물이라 깨끗했지만, 말 그대로 텅텅 비어 있더라고요. 계약한 연구원들은 아직 출근 전이었어요. 이제부터 여기가 '다 우리 거' 맞나 벅차서 혼자 텅 빈 연구실에 한동안 가만히 서 있었죠."

그녀가 말을 이어 간다.

"우선은 여기서 '뭘 할지'부터 정해야 했어요."

이미 그녀는 미세아교세포 관찰을 하루도 쉬지 못하는 중독자나 마찬가지였기에, 일단 한 가지는 확실했다.

"정확히 어느 미세아교세포가 뇌에서 일을 벌이는지, 그래서 사람들을 아프게 만드는 건지가 가장 궁금했어요."

스티븐스는 박사후과정 연구원 한 명을 채용했다. 갓 부임해 모든 게 어색한 그녀에게 도리 셰이퍼Dori Schafer는 천군만마와 같았다. 지금도 그녀는 도리를 알게 된 게 정말 행운이었다고 말한다. 여기에 대학원생 한 명과 기술보조 한 명이 더 들어왔다.

"식구는 이렇게 넷이 다였어요."

본인 이름을 건 연구실을 처음 열었을 때만 해도 스티븐스는 정말로 미세아교세포가 뇌의 시냅스를 잡아먹는지 확신하지 못했다. 다만 그렇게 짐작할 만한 이유는 있었다. 미세아교세포가 뉴런이 죽기를 기다리며 게으른 미화원처럼 근처에서 얼쩡대기만 하는 게 아니라는 건 일단 확실했다. 미세아교세포는 뇌 전체를 끊임없이 탐색하면서 아주 사소한 이상신호까지 놓치지 않았다.

스티븐스 팀은 뉴런의 미세한 손상이나 변화를 감지할 때조차 미세아교세포가 민첩하고 공격적으로 행동하는 모습을 여러 차례 목격했다. 미세아교세포는 마치 거미처럼 가늘고 긴 수많은 팔들을 뉴런을 향해 뻗었다가 다시 정해진 형태가 없는 세포질 덩어리인 아메바와 흡사한 모습으로 순식간에 돌아간다. 그러고 나면 방금 전까지 뉴런의 시냅스가 있었던 자리에 아무것도 보이지 않는다. 그렇게 시냅스는 휘리릭 소멸해 버린다.

하는 일도 별로 없어 보이던 이 조그만 세포가 시냅스처럼 중요한 구조물을 갈기갈기 찢어 아무 흔적 남기지 않고 사라지게 한다니. 이게 정말 가능할까?

"미세아교세포가 얼마나 활발한지, 늘씬한 팔을 쭉쭉 뻗어 시냅스를 거침없이 조물거리고 상처 부위를 발견하면 또 득달같이 달려들더라고요. 하지만 발달 중인 시냅스에도 미세아교세포가 '직접' 상호작용하는지, 이 시냅스도 사라지게 하는지 여부는 여전히 미스터리였죠. 이걸 궁금해한 사람이 그때까지 전혀 없었거든요."

딱 1년 전에, 스탠퍼드에서 배러스와 함께 스티븐스는 보체라는 면역세포가 매달린 뇌신경 시냅스가 곧 사라진다는 사실을 증명했었다. 그렇다면 혹시 보체가 붙은 시냅스를 미세아교세포가 알아보는 걸까? 그래서 그런 시냅스만 골라 치우는 것 아닐까?

만약 이 가설이 옳다면 한 생명의 뇌 발달 초기에 미세아교세포가 큰 결정권을 쥐고 있다는 뜻이 된다. 그런 동시에 한편에서는 일찍이 스티븐스가 스탠퍼드에서 품었던 한 가지 의구심이 여전히 뇌리를 맴돌았다. 만약 그게 끝이 아니라면?

"만약에 말이에요. 훨씬 나중에, 예를 들면 10대 시절에, 아니면 아예 어른이 되고 나서 이 뇌신경 가지치기가 오류로 다시 시작된다면 어떨까요? 그래서 태아일 때는 축복인 현상이 웬만큼 자란 사람에게는 독이 되는 거라면요?"

몸통에서 늘 방어의 최전선에 서는 특정 백혈구 유형이 착오를 일으키면 갖가지 신체질환을 유발한다. 그런데 만약 미세아교세포가 '자르면 안 되는' 시냅스를 잘못 자른다면, 이와 비슷한 방식으로 문제를 일으킬 것이다. 여기서 잠시 짚고 넘어갈 게 있다. 인체 면역계는 위협이 되는 외부요인인 균 감염, 환경오염물질, 바이러스, 병원균, 물리적 외상 등을 감지해 낸다. 장기적인 감정 동요 역시 인체 면역계의 감시 대상이다. 스트레스 신경화학물질 수치가 계속 높아져 있으면 외부의 침입자를 색출하고자 울퉁불퉁 물주머니처럼 생긴 대식세포로 외모를 바꾼 백혈구가 대거 분비된다는 점에서다. 문제는 면역계가 가끔 과열된다는 것이다. 그러면 백혈구가 '멈출 때'를 모르고 염증 반응이나 세포 폐기 작업에 계속 열중한다. 이 오류는 적지 않은 이차 피해를 낳곤 한다. 케이티의 갑상선질환, 케이티의 모친이 앓고 있는 결합조직장애와 건선, 외삼촌 폴의 복합형 당뇨병 같은 것들 말이다. 그뿐만 아니다. 루푸스, 피부경화증, 다발경화증 같은 병들도 이런 사례에 포함된다. 날 두 번이나 무너뜨린 길랑바레 증후군 역시 다르지 않다.

한마디로 아군의 포격을 받는 상황이다. 면역계가 제 편을 공격하는 것이다.

이것은 스티븐스 교수의 호기심을 가장 강하게 자극한 주제이기도 했다. 뇌에서는 요놈들이 대식세포 대신이라는 요즘 학계 상식처럼, 미세아교세포가 무려 뇌 회로를 개조하는 능력을 갖고 있으면서 여느 백혈구 유형(그중 하나가 대식세포다_옮긴이)이 다 그렇듯 가끔 실수를 저지른다고 치자. 그런 까닭에 망가졌거나 노후한 뉴런만 쳐 내는 게 아니라 실수로 멀쩡한 시냅스를 잡아먹는다면?

"조현병, 알츠하이머병, 자폐증 같은 것들은 발병 시점이나 유전적 소인, 뇌 병변의 위치 등 어느 모로든 서로 완전히 다른 병이죠."

스티븐스가 설명한다.

"그런데 이 모두에 하나의 공통된 질병 경로가 존재하고 바로 그 안에 미세아교세포에 의한 시냅스 소멸이 포함되는 게 아닐까 생각했어요."

우울증부터 학습장애에 이르기까지 다양한 신경정신과 장애가 뇌 회로 이상에서 출발한다는 증거는 이미 차고 넘쳤다. 뇌의 특정 시냅스 지점에서 신호전달이 정상적으로 일어나지 않거나 연결 구조가 잘못 형성되는 것이다.

"그런데 지금껏 찬밥 신세였던 미세아교세포가 모든 일의 진짜 배후였다고 상상해 보세요."

한껏 신이 나 양손을 들어 열 손가락 모두 쫙 펴면서 스티븐스 교수가 내게 설명한다.

"가지치기를 덜 하거나 너무 많이 하면 신경회로가 어떻게 될까요? 시냅스가 웃자라거나 정상 기능을 못 할 정도로 부실해지겠죠. 뇌는 최고로 정교한 기관입니다. 그런 뇌의 아주 사소한 회로 연결 결함이 인지능력 손상뿐만 아니라 다양한 정신질환과 발달장애까지도 충분히 불러올 수 있다는 건 당연해요."

미세아교세포가 처음에는 뇌를 정성껏 조각하고 보호하는 수호천사였다가 또 불시에 암살자로 돌변한다고? 그게 가능할까?

이렇게 엄청난 진실을 어떻게 온 과학계가 그 오랜 세월 동안 놓치고 있었을까. 아무도 몰랐다니, 아무도.

만약 스티븐스가 이 가설을 입증해 낸다면 과학계에는 한바탕 대소동이 벌어질 게 분명했다. 잉태한 순간부터 죽을 때까지 인간의 일평생 건강을 지배한다고들 하는 뇌과학의 근간이 뒤흔들릴 테니 말이다.

하지만 그러려면, 먼저 필요한 게 있었다. 작디작은 세포가 더 잘 보이게 할 방법을 찾아야 했다.

스티븐스가 배러스의 지도를 받던 연구원 시절, 스탠퍼드 사람들은 보체 표지된 시냅스가 소멸한다는 것을 증명할 때 시신경과 망막을 기본 구조로 한 시각계 모델을 사용했었다. 이런 망막의 시냅스 소실은 실제로도 황반변성, 녹내장, 실명 같은 안과 질환으로 이어졌다. 그래서 스티븐스는 이번에도 실험동물의 시각계 모델을 활용하기로 했다.

스티븐스는 생각했다. 만약 미세아교세포가 정말로 시냅스를 꿀 꺽 삼켜 파괴한다면 이 세포 '안'에서 시냅스가 잘근잘근 씹히는 장 면이 보여야 마땅하다고 말이다.

"당시 한 가지 고민에 우리 팀 전원이 매달려서 끙끙대고 있었어 요. 바로 미세아교세포 '안에서' 시냅스의 잔해를 어떻게 발견할까 하는 거였죠. 그런데 도리가 아주 기막힌 해결 방법을 찾아 가지고 왔답니다."

현재 도리 셰이퍼 박사는 신경생물학 교수가 되어 매사추세 츠 주립 의과대학에 가 있다. 나는 브루드닉 신경정신의학연구소 Brudnik Neuropsychiatric Research Institute에서 만난 셰이퍼 교수로부터 직 접 자세한 얘기를 들을 수 있었다. 이 실험이 기념비적인 신경과학 연구라는 데에는 오늘날 학계에서 어느 누구도 토를 달지 않는다.

셰이퍼는 미세아교세포가 시냅스에 어떻게 접근해 작업을 거는 지 더 가까이 들여다보기 위해 실험쥐의 안구에 염료를 주입했다.*
안구로 주입된 염료는 시신경의 뉴런을 타고 뇌 깊숙이 흘러 들어 간다. 그러면 뇌의 시냅스가 형광 적색으로 은은하게 빛나기 시작한 다. 반면에 미세아교세포는 형광 녹색으로 염색된다(지금은 이 색이 신 경과학자들 사이에서 미세아교세포의 상징적 컬러로 자리 잡은 듯하다).

---

* 앞으로도 동물연구 얘기가 자주 나올 텐데, 이 자리를 빌려 꼬마 친구들의 희생에 진심 어린 사 과와 감사를 전한다. 이와 같은 실험실 연구가 없었다면 우리는 인간의 뇌와 각종 질병에 대해 여전히 무지한 상태일 것이다. 뇌 안에서 벌어지는 일을 실시간으로 관찰하겠다고 살아 있는 사 람의 머리를 여는 것 역시 몹시도 비윤리적인 행위라 불가능할 테니 말이다.

"이 방식으로 시냅스와 미세아교세포 모두 또렷하게 구분해 볼 수 있었죠."

여기까지 오는 데, 그러니까 단순히 뇌 안에서 시냅스와 미세아교세포가 상호작용하는 모습을 정확하게 관찰할 방법을 찾는 데에만 거의 1년이나 걸렸다고 한다.

"그러고서 실험실에 혼자 나와 있던 어느 주말이었어요. 늘 하던 대로 미세아교세포와 시냅스 사진을 찍고 또 찍었죠."

셰이퍼가 그날의 기억을 되짚는다.

"현미경을 한 백만 번은 들여다봤나 봐요. 그런데 어느 순간 형광적색으로 점점이 빛나는 구조물, 그러니까 시냅스가 보이는 거예요. 게다가 이 빨간 점들이 '녹색 미세아교세포의 배 속에' 들어 있는 거 있죠."

셰이퍼는 너무 놀라 한동안 멍했다고 한다.

"생각이 멈추질 않았어요. '우리 짐작이 맞았어! 미세아교세포가 시냅스를 먹는 거야!' 그 결정적인 증거를 바로 제가 두 눈으로 목격하고 있었던 거고요."

셰이퍼는 자신이 발견한 것을 바로 스티븐스에게 알리지 않았다.

"확실히 하고 싶었거든요. 그래서 그 주말 내내 실험을 여러 번 더 했어요. 그런데 매번 똑같은 결과가 나오지 않겠어요? 미세아교세포 안에 시냅스 조각들이 존재하는 거죠. 미세아교세포가 시냅스를 아주 맛나게 씹어 먹고 있더라고요."

스티븐스는 돌아오는 월요일 아침 헐레벌떡 뛰어 들어온 셰이퍼가 그녀의 손에 사진 여러 장을 쥐여 주던 순간을 여전히 기억한다.

그때, 셰이퍼가 외쳤다.

"있어요! 시냅스가 정말로 미세아교세포 안에 있다고요! 우리 눈으로 직접 볼 수 있어요!"

"순간 너무 기뻐서 펄쩍펄쩍 뛰었죠."

스티븐스에게는 그날 일이 지금까지도 생생하다.

"미세아교세포가 마치 뇌 안에 사는 팩맨 같았어요. 뇌 시냅스는 잡아 먹혀 팩맨의 배 속에 들어가 있었고요. 우리가 엄청나게 아름답고 완전히 새로운 무언가를 찾아냈다는 감이 왔죠. 특히 미세아교세포가 각종 질병의 배후라는 사실이 나중에 추가로 밝혀진다는 점까지 고려하면, 이날의 발견은 상당히 의미 있는 성과가 분명했어요."

스티븐스와 셰이퍼는 소매를 걷어붙였다.

"그땐 우리 둘 다 아주 그냥 불타올랐죠. 그렇다고 육체적으로든 정신적으로든 안 힘든 건 아니었어요."

당시 집에는 걸음마하는 돌쟁이가 있고 배 속에는 둘째가 자라는 중이었다.

"지금부터 전속력으로 달리지 않으면 안 된다는 게 우리 생각이었어요. 마음이 급했지만, 허투루 할 성격들도 아니라 깨어 있는 시간에는 최대한 실험과 데이터 분서에 전념하려고 노력했죠. 완벽한 연구를 성공시키는 '동시에' 논문을 누구보다 먼저 발표하고 싶었거든요."

어쩌면 무리일 수도 있는 목표였다.

그렇게 필즈의 실험실에서 연구보조와 대학원 공부를 병행하던 시절로 돌아간 것 같은 생활이 다시 시작됐다. 시간 가는 줄 모르고 있다가 고개를 들면 자정이 다 돼 있던 날이 하루 이틀이 아니었다.

"도저히 집에 갈 형편이 안 되더라고요."

연구보조 때와 달라진 점도 있었다. 더 이상 사무실 바닥에 거적때기를 깔고 자지 않아도 됐다는 것이다. 스티븐스가 킥킥거리며 말한다.

"도리가 에어 매트리스를 선물하지 뭐예요. 그걸 사무실에 두고 너무 늦게 끝나는 날마다 꺼내 부풀려 편 다음에 바로 기절해 잠들곤 했어요."

그녀는 대부분의 공을 남편에게 돌린다.

"롭이 아니었다면 모든 게 불가능했을 거예요. 그는 제가 하고 있는 연구가 얼마나 중요한지 잘 알았어요. 제가 없으면 당연하게 어린 딸애의 잠자리를 봐주면서 아이를 능숙하게 달랬죠. 우리 부부는 이 연구가 언젠가 수많은 사람들을 돕게 될 거라고 굳게 믿었거든요."

연구의 개요와 결과를 정리한 스티븐스와 셰이퍼의 논문은 2011년에 완성됐다. 두 사람은 출판 전 심사를 받으려고 원고를 학술지 편집부에 제출했다. 때마침 스티븐스는 얼마 전 둘째 딸 조이를 출산해 집 안이 빽빽거리는 두 어린것으로 훨씬 더 시끌벅적해졌다. 겹경사로 셰이퍼도 최근 결혼식을 올렸다.

그리고 그 이듬해가 모두에게 분수령이 된다. 2012년, 두 사람의 논문이 학술지 〈뉴런Neuron〉에 발표됐다. 논문은 두 가지 과학적 증거를 제시하고 있었다. 하나는 보체가 미세아교세포에게 '날 먹으라'는 신호를 보낸다는 것이고, 다른 하나는 미세아교세포가 발달 중인 시냅스를 가지치기해 정리한다는 것이다. 논문에 묘사된 미세아교세포는 '건강한' 시냅스를 집어삼켜 개조하는 위력을 지닌 무시무시한 포식자였다.

순식간에 미세아교세포 얘기로 온 학계가 뜨겁게 달아올랐다. 이 연구는 연말에 그해 가장 영향력 있던 논문으로 선정됐다.

그러는 동안 이탈리아에 있는 유럽분자생물학연구소European Molecular Biology Laboratory에서 또 다른 흥미로운 증거를 들고 등장했다. 내용인즉, 특정 상황에서는 뇌의 해마에서 미세아교세포가 도를 넘어 특히 더 활발해진다는 것이다. 참고로 해마는 기분과 기억을 주로 관장하는 곳이다. 연구팀이 공개한 자료에 의하면 이런 상황에서는 미세아교세포가 해마의 건강한 시냅스를 먹어 치워 없애 버렸다. 그 결과로 뇌 일부분에서 뇌 물질이 소실되고 있었는데, 그곳이 바로 우울증, 불안장애, 자폐증, 강박장애, 알츠하이머병의 발병과 깊게 관련 있다고 알려진 영역이었던 것이다. 실제로 이들 질병 모델의 뇌를 PET 스캔으로 찍은 영상에서는 해마가 확연하게 쪼그라들어 있는 모습을 볼 수 있었다.

이탈리아 팀의 발견은 수십 년 내리 잠만 자던 미스터리를 한 방에 해결했다. 현대인에게 친숙한 신경정신과 질환과 신경퇴행성 뇌 질환 대부분은 건강한 시냅스의 실종과 얽혀 있다. 한마디로 뉴런이 떼로 죽어 나간다는 뜻이다. 하지만 뭣 때문에 이런 사태가 벌어지는지는 오랜 세월 아무도 모르고 있었다.

그러다 하루아침에 모든 퍼즐 조각이 완벽하게 맞춰진 것이다.

백혈구가 우리 몸에서 만능 방위군 역할을 하듯 미세아교세포도 대체로는 뇌를 보호하고 건강하게 만든다. 그런데 뇌에 있으면 안 되는 것들 —그러니까 과잉분비된 스트레스 호르몬이라든지 바이러스, 유해화학성분, 알레르기 유발 물질 같은 것들— 을 감지하면 미세아교세포가 종종 지나치게 엄격해진다. 한껏 날이 선 미세아교세포는 발에 채는 근처의 시냅스란 시냅스를 앞뒤 가리지 않고 쳐내고 만다.

왜소하고 게으르다고 멸시받던 이 세포가 알고 보니 처음부터 배후에서 쉬지 않고 분주하게 활약한, 그래서 때로는 살짝 판단력을 잃고 너무 앞서가 버리는 면역세포였던 셈이다. 사람들이 이 진실을 이해하자 모든 게 달라졌다.

2015년, 베스 스티븐스는 생명 발달과 질병 과정에서 미세아교세포가 시냅스 가지치기에 하는 역할을 발견한 공로로 맥아더 재단이 수여하는 '천재적 연구자상genius grant'을 수상했다.

많은 얼굴을 가진 세포

지금까지는 너무 미세아교세포의 어두운 면만 다룬 것 같다.

하지만 이 꼬꼬마 세포에게는 밝은 면도 있다. 뇌가 항상성恒常性, homeostasis 상태에 있을 때, 그러니까 미세아교세포가 과민해지기 전에는 다재다능한 활약을 펼친다. 건강한 뇌에서 미세아교세포는 필요해 보인다 싶으면 적재적소에 자양분을 분비한다. 이 자양분은 뉴런이 건강하게 잘 자라고 시냅스가 정상적으로 형성되는 데 알차게 쓰인다. 그뿐만 아니다. 미세아교세포는 신경보호물질을 분비해 다친 뉴런의 회복도 돕는다.

미세아교세포가 뉴런을 위해 직접 팔을 걷어붙일 때도 있다. 마치 맹장에 작은 덩이 하나가 더 생기는 것처럼 뉴런 돌기가 새로 돋을 때 팔을 뻗어 힘을 보태는 것이다. 새로 돋아난 돌기는 또 다른 뉴런들과 다시 연결된다. 그렇게 뇌의 뉴런 그물망은 갈수록 튼튼하고 복잡해진다.

한편에선 미세아교세포가 다른 아교세포 유형들과 함께 미엘린의 성장을 촉진한다. 미엘린 막이 뇌 신경섬유를 한 겹 감싸지 않는다면 시냅스 통신 속도가 지금처럼 빨라질 수 없었을 것이다. 이런 미엘린 코팅이 손상됐을 때 수리하는 것 또한 미세아교세포의 몫이다. 그런 까닭으로 뇌의 해마에서 미세아교세포가 유난히 활동적인 것이다.

선만 넘지 않으면 미세아교세포가 착한 일을 많이 한다고 스티브스 교수는 강조한다.

"항상성이 유지되는 한 미세아교세포는 뇌 신경망을 보호하는 단백질들과 화학분자들을 아낌없이 토해 냅니다. 원래 녀석들은 시냅스 유실을 막으려고 최선을 다해요."

그러다 미세아교세포가 변화를 감지하거나 어딘가에서 크게든 작게든 사고가 났다는 걸 느끼는 순간, 분위기가 급변한다고 한다. 이때 미세아교세포는 뇌신경 보호 효과가 있는 화학분자 생산 작업을 멈추고 대신 염증유발 화학분자를 방출하기 시작한다. 이 물질들은 시냅스 소실과 별개로 또 다른 피해를 불러온다. 바로 통제불능의 염증이다.

"미세아교세포가 뇌 속 환경을 염증이 생기기 쉬운 상태로 몰아가고 사이토카인cytokine을 엄청나게 쏟아 내기 시작합니다. 잠깐 새에 머릿속 염증성 화학물질의 최대 생산 공장으로 변하는 거예요."

가령, 머리를 다쳐 뇌에 상처가 났다고 치자. 그러면 '미세아교세포가 미친다'고 스티브스는 설명한다.

"이성을 잃은 미세아교세포는 염증 신호를 여기저기 남발하기 시작하죠. 처음에는 그게 뇌를 지켜 줄지 몰라도 선을 넘으면 부작용만 일으켜서 성상아교세포를 비롯한 다른 아교세포를 자극해요. 결과는 그런 세포들이 방출한 독성인자가 주변에 증가하고 뉴런이 망가지는 겁니다."

메릴랜드 의과대학에 마거릿 매카시라는 신경과학 교수가 있다. 매카시 교수는 스티브스가 다룬 것보다 훨씬 어린 뇌의 미세아교세포에 주력한다. 매카시는 상당히 초기에 호르몬, 감염균, 염증 등에 노출된 경험을 통해 미세아교세포가 프로그래밍될 수 있다는 사실을 발견했다. 외상, 스트레스 인자, 감염 등등 훗날 성인이 되어 겪을 각종 사건 사고에 미세아교세포가 얼마나 잘 반응할지 아주 어릴 때의 경험이 결정한다는 소리다.

현재 학계는 미세아교세포에 일단 발동이 걸리면 이 세포의 장기적 동태를 감시하는 유전자에 변화가 생기는 것 아닐까 추측한다. 즉, 유전자 설정 자체에서 경계 수준이 크게 상향조정되고 그로 인해 나중에 미세아교세포가 시냅스 가지들을 과하게 쳐 내거나 악동 짓을 벌이는 걸지도 모른다는 것이다.

이 논리대로라면 발동 걸린 미세아교세포는 멈추라는 경고 신호를 무시하고 시냅스 가지치기 작업에 계속 열중한다. 동시에 염증성 화학물질을 마구 투하해 결국 시냅스를 무너뜨린다. '스트레스 인자나 병원균이 말끔하게 치워진 지 이미 오래인데'도 말이다. 그렇게 신경 염증은 통제를 벗어나 자율적으로 지속되는 하나의 현상이 된다. 그런데 몇 년 전인지 기억도 안 나는 옛날에 일어났던 이 염증 반응이 훗날 뇌의 실질적인 변화를 불러올 수 있다고 한다. 생명 발달 초기에 뇌 속 미세아교세포의 동태를 변화시킨 요소들이 10대 시절의 불안 증세, 행동장애, 우울증, 조현병 등으로, 늙어서라면 알츠하이머병으로 부풀어 드러날지도 모른다는 뜻이다.

베스 스티븐스는 마지막에 뇌를 변화시키는 일련의 연쇄반응에서 신호탄 역할을 하는 것은 아마도 아주 작은 외부충격일 거라고 짐작한다. 감염균, 환경 독소, 외상, 물리적 학대와 정신적 학대, 만성적 스트레스 같은 것들 말이다. 처음에는 뇌가 견뎌 낸다.

"그런데 이때 다른 충격이 또 온다고 쳐요. 그러면 둘이 결합해 하나의 강력한 태풍으로 발전하죠. 마침내는 말씀드렸던 최악의 사태로 끝맺는 거고요."

신경정신과 의사들은 정신질환의 경우 치료 경과의 개인차가 왜 그렇게 심한지 아직도 의문이다. 미세아교세포가 비정상적인 염증 반응을 일으키는 게 환경자극 노출과 인생 경험과 유전자 때문이라는데, 이 세 가지의 조합은 사람마다 제각각 아닌가. 어쩌면 이게 그들의 궁금증을 해소해 줄 힌트가 되지 않을까. 총공세에 돌입한 미세아교세포는 인간이 생각하고 복잡한 감정을 처리하고 현명한 결정을 내리는 데 꼭 있어야 할 핵심 시냅스들을 가차 없이 쳐 낸다. 그런데 잠깐. 듣자 하니 남 얘기 같지가 않다. 긴밀하게 협력해야 할 중추 부서들끼리 의사소통을 못 한다. 시냅스는 자꾸 오발한다. 바깥세상에서 벌어지는 일이 하나도 이해되지 않는다. 그래서 아주 사소한 것에도 과민반응하게 된다. 걸핏하면 낙담한다. 무엇에도 집중하지 못한다. 매사 반항하고 엇나간다. 방금 전까지 막 신났다가 또 금세 한없이 가라앉는다. 기억력도 형편없다. 아니면 늘 긴장감과 불안에 떨든가. 그도 아니면 둘 다. 정도는 사례마다 다 다르다. 세상은 이 상태를 참 다양하게도 부른다. 학습장애, 강박장애, 주의력결핍과잉행동장애, 불안증, 우울증, 양극성 장애, 뇌진탕 후 증후군 등등. 부르는 사람 마음이다.

그런데 만약 생각하는 방식을 약간 달리한다면?

"내 기분이 지금 왜 이러지?" 혹은 "나는 왜 이렇게 산만하지?" 혹은 "요즘 왜 이렇게 이것저것 잊어버리지?"라고 고민하는 대신, 새로운 질문을 던지는 것이다.

"미세아교세포는 무슨 이유로 시냅스를 죄다 뽑아서 내가 이런 기분을 느끼게 만들까? 이걸 멈추려면 내가 뭘 할 수 있을까?"라고 말이다.

이제 스티븐스에게는 새로운 목표가 생겼다. 시초에 미세아교세포로 하여금 시냅스 사냥과 염증유발물질 방출을 시작하게 만드는 근원이 무엇인지 알아내는 것이다. 착한 미세아교세포를 악당으로 돌변시키는 다단계 과정이 완전히 밝혀진다면 거꾸로 되돌리는 방법도 찾을 수 있을 터다.

하지만 먼저 할 일이 하나 있었다. 과학자답게 철저히 하려면 뇌에서 미세아교세포가 시냅스를 없애는 것이 여러 신경정신과 질환과 밀접하게 관련 있다는 가설부터 증명해야 했다. 시냅스 제거 능력이 있다는 것은 미세아교세포의 보편적인 특징이다. 즉, 이것을 증명하는 것과 미세아교세포가 뇌 변화를 유도해 알츠하이머병, 조현병, 자폐증 등을 일으키는 범인임을 증명하는 것은 엄연히 별개의 문제였다.

2016년, 상금 덕분에 연구비 계좌가 한층 두둑해진 스티븐스 팀은 스탠퍼드의 배러스 팀과 힘을 합쳤다. 그 성과는 알츠하이머병

동물 모델을 활용해 미세아교세포가 아주 일찍부터 시냅스를 소실시킨다는 '사실'을 확인한 것이었다. 알츠하이머병에 걸린 실험동물의 뇌에는 일단 보체 꼬리표가 달린 시냅스가 유난히 많았다. 이런 환경이 미세아교세포를 파괴자 모드로 전환시켰고 가만 놔뒀다면 멀쩡하게 잘 작동했을 뇌 회로의 소멸을 불러왔다.

무엇보다도, 알츠하이머병 모델의 시냅스 소실은 예상보다 훨씬 이른 질병 단계에서 시작되고 있었다. 미세아교세포는 뇌에 아밀로이드판amyloid plaque(뇌에 침착되는 단백질 덩어리. 알츠하이머병 진단 시 참고 증거로 사용된다_옮긴이)이 형성되거나 신경 염증이 생기기 훨씬 전부터 건강한 시냅스를 파괴하고 있었다. 이 시기에 싹쓸이되는 건 해마에 있는 시냅스도 예외가 아니었다.

비정상적 시냅스 소실의 시점이 알츠하이머 증상의 발현을 크게 앞선다는 스티븐스-배러스 연합팀의 새로운 발견을 토대로, 스티븐스는 두 가지 가능성을 용의선상에 추가한다.

첫째, 정말로 시냅스의 변화가 질병 극초기에 이미 일어나고 있다면 혹시 미세아교세포가 덜 활동적인 —다시 말해, 뉴런 활동성이 기대에 못 미치는— 시냅스를 집어삼켜 파괴하기도 할지 스티븐스는 궁금했다. 그러니까, 단순히 발화를 게을리한다는 죄로 미세아교세포가 덜 활동적인 신경회로를 잡아먹는 걸까?

둘째, 스티븐스는 조현병을 비롯한 기타 신경정신과 질환들 역시 증상이 나타나기 여러 해 전에 뉴런 가지치기가 시작될 거라고 추측했다. 이 경우들에도 스트레스 화학물질, 병원균, 환경 이물질

등 다양한 이유로 미세아교세포가 시냅스를 표적으로 삼을 수 있었다. 심지어는 그저 활동을 안 한다는 것 때문에 시냅스가 제거될 수도 있었다.

자연스럽게 스티븐스는 정신과 질환들을 좀 더 깊게 파기로 결심했다. 솔직히, 그녀가 가장 먼저 하고 싶었던 일은 청소년기 같은 중요한 발달 단계에 뇌 전전두엽 피질에서 미세아교세포의 시냅스 가지치기 작업에 오류가 생긴다는 가설을 검증하는 것이었다. 조현병 환자들의 경우 전전두엽 피질의 신경연결 밀도가 대조군에 비해 떨어진다는 연구 결과는 이미 여럿 나와 있었다. 그렇기에 스티븐스의 가설 검정은 큰 맥락을 잇는 작업이기도 했다.*

문제는 이 아이디어를 조사하기에 적절한 동물 모델이 없다는 거였다.

하지만 2016년, 스티븐스와도 친분이 있는 유전학자 스티븐 맥캐럴Steven McCarroll이 보체가 많이 존재할수록 가지치기 오류와 조현병 발병의 위험도가 유의미하게 높아진다는 상관관계를 입증해 보였다. 절묘한 시점에 전해진 소식에 스티븐스, 맥캐럴 그리고 하버드 대학교의 또 다른 면역학자 마이클 캐럴Michael Carroll 이렇게 세 사람은 공동연구팀을 구성한다. 그런 다음 앞서 스티븐스가 실험쥐 연구로 밝혀낸 가지치기 기전과 이 최신 유전학 정보 사이 미지의

---

* 일명 가지치기 가설Pruning Hypothesis이라 불리는 이 가설은 뇌 발달 과정 가운데 청소년기나 청년기처럼 비교적 방비가 약한 시기에 시냅스 가지치기가 과도하게 일어날 때 그 결과로 나중에 조현병의 증상이나 양극성 장애 같은 조현병 관련 질환들의 증상이 나타나게 된다고 설명한다.

공간에 흩어져 있는 점들을 잇는 작업에 착수했다.

역시 이번에도, 미세아교세포가 보체 표지된 시냅스를 잡아먹는 먹보 괴물이었을까? 확률은 매우 높았다.

"신경정신과 질환의 극초기에 시냅스 소실이 일어난다는 게 증명됐다고 칩시다. 거기다가 시냅스 소실이 시작되는 첫 순간을 우리가 '미리 알' 수 있다면 어떨까요?"

스티븐스가 묻는다. 벌써 목소리에 기대가 가득하다.

그녀가 설명을 계속한다.

"겉으로는 다 건강해 보이는 아이의 뇌를 대강 훑어봤는데 열두 살짜리치고 시냅스 소실 비율이 너무 높다는 걸 발견해요. 그러면 아이가 어른이 된 다음 정신질환 증상이 표면화될 일 없이 10년 가까이 발 빠르게 조치를 취할 수 있겠죠."

이쯤 되면 치료를 넘어 예방이라고 표현해도 좋을 것 같다.

"이번에는 알츠하이머병을 예로 들어 봅시다. 증상이 나타나기 20년 전에 시냅스가 사라지고 있다는 걸 미리 알 수 있다면 마다하시겠어요?"

내가 냉큼 대답한다.

"당연히 아니죠. 알고 싶고말고요."

"누구나 내 시냅스가 사라지고 있는지 아닌지 미리 알고 싶을 거예요. 문제가 있다면 일찌감치 손을 쓸 수 있으니까요."

한창 설명 중인 지금 이 순간 스티븐스 교수는 진심으로 신나 보인다.

×

너무 놀라운 작은 뇌세포 이야기

"만약 우리가 시냅스 소실의 초기 중에서도 극초기 순간을 포착할 수 있다면요? 말하자면, 가족 얼굴도 못 알아보는 지경이 되기 전에 열쇠를 어디다 뒀는지 자꾸 깜빡할 때 문제를 바로잡는 거예요."

나는 케이티 같은 환자들을 떠올린다. 케이티 본인은 여러 정신과 장애를 동시에 앓고 있고, 외할머니는 생전에 연세에 비해 일찍 시작된 알츠하이머를 앓다 돌아가셨다.

2018년, 스티븐스는 하워드 휴즈 의학연구소Howard Hughes Medical Institute가 정하는 올해의 연구자로 선정됐다. 실력 있는 과학자라면 누구나 욕심내는 영예로운 상이다. 상금으로는 2,000만 달러를 받았는데, 앞으로도 성실하게 빵 부스러기 힌트를 잘 따라가면서 열심히 연구하라고 주는 돈이었다. 미세아교세포가 사람들의 인생을 파탄내는 여러 질병에 어떻게 기여하는지, 아예 출발선에서 발병을 막으려면 어떻게 해야 하는지 알아낼 게 많았다.

스티븐스의 책상 뒤로 선반 하나가 보인다. 선반에는 사진 액자들, 머그잔, 상패 같은 것들이 옹기종기 놓여 있다. 그 중간에 네 개가 한 세트인 수공예 유리 맥주잔이 눈에 뜬다. '마이크로글리에일'로 만든 맥주를 여기다 담아 마시라는 뜻에서 팀원들이 그녀를 위해 특별히 제작한 선물이다. 유리잔마다 에칭 기법으로 자못 비장한 문구 하나가 새겨져 있다.

「마이크로글리에일: 절도 있게 들이 삼키리.」

이제 우리는 과학이 우리 앞에 새롭게 던진 묵직한 질문 하나를 마주한다. 미세아교세포가 확실하게 뇌의 필요 없는 시냅스와 회로만 청소하게 하는 방법이 있을까? 쓸모 있는 시냅스는 전부 남아서 사람이 평생 건강하고 행복하게 살아갈 수 있도록 말이다.

넷

온 동네가
미세아교세포 세상

Microglia Everywhere

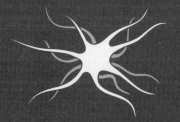

라일라 셴 ―큰아들을 유치원에 바래다주면서 작은아들까지 떨구고 왔던 바로 그 친구다― 과 나는 동네 공원으로 산책을 나왔다. 왼쪽 관자놀이에서 솟아나와 어깨까지 떨어지는 새치 한 줄기가 본연의 짙은 모발 색과 대비를 이루면서 세월을 말해 준다. 라일라는 크론병과 주의력결핍장애와 강박장애 사이에서 아슬아슬한 줄다리기를 하루하루 이어 온 지 벌써 10년째다. 완치는 언감생심이고 그저 현상유지만 되면 더 바랄 게 없다. 괜찮아졌나 싶으면 꼭 며칠씩 병원 신세를 지거나 유난히 산만하고 깜빡깜빡 잘 잊는 증세가 도지곤 한다. 그럴 때마다 솔직히 겁이 난다고 그녀는 말한다.

"지금만 같아도 그럭저럭 버틸 것 같아."

라일라가 이 말을 하는 순간 조깅하는 한 무리가 우리 둘을 스쳐 지나간다. 지병이 있는 우리는 평생 그들처럼 될 수 없을 것이다.

"그런데 앞으로 건망증이 더 심해지면 그땐 어떡하지?"

중요한 뭔가를 기억해 내지 못할 때마다 이런 생각이 최근 부쩍 드는 그녀다.

하지만 친구의 발등에 떨어진 제일 큰 불은 따로 있다.

"당장 가장 걱정되는 건 나 때문에 아이들이 피해를 보고 있다는 거야."

라일라는 자신의 건강 문제가 아이들의 유년기를 박탈하고 행복감을 갉아먹는 것 같아 너무나 속상하다.

둘째 제이슨은 이제 열한 살이 됐다. 아이는 아장아장 걷기 시작할 때부터 엄마가 몇 밤씩 사라졌다가 돌아오는 생활에 익숙하다. 염증성 장질환이 재발하면 며칠을 꼬박 입원해야 하는 것이다. 커서는 또 어떤가. 달력에 적힌 행사들을 엄마가 걸핏하면 잊는 바람에 리틀리그 야구 연습을 빠진 날이 나간 날보다 많고 서명 날짜가 지난 가정통신문이 산처럼 쌓여 있다. 라일라가 운전 중에 길을 헤매는 건 하루 이틀이 아니다. 그뿐만 아니다.

"식탁을 닦거나 손을 씻는 것처럼 단순한 행동에 계속 집착하게 돼."

라일라는 외식도 함부로 못 한다. 혹시라도 식중독에 걸리면 꼬박 몇 주를 병원에 갇혀 지낼까 봐 무섭다는 것이다.

"우리 아들들이 걱정이 지나치게 많은 엄마를 둔 건 나도 알아."

병이 심각해졌을 때 제이슨은 형 리암보다 훨씬 어렸다. 그래서 엄마가 투병하는 모습이 작은아들에게 더 큰 영향을 미쳤을 거라고 라일라는 생각한다. 말도 못 하는 아기가 엄마는 왜 자신과 이것도 못 하고 저것도 못 하는지 어떻게 이해했겠냐는 것이다.

그리고 실제로 아이에게 불안증의 징후가 하나둘 나타나고 있다고 한다. 불과 몇 달 전 해변캠프에 갔을 때의 일이다. 참가자들끼리 수영하고 배를 타며 우정을 쌓는 이 캠프에 아이는 여름마다 참가하고 있었다. 그런데 예전부터 제이슨을 잘 알고 있던 캠프 선생님이 라일라를 구석으로 따로 불러냈다. 그러고는 별일 없느냐고 묻더란다.

"제이슨이 물에 들어가지 않겠다고 고집을 부리더래. 이유를 물었더니 쏘는 바다벌레가 있을 수도 있고 게한테 물릴지도 모른다고 대답했다는 거야."

한편으론 이해도 된다고 라일라는 말한다. 그 바닷가는 옛날부터 온갖 해양생물의 천국으로 유명하니까. 하지만 아이가 말하는 쏘는 벌레는 매우 희귀한 동물종이고, 게는 사람이 다가가면 오히려 숨기 바쁘다. 라일라가 한숨을 쉰다.

"작년까지는 매년 캠프에서 잘만 놀다 왔었거든. 파도에 뛰어드는 걸 얼마나 좋아하는데. 그 바닷가에서 자란 거나 마찬가지인 애야."

그런 뒤, 초등학교에 입학하고 얼마 지나지 않아 제이슨의 병적 불안증세가 다시 목격됐다. 어느 오후 집에 온 아이가 내일은 학교에 가고 싶지 않다고 말했다. 라일라는 다음 날이 과제발표 차례라는 걸 알고 있었다.

×
넷. 온 동네가 미세아교세포 세상

《기억전달자》를 쓴 로이스 로우리^{Lois Lowry}로 주제를 정하고 준비를 다 마쳤어. 엄마, 아빠 앞에서 몇 번이나 예행연습도 했다니까. 얼마나 잘했다고!"

라일라는 아들이 다니는 초등학교에 전화를 걸었다. 긴장을 풀 수 있게 아이를 도와줄 수 있는지 담임 선생님과 상의하기 위해서였다. 라일라 부부는 심호흡법을 자세하게 알려 주었다. 그러고서 아이를 등교시켰다.

그런데 나중에 양호 선생님으로부터 전화가 걸려 왔다. 아이가 지금 양호실에 있다는 것이었다. 사연인즉 이랬다. 제이슨이 발표를 잘 시작했는데 도중에 뚝 멈추더니 갑자기 두 눈에 눈물이 그렁그렁해지더란다. 너무 긴장한 나머지 단어가 떠오르지 않은 것이다. 선생님은 아이를 교실 밖으로 데리고 나갔다. 그제야 아이가 입을 열었다.

"선생님, 저 몸이 안 좋아요. 배가 아파요. 집에 가야 할 것 같아요!"

라일라는 아들을 데리고 상담을 받으러 갔다. 상담사는 아이에게 불안증이 있다고 말했다. 엄마의 예감은 정확했던 것이다. 그녀는 자신의 문제도 가볍지 않은데 아이가 어릴 때부터 이런 일에 시달려야 한다니 걱정이 태산이라고 말한다.

"불안한 아이는 불안한 부모가 만드는 거거든. 눈이 멀지 않고서야 맨날 아픈 엄마의 모습이 아이에게 얼마나 큰 불안감을 조성하는지 눈치 못 챌 수가 없지."

라일라는 이 일을 겪으면서 새로운 궁금증 하나가 생겼다고 한다.

"만약에 제이슨의 문제가 전부 엄마를 너무 걱정해서 생기는 거라면 말이야. 아이의 이상행동 중에 어떤 게 단순한 심리적 반응이고 어떤 게 진짜 뇌 변화의 증거인지 어떻게 알아보지?"

그녀는 다방면에서 아들의 문제에 무거운 책임을 느끼는 듯하다. 자신이 몸도 머리도 말짱한 엄마였다면. 늘 불안에 떠는 엄마를 아이가 볼 일 없었다면. 그래서 아이의 유년기가 훨씬 밝고 평온했다면 아들이 지금처럼 금방 불안해하고 긴장하는 아이가 안 됐을 거라는 게 그녀의 추측이다. 라일라가 내게 말한다.

"내가 어떻게든 치료를 더 잘 받아서 상태가 나아지면 제이슨도 안정되지 않을까? 혹시 수시로 상태가 돌변하는 엄마를 지켜보면서 큰 게 지금까지 아이의 두뇌발달에 어떤 식으로든 영향을 미쳤을까?"

그녀는 걱정도 되고 진짜 궁금하기도 해서 내게 묻는 것이다. 게다가 이건 굉장히 중요한 지적이다. 나중에 알았는데 케이티 해리슨도 같은 생각을 품고 있었다는 게 그 증거다. 불과 한두 달 뒤에 화상채팅 앱을 통해 케이티와 인터뷰를 하는데 똑같은 얘기가 나온 것이다. 싱글맘인 케이티는 특히 자신의 우울증과 공황장애가 어린 남매에게 나쁜 영향을 끼칠까 근심이 컸다.

"제 두려움과 불안증이 아이들의 정서 불안정을 부추기는 것 같아요."

모니터 너머에서 케이티가 말한다.

✕
넷. 온 동네가 미세아교세포 세상

"아니면 제 기분이 안 좋은 게 저희들 탓이라고 믿는 걸지도 모르고요. 틀림없이 뭔가 잘못한 게 있어서 —방을 너무 어질렀다거나 시끄럽게 소리를 질렀다거나요— '그것 때문에' 엄마가 아픈 거라고 안절부절못하죠."

신경정신과 질환과 인지장애를 이해하고자 할 때 결과적 현상과 근원 생물학 사이의 경계선은 어디에 그어야 옳을까? 예를 들어, 생명발달 초기 뇌에서 과연 어디까지가 스트레스 환경이고 어디부터가 시냅스를 영구개조하는 미세아교세포의 과잉흥분 상태일까? 만약 우리가 이 두 가지, 즉 자연스러운 상황적 스트레스와 뇌의 진짜 변화가 어떻게 서로 얽히고설켜 있는지 제대로 파악한다면, 그 정보를 가지고 라일라네나 케이티네 같은 가족들을 어떻게 도울 수 있을까?

미세아교세포에 상처가 각인되었을 때

뇌과학은 뇌가 매우 유연하며 바깥세상과 끊임없이 교류하면서 계속 변하는 존재라고 말한다. 베스 스티븐스가 설명한 것처럼, 우리 일상에 내재하는 수많은 요소들이 뇌 속 미세아교세포의 활동을 생물학적 수준에서 좌우할 수 있다.

그런 환경요소 가운데 만성 스트레스와 정서적 외상이 있다. 어린이가 어떤 예상치 못한 스트레스에 꾸준히 시달린다. 그러면 스트레스 반응으로 생체의 평상시 경계수위가 높아진다. 이것을 감지한 면역계는 곧바로 염증 유발 성질이 있는 스트레스 화학물질을 대량 방출한다. 이 모든 과정에서 우리가 체감하는 중간 결과는 면역계 기능의 확연한 변화다.

그런데 한창 크는 중인 아이가 몸과 뇌 속에서 염증 유발성 스트레스 화학물질이 범람하는 상황에 습관적으로 노출된다. 그러면 스트레스 반응을 감시하는 유전자도 변하게 된다. 그리고 이 유전자의 변화는 스트레스 반응의 강도를 또 높여 재설정한다. 이 지경일 때 치료하지 않고 방치한다면 아이는 유별나게 사납거나 극도로 소심한 이상한 애로 유명해질 게 뻔하다. 실제로, 최근 예일대의 한 연구팀이 적대적 환경에서 성장한 아동의 유전자를 분석했더니 염색체 스물세 쌍 모두에서 스트레스 반응을 감독하는 유전자의 변화가 목격됐다고 한다. 그 결과로 증폭된 스트레스 반응은 다시 염증성 화학물질의 분비를 재차 부추긴다.

예측 불가능한 성질의 스트레스를 오랜 기간 받았던 아이들이 성인이 되면 자가면역질환, 심혈관질환, 암 등 각종 신체질병에도 몇 배나 더 잘 걸린다는 통계에는 바로 이런 생물학적 배경이 있다. 어릴 때 스트레스를 많이 경험하면 성년기에 우울증이나 다른 정신질환이 생길 위험성이 3배로 높아진다는 보고는 이미 유명하다.

그뿐만 아니다. 만성 스트레스는 아동의 뇌 구조를 물리적으로도 변화시킨다. 어릴 때 부정적인 아동기 경험adverse childhood experience(줄여서 ACE라고도 하는 공식 의학용어다)이 많았던 성인에게 뇌 스캔을 실시하면 어린 시절이 평탄했던 사람들에 비해 해마가 작거나 쪼그라들어 있다는 걸 확인할 수 있다. 여기서 말하는 부정적인 아동기 경험에는 몸에 고질병이 있거나 정신질환을 앓는 부모 밑에서 크는 것도 포함된다.

10대 청소년이 만성 우울증으로 진단받는다. 이런 아이들의 뇌 사진을 찍으면 성인이 되기 전에 벌써 해마에서 위축의 징후가 보인다. 해마의 뉴런이 죽어 가고 있다는 소리다. 뇌의 해마는 인간이 각자의 기억, 사리판단, 감각을 종합해 주변 세상에 적절한 감정 반응을 보이도록 도와주는 부위다. 다시 말해, 해마는 다른 뇌 구역들과 더불어 인간으로 하여금 자아를 형성하고 내가 이 사회와 세상의 일원이라는 소속감을 느끼게 하는 중요한 기관인 셈이다. 이때 해마의 신경회로가 과하게 처분된다. 그러면 기억과 감정의 처리 능력만 변하는 게 아니라 여기에 얽힌 모든 행동이 달라져 버린다.

만성적 스트레스도 비슷하다. 이런 상황을 자주 겪는 어린이와 청소년의 뇌 영상을 보면 주요 구역들 사이사이를 잇는 신경망이 훨씬 성긴 것을 알 수 있다. 해마, 편도체(위험이 발생하면 경고를 보내는 뇌 영역), 전전두엽 피질(외부 자극에 적절하게 반응할 방법을 결정하는 영역), 기본 모드 네트워크(나머지 모든 영역들 사이의 연결을 도와주며 인간의 자아 인식과도 얽혀 있는 뇌 영역) 모두 말이다.

제이슨 같은 아이들에게 이것은 이런 의미다. 주어진 상황마다 뇌는 내가 안전한지 아닌지를 정확히 판단해 바로바로 알려 줘야 하지만, 그러지 못한다. 특정 뇌 영역의 시냅스 연결망이 달라져 일부 신경회로가 정상적으로 작동하지 않는 탓이다.

스트레스 인자의 실체는 감정일 수도 상황일 수도 있다. 하지만 둘 중 어느 쪽이든 모든 스트레스는 장기적으로 뇌의 모양새를 왜곡하고 몸과 머리 모두의 면역반응을 증폭시킬 수 있다.

다들 내심 인지하고 있는 사실이 하나 더 있다. 증폭된 신체 면역반응은 뇌 관련 장애의 발병 위험 증가와 직결된다는 것이다. 스티브스가 하버드에 막 새 둥지를 틀어 분주하던 바로 그즈음 면역정신의학계에서는 사람 몸에 염증 지표물질의 수치가 높은 것과 사람이 우울증, 학습장애, 자폐증, 알츠하이머병, 강박장애, 기분장애 등 다양한 뇌 관련 장애를 앓는 것이 서로 무관하지 않음을 분명하게 드러내 보이는 임상 증거가 잇달아 나오고 있었다.

예를 들어 케이티처럼 주요우울장애를 앓는 환자들은 혈액검사를 하면 염증 유발성 사이토카인의 수치가 매우 높게 나오곤 한다. 특히 인터루킨 6interleukin 6와 C-반응성 단백질C-reactive protein이라는 사이토카인이 보통 사람들보다 31% 정도 높다. 체내에 염증 지표물질이 흘러넘치는 현상은 몇 년 뒤 정신질환 증상이 나타날 거라는 전조다. 가령, 2008년에 C-반응성 단백질 수치가 높게 측정된 사람은 그렇지 않은 사람에 비해 2012년에 우울증이 발병할 확률이 세 배나 된다. 열 살 때 —라일라의 작은아들이 바로 이 또래다— 인터루킨 6 수치와 C-반응성 단백질 수치가 모두 높았던 아이는 열여덟 무렵이면 우울증에 빠져 있을 가능성이 농후하다.

2015년에는 주요우울장애 환자의 경우 뇌 해마에 있는 또 다른 사이토카인의 수치도 높다는 사실이 추가로 밝혀졌다. 바로 종양괴

사인자TNF, tumor necrosis factor다. 그리고 이런 환자들 가운데 만성 통증을 호소하는 사람이 유난히 많았다.

양극성 장애 환자의 경우는 우울증 증상이 심해지는 기간에 염증 지표물질들이 급증했다가 상태가 호전되면 검사 수치도 뚝 떨어진다. 체내 염증 지표물질 수치와 병증 간의 긴밀한 연관성은 신경정신과 임상 현장에서도 흔하게 목격된다. 염증 지표물질들의 수치가 높을수록 (케이티의 사촌동생이 앓고 있는) 범불안장애나 (케이티의) 우울증의 증상 발현이 확실히 더 빈번하다고 신경정신과 의사들은 입을 모은다. 이 공식은 조현병이라고 다르지 않다. 게다가 몸에 달리 신체질환이나 염증의 징후가 없을 때도 그렇다고 한다.

2017년에는 존스홉킨스 의과대학 팀이 새로운 연구 결과를 세상에 공개했다. 좀 섬뜩할 수도 있는데, 요점은 신체의 염증 지표물질 수치로 그 사람이 자살을 시도할지 여부를 예측할 수 있다는 것이다. 면역계가 마치 몸에 바이러스가 침입했을 때처럼 염증 반응을 개시한다. 그런데 이 염증 반응만으로 사람이 깊은 절망감에 빠지고 자살까지 생각하게 될 수 있다고 연구진은 결론 내린 것이다.*

어쨌든 확실한 내용만 정리하면 얘기는 이렇게 된다. 만성적 스트레스든 감염이든 유해 화학물질 노출이든 어떤 자극이 방아쇠를 당긴다. 그러면 신체 면역계가 주도하는 염증 반응에 불이 붙는다. 이런 몸 상태는 뇌 시냅스의 연결성을 떨어뜨리고, 곧 뇌에서도 염

---

* 자폐증 환자들도 염증 지표물질 수치가 높게 측정된다.

중 반응이 시작된다. 최종 결과로 정신질환, 발달장애, 인지장애 등이 생기는 것이다.

그렇다면 또 궁금해진다. 염증 지표물질 증가, 미세아교세포 폭주, 신경 염증, 그리고 정신과 질환들은 서로서로 정확히 어떤 관계로 얽혀 있는 걸까?

답을 듣기 전에 잠깐 마음의 준비를 하는 게 좋겠다. 무엇을 상상했든 그 이상일 테니.

미세아교세포의 칼질

2017년, 한 연구팀이 실험쥐에게 예측 불가능한 스트레스 —갓난아기 때부터 내일 당장 어떻게 될지 알 수 없는 엄마 손에서 자란 제이슨과 정서적으로 흡사한 상황— 를 장시간 겪게 했을 때 고작 5주 뒤에 해마의 미세아교세포에 기능이상의 징후가 생기기 시작하더라는 연구 결과를 학계에 보고했다. 일단 징후를 보이자 겉에서도 우울증 증상이 뚜렷해지기까지는 금방이었다. 물론 사람의 경우는 이 과정에 더 오랜 시간이 소요된다. 우리는 수명이 훨씬 더 기니까 말이다. 하지만 이 연구는 예측 불가능한 스트레스에 오래 노출될 경우 사람에게도 수년이 걸리든 수십 년이 걸리든 같은 방향의 변화가 일어날 수 있다는 점을 분명하게 경고한다.

실제로 요즘에는 분자 수준에서 우울증 발병 경로의 대부분이 미세아교세포에 의한 신경 염증과 연관 있을 거라는 게 학계의 대세 견해다. 게다가 불안증과 우울증 증상이 심해지는 시기 역시 뇌 속 미세아교세포 폭주 현상과 뚜렷한 상관관계를 보인다. 최근 〈JAMA 사이키아트리JAMA Psychiatry〉에 실린 논문을 보면, 환자들이 주요우울 에피소드를 겪을 때 미세아교세포의 활동성이 유의미하게 높아져 있었다고 한다. 그뿐만 아니라, 라일라 같은 강박장애 환자들 역시 미세아교세포에 의한 신경 염증과 증세 발현 간에 비례관계가 있었다.

같은 해인 2017년, 조현병 연구를 위해 스티븐스와 머리를 맞댔던 마이클 캐럴이 비슷한 맥락의 또 다른 연구 결과를 발표했다. 캐럴은 자가면역질환의 일종인 루푸스 환자들을 조사했는데, '지나치게 활동적인 미세아교세포가 뉴런과 시냅스를 마구 집어삼켜' 이른바 '미세아교세포 의존적 시냅스 소실'을 일으키고 있었다. 그리고 그 결과는 기분장애 증상으로 표출됐다. 마침내, 미세아교세포가 시냅스 가지치기를 너무 많이 해 루푸스의 임상 병증을 일으킨다는 게 확실하게 입증된 셈이다.

그제야 지난 15년 동안 연구자의 머리만 쥐어뜯게 만들던 데이터들이 완벽하게 설명됐다. 루푸스가 있으면 우울증, 불안증, 인지장애, 나아가 정신병에 걸릴 위험까지 75% 더 높은 데에는 다 과학적 근거가 있었다.

다발경화증 환자들이 인지력과 기억력 감퇴를 자주 겪는 것도 같은 맥락으로 설명된다. 이런 환자의 뇌를 검사하면 미세이교세포가 회색질gray matter(중추신경계에서 신경이 집중 분포한 부분_옮긴이)에 대거 몰려가 신경 철거 작업에 열중하고 있는 모습을 볼 수 있다.

그렇다면 라일라 같은 크론병 환자들이 특히 증상 발현기에 간단한 산수 문제처럼 인지기능을 요구하는 과제를 푸는 데 보통 사람들보다 더 오래 걸리는 것은 어째서일까? 그것은 증상 발현기가 뇌 속 미세아교세포의 활동성이 크게 높아지는 시기이기 때문이다. 이 시기에는 과민해진 몸의 면역계가 윗동네에까지 경보를 발령한다. 그렇게 아랫동네 백혈구 친구들과 똑같이 미세아교세포도 특별경계 태세에 들어가는 것이다.

자폐증의 경우 환자의 뇌를 찍은 PET 스캔 자료가 있다. 이 사진을 보면 활성화된 미세아교세포가 소뇌에서 특히 많다는 게 눈에 띈다. 소뇌는 감각 정보를 처리하고 동작과 학습을 관장하는 부위다. 자폐증 환자는 뇌에서 미세아교세포가 기복 없이 늘 활발해서 동네방네 염증을 일으킨다는 게 특징이다.

미세아교세포가 병증을 악화시키는 것은 파킨슨병과 웨스트나일 바이러스West Nile virus 감염증 역시 예외가 아니다. 미세아교세포가 시냅스를 무서운 속도로 먹어 치운다는 증거 자료도 있다. 이 감염증 경험자의 과반수가 회복된 뒤에 만성적 기억 장애를 호소하는 게 바로 이것 때문일 거라고 전문가들은 분석한다. 내게도 길랑바레 증후군으로 쓰러진 뒤 감정 침체에 빠지고 기억력이 고장 났던 경험이 있다. 어쩌면 이 일도 비슷하게 설명될지 모른다.

이 모든 얘기가 입도적으로 느껴질 수도 있다. 우리 뇌가 이렇게 자극에 민감하다는 생각에 살짝 겁이 날지도 모른다.

하지만 걱정할 것 없다. 과학계에서는 우리를 안심시키는 ─어쩌면 그 이상의 선물이 될─ 희소식이 또 그만큼 쏟아져 나오고 있으니까 말이다.

누군가의 행복을 바라보는 완전히 새로운 방식

만성 스트레스 인자는 결정적 방아쇠 역할을 해 미세아교세포가 반응하게 만들고 활동성이 커진 미세아교세포는 머릿속에서 면역반응을 증폭시킨다. 이제 막 접수한 이 최신 정보를 바탕으로 우리는 스트레스와 외상이 뇌를 어떻게 변화시키며, 또 기분과 행동에 어떻게 영향을 주는지 보다 잘 이해하게 되었다.

만성 스트레스라는 환경 자극은 강력한 한 방으로 미세아교세포를 궤도에서 이탈시킨다. 그 결과, 시냅스 가지치기가 적정선을 넘게 되고 필요한 신경 연결까지 끊어져 버린다. 라일라네와 케이티네 아이들도 아픈 엄마를 지켜보며 이 같은 스트레스를 저도 모르게 받아 왔을 것이다. 이런 만성 스트레스에 유전적 소인이나 그 밖의 외부 스트레스 인자들이 은밀하게 뒤엉켜 동시 작용하면 미세아교세포를 부추기는 역할을 한다. 그렇게 예민해진 미세아교세포는 보이는 시냅스마다 칼질을 하기 시작한다. 만약 아이를 그대로 방치해 한창 발달 중인 뇌에서 신경 난도질이 지속된다면, 앞으로 이이는

×

너무 놀라운 작은 뇌세포 이야기

세상을 점점 더 어둡고 무서운 곳으로만 인식하게 될 것이다.

그러나 연구 결과가 그렇게 나왔다고 해서 이게 돌이킬 수 없는 변화라는 뜻은 아니다. 나는 다음에 연락할 때 라일라와 케이티에게 이 점을 분명하게 못 박는다. 뇌는 인간이 성년기에 들어서고도 한참 동안이나 감탄이 나올 정도로 아름다운 유연성을 보여 준다. 하물며 어린아이의 뇌야 더 말해 무엇 하랴.

그러니까 라일라와 케이티가 본인을 위해 그리고 각자 제이슨이나 민디와 앤드류 남매를 위해 애쓰는 모든 일이 엄청나게 중요하다. 본인의 체력을 매일 관리하고 아이들에게 일찍부터 상담치료를 시작한 것 등등 한 걸음 한 걸음이 다 말이다.

"뇌와 미세아교세포는 환경 속 스트레스 인자와 긍정적 요인 모두에 매우 큰 영향을 받아요."

나는 라일라와 케이티 모두에게 강조한다.

"그러니까 스트레스를 줄일 온갖 수단을 총동원하면 본인과 아이들 모두의 두뇌에 반드시 좋은 영향을 줄 수 있을 거예요."

간단히 요약하면, 이제 우리는 미세아교세포가 뇌를 조각한다는 걸 안다. 그리고 미세아교세포가 폭주해 염증을 일으키고 시냅스를 마구 쳐 낼 때 이 세포를 진정시키거나 재부팅하고 뇌의 회색질을 보존할 방법이 반드시 있을 거라는 것도 안다. 라일라나 케이티 같은 환자들에게 이것은 곧 새로운 치료법이 나온다는 약속을 뜻한다. 어찌 흥분되시 않을 수 있을까.

정신의 병과 육신의 병 사이의 경계를 허물다

케이티네 외가는 작은 종합병원이나 마찬가지다. 내가 미세아교세포로 변했다고 가정하고 이 세포의 눈으로 그들 머릿속을 둘러본다고 상상해 보자. 그러면 문제가 신체적인 것이든 정신적인 것이든 모두의 병이 근본적으로는 같은 성질을 갖고 있다는 걸 알게 된다. 어떤 염증성 자극이 유전적 소인과 맞물려 몸에 자가면역반응을 일으킨다. 단지 염증이 집중된 부위가 사람마다 달랐을 뿐이다. 가령, 케이티에겐 갑상선(하시모토병), 모친 제나에겐 관절(결합조직질환)과 피부(건선), 외삼촌 폴에겐 췌장 베타세포(당뇨병), 외할머니 앨리스에겐 소화관 내벽(크론병)이었다.

한편 케이티가 앓고 있는 주요우울장애와 불안증, 사촌동생 칼리의 불안증, 엄마의 우울증, 외삼촌의 강박장애, 외할머니의 알츠하이머병은 전부 면역계가 뇌의 한참 안쪽에 염증을 일으키는 바람에 생긴 병이다. 미세아교세포가 염증성 화학물질을 뿜어내고 뇌의 시냅스를 망가뜨려 신경 연결을 끊어 버린 것이다. 그 결과로 서로를 이해하고, 대화를 나누고, 상황을 판단하고, 적절히 대처하는 데 다들 조금씩 모자랐던 것이고 말이다.

그런 데다가 이런 뇌신경 질환들은 가족들이 각자 앓는 몸의 염증질환과 얽혀 있는 경우가 많다.

물론 늘 그런 것은 아니란다. 나는 이 점을 케이티에게도 분명히 했다. 연구에 의하면, 염증과 병변이 몸에는 전혀 없고 오직 뇌에서만 발견되는 사람도 간혹 있다고 한다. 바로 칼리처럼. 다시 말해 보통은 몸에 있는 어느 한 장기 혹은 특정 신체 부위 —이를테면 췌장이나 관절 같은— 를 고장 내는 바로 그 자극이, 드물게 몸에서는 조용하고 오직 뇌에서만 소동을 일으키는 셈이다.

그런데 둘 사이에는 아주 중요한 차이점이 하나 있다.

뇌의 염증 반응은 몸에서 일어나는 반응과 확연하게 다르다. 이 사실을 우리는 스티븐스 교수의 설명 덕분에 알고 있다. 염증이 생겼을 때 뇌는 울긋불긋해지지도, 화끈대지도, 따끔거리거나 붓지도 않는다. 미세아교세포가 염증성 화학물질을 분비하면서 촉발되는 뇌의 염증 반응은 그 대신에 중요한 뉴런 구조가 망가지거나 시냅스가 미세아교세포에게 잡아 먹혀 소멸하는 형태로 일어난다.

몸에서 백혈구가 일정 부위로 총출동해 염증을 일으키듯, 미세아교세포는 뇌의 한 영역에 집결해 신경망 회로를 파괴한다. 요즘 학계에서는 이처럼 미세아교세포가 환경미화 수준을 넘어 무리하게 뉴런과 시냅스를 정리하는 공격 행위를 '신경 염증'이라 부른다. 간혹, 알츠하이머병이나 파킨슨병 같은 경우 콕 집어 신경 퇴행이라 칭할 때도 있다. 또 자폐증, 강박장애, 기분장애 같은 사례에서는 이것을 '신경발달의 변화'라고도 한다.

하지만 무슨 이름으로 부르든 말하려는 내용은 하나다. 바로, 꼬꼬마 미세아교세포가 시냅스를 집어삼켜 없애 버린다는 사실이다. 신경정신과 영역에서 오랜 세월 풀리지 않던 수백 가지 수수께끼 질환들이 죄다 이것 때문이었다니.

그뿐만 아니다. 이는 곧 정신의 병과 육신의 병을 구분 짓던 경계선이 파도 한 방에 말끔히 지워진 모래사장 그림처럼 더 이상 존재하지 않는다는 뜻이기도 하다. 면역계가 과열됐을 때 누군가는 병증이 뇌에 나타나지만, 또 누군가는 육체에서 표출된다. 그렇게 염증 때문에 누군가는 관절이 불편하고, 누군가는 정신이 힘들고, 누군가는 둘 다 아프다.

현대에는 정신질환이 급증하는 추세다. 그런 가운데 우리가 몹쓸 난치병으로 인식하는 모든 정신신경계 문제들을 한 가지 공통분모가 관통한다는 중요한 사실이 발견된다. 과민해진 미세아교세포가 뇌 안을 난장판으로 만든다는 건데, 대개는 애초에 미세아교세포를 자극하는 인자가 몸뚱이에 염증 반응을 일으키는 인자들과 정확히 일치한다고 한다.

자연스럽게, 몸의 면역계가 고장 나 생기는 병과 정신이 아픈 병 사이의 복잡다단한 연결 관계라는 주제에 점점 더 많은 연구자들의 관심이 쏠리고 있다. 최근 급부상한 이 신생 과학분과를 학계는 '신경면역학neuroimmunology'이라 부른다. 신경면역학은 우리가 사람의 몸과 심신의 병을 바라보는 방식을 통째 갈아엎고 있다.

케이티네 같은 사람들은 어째서 몸이 아프면 정신까지 따라서 아프곤 할까? 본인이나 직계가족이 기분장애나 인지기능장애를 앓고 있을 때 자가면역질환에 걸릴 확률이 통계학적으로 훨씬 디 높은 이유는 또 뭘까? 많은 궁금증의 단서가 신경면역학의 발전 덕분에 빠른 속도로 하나둘 드러나고 있다.

오랫동안 전문가들은 심각한 감염병이나 자가면역질환과 우울증, 양극성 장애, 알츠하이머병 등의 정신신경계 질환 사이에 반드시 어떤 유전적 연결고리가 있을 거라고 짐작해 왔다. 이미 어느 한쪽을 앓고 있는 사람들은 타고나길 다른 한쪽에도 해당되기가 쉬울 거라고 말이다.

하지만 실제 연구 자료는 그들의 기대에 부응하지 못하는 듯하다. 현상적 결과는 분명 그러함에도, 이걸 유전학적으로 시원하게 해설할 증거는 여전히 나올 기미가 없기 때문이다. 가령, 8,000여 명의 인구 집단을 조사한 한 연구에 의하면, 자가면역장애 환자 그룹은 선천적 우울증 위험도와 상관없이 우울증 발병 확률이 더 높은 것으로 드러난다. 또, 우울증 환자 그룹 역시 자가면역장애의 선천적 위험도와 무관하게 언젠가 자가면역장애를 앓게 될 가능성이 더 높았다.

뇌 면역계와 신체 면역계는 서로 복잡하게 얽혀 있고 모든 이야기의 중심에는 미세아교세포가 있다. 이 점을 전제하고 바라보면 케이티네 같은 가족들의 사연이 비로소 하나의 큰 그림으로 모이게 된다.

물론 현실은 녹록지 않다. 케이티만 해도 그렇다. 그녀는 본인도 그렇고 식구들도 그렇고 각자의 정신적 문제가 몸 상태나 자가면역 기능 이상 탓일 거라고 생각해 본 적이 없었다고 얘기한다.

"우리 가족이 아는 건 제 친정 엄마처럼 결합조직장애가 있으면

✕
넷. 온 동네가 미세아교세포 세상

생활이 몹시 불편해져 우울증에 걸리기 쉽다는 것 정도예요."

케이티네가 특이한 건 아니다. 신경정신과 환자들 가운데에는 자신의 병이 머릿속 면역세포 탓일 거라고 상상도 못 하는 경우가 부지기수다. 애초에 그런 세포가 존재한다는 것조차 금시초문이니 말이다. 당연히 그들은 몸의 면역계가 정신을 망가뜨리는 것처럼 거꾸로 뇌의 면역계가 몸의 병을 불러올 수도 있다는 사실을 납득하지 못한다. 그러니 뇌 건강을 회복하고 나아가 제대로 된 인생을 되찾을 기회임에도 새로운 치료법에 눈길도 주지 않을 수밖에 없는 것이다.

얼마 뒤 화상통화로 비슷한 얘기를 하는데 케이티가 이런다.

"알면 알수록 걱정만 늘어나는 것 같아요."

나는 놀라지 않는다. 이 모든 정보를 단시간에 흡수하는 건 내게도 버거운 일이었으니까. 그래도 버틸 만한 것은 새 희망이 생겼기 때문이다. 이대로만 계속 발전한다면 지금까지는 회생 불능이라고 여겨졌던 다양한 정신장애를 곧 새로운 방법으로 치료하고 환자들의 고통을 덜 수 있게 될 것이다.

케이티는 최근 검진에서 C-반응성 단백질^{CRP, C-reactive protein} 수치가 높게 나왔다는 소식을 내게 전한다. CRP는 염증이 있음을 알려 주는 생체지표물질이다.

"하지만 제게 염증 지표물질 수치가 높을수록 정신건강에 이상이 생길 확률이 더 높다는 언질을 준 의사는 지금껏 한 명도 없었어요."

그녀는 자신의 가족 얘기만으로도 몸통 면역계와 뇌 면역계 사이의 상호관계를 주제로 하는 논문 한 편은 충분히 나올 거라고 말한다.

"평생 병원을 그렇게 들락날락했는데 뇌 신경회로 얘기를 꺼내거나 '미세아교세포'나 '신경 염증'을 입에 올리는 의사를 지금껏 한 명도 못 만나다니요!"

케이티는 뇌를 새로운 시각으로 바라봐야 한다는 데에 동의를 표하면서 말을 잇는다.

"아마도 미세아교세포와 신경 염증에 관한 연구는 점점 더 활발해지겠죠. 그러면 우리 가족 같은 사람들이 언젠가 정말로 새로운 치료전략의 덕을 볼지도 모르고요. 하지만 지금의 의학은 여전히 몸의 면역기능과 몸의 건강이 우선이고 나머지는 뒷전이에요. 저는 뇌의 면역계와 미세아교세포도 건강하게 만들고 싶은데 말이죠."

의학에서 학문과 현장 사이의 이런 시간 차는 어제오늘 일이 아니다. 과학철학자 토머스 쿤Thomas Kuhn의 말처럼, 학계의 한 패러다임 전환이 각 병의원 진료실까지 확산되는 데에는 족히 20년은 걸린다.

그 말은 곧 현대 정신의학이 당분간 계속 모르쇠더라도, 실험실에서는 새로운 치료법 개발을 앞당길 많은 일들이 벌어지고 있다는 뜻이기도 하다고, 나는 케이티를 다독였다.

여기서 새로 개발되는 치료법의 핵심은 미세아교세포를 활용하는 것일 터다. 그런데 그 방법을 찾기 위해 먼저 해결할 수수께끼가 하나 있다. 바로 '미세아교세포가 어떻게 신체 면역계와 상호작용하는가'이다. 루푸스, 잇몸병, 세균 감염, 크론병 같은 몸뚱이의 병과 염증이 —혹은 신체증상 없이 그저 만성 스트레스로 인한 과잉염증 상태가— 정말로 뇌의 염증을 유발한다고 치자. 그래서 자극받아 흥분한 미세아교세포가 앞뒤 안 가리고 시냅스를 부수기 시작한다고 말이다. 만약 그렇다면 몸의 면역계와 뇌가 정확히 어떤 경로로 소통하기에 이런 일이 가능한 걸까?

몸통의 백혈구와 뇌의 미세아교세포는 어떻게 서로 메시지를 주고받는 걸까?

너무 놀라운 작은 뇌세포 이야기

몸뚱이와
뇌를 잇는 다리

A Bridge to the Brain

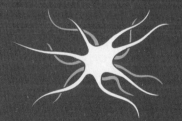

인간은 자신의 두개골 내용물보다 목성의 달과 토성의 고리에 대해 더 많이 안다는 말이 있다. 그런데 이 통념을 뒤집고 싶어 하는 젊은 대학원생이 있었다. 친한 친구들 사이에서는 요니(조니가 아니다)라고 통하는 조너선 키프니스Jonathan Kipnis가 그 주인공이다. 2003년은 키프니스가 박사과정 4년 차에 접어든 해였다. 뇌신경과학 영역에서 대대적인 지각변동이 있기 무려 10년 전이었음에도, 이미 그는 정신과 장애와 자가면역성 신경계 질환의 발생에 신체 면역계가 한몫을 할 거라고 확신하고 있었다.

이제 키프니스는 빠짝 올려 친 암갈색 머리카락에서 드문드문 새치가 엿보이는 40대 아저씨가 됐다. 그래도 무심하게 대충 민 듯한 짧은 수염이 외려 밝고 경쾌한 인상을 준다. 모르는 사람은 과학자가 아니라 철학과 교수인가 착각할 것 같다. 그는 현재 뇌 면역학 및 아교세포 연구소Center for Brain Immunology and Glia(줄여서 BIG)의 소장과 버지니아 대학교 신경학과 학과장을 겸직하고 있다. 하지만 이스라엘 레호보트에 있는 바이츠만 과학연구소Weizmann Institute of Science에서 한창 학위 논문을 쓰던 지난 2003년, 그는 교수진 대부분이 못 미더워하던 제자였다.

아직 대학원생일 때 그가 했던 초창기 실험들 중에 실험쥐의 몸속 T세포를 모두 제거해 면역계를 변화시키는 실험이 있었다. 면역계라는 군사 시스템에서 T세포는 육군 병장과 같다. T세포는 전투병 분대인 백혈구 무리에게 작전 명령을 내리면서 언제 어디로 가서 이 몸뚱이에 침투한 병원균을 공격하라고 알려 준다. 그런데 실험쥐의 체내에서 T세포를 제거했을 때 예상 밖의 현상이 목격됐다. 놀랍게도 뇌 기능까지 완전히 달라진 것이다. 멀쩡하던 실험쥐들이 갑자기 더 이상 아무것도 배우지 못했다. 그러다 녀석들에게 T세포를 다시 주입했더니 이제는 또 학습능력을 회복하는 모습을 보였다.

젊은 키프니스는 이게 그 누구도 손댄 적 없는 아주 중요한 연구 주제라고 생각했다. 그러나 실험동물 모델에서 T세포와 인지기능이 연결되어 있다는 내용으로 논문을 써서 처음 공개했을 때, 동료들의 반응은 시큰둥했다.

"읽은 사람마다 고개를 절레절레 저었어요. 교수님들은 제가 틀렸다며 역정을 내셨고요. 이게 진짜일 리 없다는 거였죠."

한 동료는 그에게 "나중에 언젠가 학회에서 비주류 학설을 주제로 발표할 사람이 필요해지면 꼭 널 초청할게."라고까지 말했다. 비꼰 게 아니라 순도 100% 진심을 담은 위로였다.

그럼에도 키프니스는 굳건했다. 2004년에 박사 학위를 받을 때까지 그는 총 일곱 편의 논문에 공동저자로서 자신의 이름을 올렸다. 하나같이 뇌와 신체 면역계의 연결을 강력하게 주장하는 내용이었다. 그중 선견지명이 돋보이는 한 논문을 보면 키프니스는 중추신경계의 손상이 뇌에 사는 신비로운 청소부 세포, 즉 미세아교세포를 부추기고, 그래서 미지의 중간과정을 거쳐 뉴런의 파괴를 불러오는 게 아닐지 추측했다. 또, 그는 T세포가 어떤 식으로든 미세아교세포와 교류하고 그 결과가 자가면역성 신경계 질환이나 정신과 장애의 발병으로 이어지지 않을까 하는 의심도 가지고 있었다.

"15년 전엔 두 시스템이 별개라는 견해가 대세였지만, 저는 그럴 리가 없다는 걸 알았습니다. 면역계가 뇌에 어떤 식으로든 영향을 미치는 게 분명했으니까요."

키프니스가 러시아식과 이스라엘식이 반반 섞인 특유의 극적인 억양으로 말한다. (그는 10대였던 1990년에 소비에트 연방의 붕괴를 피해 망명한 가족을 따라 이스라엘로 이주했다. 그 전에는 내내 그루지야 공화국에서 살았다고 한다.) 그가 사람들이 소위 말하는 '아플 때의 행동'을 예로 든다.

"우울할 땐 몸도 아픈 것 같잖아요? 입맛이 떨어지고, 온몸이 천근만근이라 손가락 하나 까딱 못 하죠."

그러니 뇌와 몸이 어떻게 따로따로겠느냐는 것이다.

박사과정을 마치고 바이츠만 연구소의 박사후과정을 짧게 맛만

본 후, 그는 2005년에 미국으로 향했다. 그리고 5년 뒤인 2010년에 새로운 연구논문 하나를 발표했다. 실험쥐의 체내 T세포에 특정 화학물질이 발현될 때 인지력 장애가 생긴다는 내용이었다. 분명, T세포는 뇌에 직접적인 영향력을 발휘하고 있었다.

마침 미세아교세포가 실은 면역세포라는 사실이 밝혀지면서, 미세아교세포의 새로운 정체에 관심이 뜨거워지던 시기이기도 했다. 학계 여기저기서 웅성댔다. 몸의 면역계와 뇌의 면역세포가 서로 소통하는 게 아닐까? 그렇다면 몸의 면역계가 정확히 어떤 통로로 미세아교세포에게 말을 건네고 행동을 변화시키는 걸까?

"2015년 무렵이요? 아무 신경학자나 붙잡고 물어보세요. 백이면 백, 그땐 신경계 질환이 면역계 이상과 어느 정도씩은 반드시 연관되어 있다는 게 점점 확실해지는 분위기였다고 대답할걸요."

그럼에도 당시 학계는 이 관계를 과감하게 인정하지 못했다고 한다.

"이 상호작용에 관한 '기전' 수준의 연구는 여전히 시작할 수 없었어요."

키프니스가 설명한다.

"결정적으로 중요한 퍼즐 조각 하나가 빠져 있었기 때문이죠."

안타깝게도, 대충 넘기기에는 너무 큰 공백이었다.

보고자 하는 과학자 눈에만 보이는 그것

인재는 인재를 알아본다는 말이 있다. 그런데 박사후 연구원을 선발한 안목을 보면 키프니스도 예외는 아닌 것 같다.

앙투안 루보Antoine Louveau 박사는 그렇게 2015년에 키프니스 팀에 합류했다. 이제 버지니아 대학교 BIG 연구소 소속이 된 루보는 여느 과학 전공자들처럼 뇌가 신체 면역계와 물리적으로 분리된 장기라고 배웠고 지금껏 그렇게 알고 있었다.

다만, 이 정설을 반박하는 증거가 점점 쌓인다는 게 문제였다. 일례로, 최근에 들은 학계 소식에 의하면 —무슨 동물 연구였다— 분명히 뇌에 T세포를 주입했는데 어찌어찌 길을 찾아 한참을 내려와 턱 밑의 림프절에서 발견됐더란다.

이건 말이 되지 않았다. 몸의 면역계와 뇌의 면역계 사이에는 길이 없는데, 뇌로 들어간 T세포가 도대체 어떻게 다른 장소에서 나온단 말인가?

"뇌에 주입된 세포 가운데 전부는 아니더라도 일부가 몸으로 넘어가는 건 사실입니다."

키프니스는 말한다.

"그러니까 여기서 문제는 어떻게 넘어갔느냐는 거예요. 그리고 도대체 어떻게 뇌를 떠날 수 있었을까요?"

키프니스와 루보는 뇌를 벗어나면 바로 나오는 뇌수막이라는 공간에 큰 호기심이 생겼다. 뇌수막은 두개골과 뇌 사이에 있는 겹겹의 막으로, 뇌를 씌운 얇은 비닐 모자라고 이해하면 쉽다. 뇌는 뇌척수액이라는 액체 매질 덕에 두개골 안에서 둥둥 떠 있는데, 그때까지는 모두가 뇌수막 공간을 이 뇌척수액의 저장소라고만 여기고 있었다.

두 사람은 뇌수막을 더 자세히 살펴보고 싶었다. 루보는 실험쥐의 뇌수막을 벗겨 내기 전에 두개골 내벽에 단단하게 고정하는 기술을 찾아냈다. 덕분에 보다 자연스러운 상태의 뇌수막을 관찰할 수 있었다. 아직 온전할 때 전체 생김새를 두 눈으로 직접 확인하고 '그런 다음에' 조직을 절제한 것이다. (보통은 조직부터 잘라 내고 이걸 슬라이드에 올려 현미경으로 보는 게 그다음인, 반대 순서로 실험이 진행된다.)

지금까지는 어느 누구도 성공한 적 없는 실험 기법이었다.

뇌조직 검체를 현미경에 올리고 렌즈 쪽으로 상체를 기울였을 때 루보는 깜짝 놀랐다. 눈앞의 광경은 그가 조금도 예상치 못한 것이었다. 뇌수막 공간 안에 림프관 구조가 거미줄처럼 펼쳐져 있었던 것이다.

루보는 지금 자신이 보고 있는 것에 얼마나 엄청난 의미가 담겨 있는지 바로 알아챘다.

체내 전신순환 시스템의 일부인 림프계는 면역세포, 그러니까 대장 T세포의 지휘를 받는 졸병 백혈구들을 온몸 구석구석 운반하는 군용도로와 같다. 마치 지하를 흐르는 수맥처럼 림프관이 복잡하게 얽히고설켜 전신에 넓게 분포하면서 림프계를 구성한다.

예를 들어 볼까. 흙길에서 조깅을 하다가 넘어져 무릎이 까진다. 그러면 잠시 후 T세포의 명령을 받은 백혈구 부대가 벗겨진 피부 조직에 위풍당당하게 등장한다. 무릎이 닿은 곳의 흙과 돌멩이에서 묻어 온 온갖 미생물로부터 이 인간의 몸뚱이를 보호하기 위해서다. 이 면역세포 군단은 정교한 수로 같은 림프관을 따라 신속히 이동해 상처 부위에 정확하게 도달한다.

수백 년 동안 의대 교과는 해부학적으로 뇌에 림프관이 없다고, 그건 가능한 일이 아니라고만 가르쳐 왔다. 뇌에서 림프관이 발견되지 않았다는 건, 곧 머리 아래로 온 구석구석을 순찰하는 면역계가 정신의 일만큼은 절대로 관여하지 않는다는 증거였다.

그런데 지금 루보의 눈앞에 있는 것은 뇌수막 안쪽 면에 촘촘하게 깔려 있는 수많은 림프관이었다. 정설대로라면 이건 있을 수 없는 일이었다.

"보여 줄 게 있으니 얼른 튀어오라고 바로 요니에게 연락했죠. 우리가 뭔가를 찾은 것 같다고요."

루보가 추억에 젖는다.

연락을 받고 나타난 키프니스는 자신이 보고 있는 것의 의미를 바로 알아차렸다. 하지만 경솔해선 안 됐다. 실수로 잘못 나온 결과일지도 모르기 때문이었다. 부정도 인정도 하지 않은 채 그가 루보에게 말했다.

"이게 진짜인지 확인해 보자."

키프니스는 저음에 그도 회의적이었음을 인정한다.

"사람 몸에 아직 의학이 발견하지 못한 구조가 더 있으리라고는 믿지 않았거든요. 인체구조는 일찌감치 다 밝혀졌고 인체해부학은 20세기 중반 무렵 이미 완성됐다는 게 당시 모두의 생각이었으니까요."

키프니스는 그길로 한 동료 과학자에게 달려가 물었다. 이 맥관구조가 면역세포 전용 터널인지 아닌지 확인할 수 있게 여기에 매달 지표물질이 있느냐고 말이다. (특정 장기에만 존재하는 어떤 단백질 분자에 형광지표를 붙이는 것은 생물학계에서 연구자들이 애용하는 분석기법이다. 여기다가 특정 파장의 빛을 쏘면 그 장기 ―여기서는 림프관이 되겠다― 만 형광을 내뿜으며 밝게 빛나는 것처럼 보이게 된다.)

운 좋게, 동료는 키프니스가 원하는 것을 가지고 있었다. 그는 물건을 건네주면서 키프니스에게 말했다.

"아무래도 지금 쓸데없는 짓 하는 것 같다."

그러거나 말거나 키프니스와 루보는 받아 온 지표물질을 실험쥐의 뇌조직에 부착시켰다. 그런데 생경한 맥관구조가 보이는 것은 이번에도 마찬가지였다. 두개골 안쪽 면에 얇게 깔린 수많은 림프관이 선연한 형광색으로 물들어 있었다. 두 사람이 발견한 건 허상이 아닌 진짜였다. 키프니스는 당시의 심정을 "압도적이었다."라는 한마디로 덤덤하게 표현한다.

면역세포 전용 터널의 존재가 뒤늦게 드러나자, 두 사람은 바로 다른 게 궁금해졌다. 뇌에서 발송된 신호를 몸의 면역계로 내려보내는 데에도 이 통로가 쓰일까?

이걸 알아보려면 먼저 실험의 재현성부터 검증할 필요가 있었다. 그때부터 반년 동안 두 사람은 림프관 전문가들과 손을 잡고 이 숙제에만 매달렸다. 신기하게도 실험을 반복할 때마다 항상 똑같은 결과가 나왔다.

"논문으로 내기 전에 '우리 스스로' 만족할 만큼 완벽하게 확인해야 했습니다."

키프니스가 의견을 구하려고 실험 데이터를 보여 주었을 때 동료들은 '교과서를 뜯어고쳐 쓰게 할 연구'라고 말했다. 그렇게 20년의 노력 끝에 뇌와 신체 면역계를 잇는 다리가 마침내 키프니스의 연구실에서 발견됐다.

2015년에 논문이 발표되자, 학계는 발칵 뒤집혔다. 키프니스를 위시한 저자들이 논문 말미에 "뇌의 신분이 면역학적으로 특별하다는 지금까지의 정설을 재고해야 한다."라고 못 박았기 때문이다.

당연히 반론이 들끓었다. 그중에서도 실험쥐의 뇌만 그렇고 사람 뇌는 사정이 다를 거라는 지적이 가장 많았다. 그런 까닭으로 이듬해 키프니스 팀은 NIH의 협조를 받아 보충 연구를 실시했고, 이 림프관 구조가 실험쥐뿐만 아니라 사람의 뇌에도 존재한다는 사실을 증명해 냈다.

이 연구에 참여하겠다고 자원한 사람은 총 다섯 명이었는데, 건강한 남성이 두 명 그리고 건강한 여성이 세 명이었다. 연구진은 이들에게 인체에 안전한 뇌 조영제를 주사한 뒤에 뇌 MRI를 촬영했다. 그런 다음 이 데이터를 가시고 3차원 영상을 구축해 실험쥐에게서 관찰된 것과 똑같은 각도에서 림프관 구조를 비교 분석할 수 있게 했다. 그렇게 사람 뇌의 뇌수막 림프관 네트워크 지도가 세계 최초로 작성됐다. 다양한 신경계와 면역계 병증을 완전히 다른 차원에서 이해하고 치료할 길이 새롭게 열린 셈이었다.

이 단 한 차례의 실험은 뇌가 몸의 면역계와 물리적으로 완전히 별개라는 학계의 뿌리 깊은 고정관념을 단번에 뒤엎었다. 키프니스 팀의 발견을 그대로 재현하거나 지지하는 추가 연구들도 세계 곳곳에서 줄지어 보고됐다. 2015년 말, 키프니스의 연구는 〈사이언스 Science〉가 선정한 올해의 가장 중요한 10대 과학 발전의 목록에 당당히 오른다.

그러나 이 영예가 마냥 달갑지만은 않았다고, 키프니스는 말한다.

"이건 시작에 불과했으니까요. 지금부터는 뇌의 작동기전뿐만 아니라 뇌에 생기는 질병들까지 더 잘 이해하기 위해 우리 연구를 '구체적으로 어떻게' 활용할지 고민해야 했습니다."

뇌로 이어지는 터널

뇌와 몸을 잇는 림프관 터널의 발견은 학계에 더 많은 궁금증을 불러왔다. 가령 이런 식이다. 인체 림프계는 병원균과 맞서 싸우라고 면역세포를 감염 부위에 데려다주기만 하는 게 아니다. 그러면서 겸사겸사 손상 부위에 생긴 세포 찌꺼기들을 수거해 폐기하는 일도 한다. 방어 측면에서 핵심 업무만 추려 적절히 분장分掌한 일종의 고효율 공조 시스템인 셈이다.

그런데 류머티스 관절염, 루푸스, 다발경화증, 혹은 (내 지병인) 길랑바레 증후군과 같은 자가면역질환이 생기면, 면역계가 과도하게 활발해져 잘못된 메시지를 퍼뜨린다. 이때 명령을 받은 면역세포는 틀린 지시인 줄도 모르고 건강한 장기조직을 공격하고 결국 몸을 더 망가뜨린다.

이와 똑같은 상황을 이제는 우리 뇌에도 충분히 가정할 수 있다고 키프니스는 설명한다.

"뇌수막 림프관을 통해 말초 면역계와 연결된 뇌는 다른 면역장기와 다르지 않다는 걸 이제 우리가 알게 됐으니까요."

그렇다면 뇌수막 림프계가 어떤 식으로든 뇌의 면역세포 —그러니까 미세아교세포— 를 도발해 넘치는 면역반응을 나타내게 하기도 할까? 혹시 그런 경위로 신경 염증이 일어나거나 시냅스가 미세아교세포에 잡아먹힐 수도 있을까?

이 물음에 확답할 수 있는 사람은 아직 아무도 없다. 하지만, 키프니스가 말하길, 분명한 건 사이토카인 분비 능력을 갖춘 신체 면역계의 세포가 뇌수막 공간에 종종 파견되고 이 세포들이 뇌 회로에 불어넣는 입김이 적지 않다는 사실이다.

그러면 또 궁금하지 않을 수가 없다. 설명대로 뇌 청소를 돕는 게 뇌수막 림프관의 기능 중 하나라고 치고, 만약 뇌가 제대로 청소되지 않을 때는 어떤 일이 생길까?

"어느 뇌신경계 질환이든 면역학적 성질이 조금이라도 엿보인다면 뇌수막 림프관이 깊게 관여할 거라는 게 현재 저희의 추측입니다."

다소 들뜬 목소리로 얘기를 꺼낸 키프니스는 알츠하이머병을 예로 든다.

"알츠하이머병 환자의 뇌에 단백질 찌꺼기가 엄청나게 쌓인다는 건 이미 많은 분들이 잘 알고 계실 거예요. 그런데 우리는 이렇게 쓰레기가 모이는 이유가 뇌수막 림프관이 효율적으로 배출하지 못해서일 거라고 생각합니다."

그런 이유로 그는 하수처리 기능을 복구시켜야 한다고 강조한다.

"사람이 늙으면 뇌수막 림프관도 따라서 좁아져요. 물론 노화 자체 때문이기도 하지만 특히 알츠하이머병의 경우 관이 막힌 탓도 있습니다. 그러니 뇌수막 림프관의 건강 상태가 알츠하이머병 발병 시기를 좌우하는 걸지도 몰라요. 만약 이 림프관이 막혔을 때 뚫을 수 있거나 애초에 막힐 일이 없게 할 수 있다면 어떨까요?"

설명을 계속하는 키프니스의 얼굴에 미소가 걸려 있다.

"아니면 알츠하이머병에 걸리는 시점을 한참 뒤로 미룰 수 있다면요? 한 160살 정도로요."

이 대목에서 그가 본인의 조모 얘기를 꺼낸다.

"지금 연세가 아흔셋인데, 요즘 막 알츠하이머 증세가 나타나고 있죠. 그런데 만약 뇌에서 병이 싹트는 시기를 근본적으로 늦출 수 있다면 이 병의 의미가 지금과는 완전히 달라질 겁니다. 살아생전 걸릴까 봐 전전긍긍할 필요가 아예 없을 테니까요."

키프니스는 림프관을 '가정집의 쓰레기통'에도 비유한다. 체내에서 생기는 분자 찌꺼기들을 치워 준다는 면에서다.

"어느 집에서 어떤 쓰레기가 나오는지 시간을 두고 살펴보면 그 집 사람들이 무슨 음식을 먹고 어떤 물건을 사용하는지 알 수 있겠죠. 인체 면역계가 하는 일이 바로 그겁니다. 면역계의 임무는 체내의 동태를 하루 24시간 감시하는 거예요. 어디서 사고가 났다 싶으면 수습하러 바로 달려가려고요."

그가 쉬지도 않고 설명을 잇는다.

"세균 같은 침입자를 감지했을 때 면역계는 당장 감염 부위에 면역세포 부대를 파견해 쫓아내려 할 겁니다. 그런데 만약 면역세포에 잘못된 명령이 내려지거나 면역세포가 메시지를 제대로 이해하지 못해 엉뚱하게 행동한다면요? 그러면 문제가 생기겠죠."

키프니스는 마지막으로 생각할 거리를 던진다.

"이때 이렇게 한번 상상해 보세요. 뇌로 올라가거나 뇌에서 나오는 잘못된 메시지를 중간에서 막을 방법이 우리에게 있다고 말입니다. 만약 우리가 틀린 메시지를 가로채고 대신에 올바른 메시지가 림프관을 통해 오고 가게 하면 어떻게 될까요?"

조너선 키프니스 팀과 베스 스티븐스 팀은 아주 중요한 두 가지 발견으로 세상을 놀라게 했다. 덕분에 이제 우리는 뇌가 면역세포들로 그득한 정교한 면역장기라는 걸 안다. 뇌 면역세포는 자그마한 게 예민하기 짝이 없으면서 무려 뇌신경 시냅스의 건강을 좌지우지

한다.

게다가 뇌는 몸통의 면역계와 물리적으로 연결되어 있어서 쉬지 않고 대화를 나눈다. T세포와 백혈구가 어떤 방식으로 미세아교세포와 소통하는지는 아직 정확히 모른다. 다만 몸통부에서 뇌수막 공간으로 이어져 올라와 뇌까지 가닿는 거대한 림프관 네트워크를 통해 소통이 이뤄진다는 건 분명하다.*

같은 얘기를 쉬운 말로 풀면 이렇게 된다. 몸이 아플 때 백혈구는 가서 미세아교세포에게 알리라고 염증성 분자들에게 명령한다. 이 분자들은 우르르 몰려가 말한다.

"이봐! 이쪽에 일이 좀 생겼어! 너도 대비하는 게 좋을 거야!"

전갈을 받은 아교세포는 바로 경계 태세에 들어간다. 그렇게 과학자들이 일명 '직접적 독성direct toxicity'이라고 부르는 공격 행동이 시작되는 것이다.

미세아교세포의 능력이 뒤늦게 발견된 이래로 소수정예 과학자 집단이 관련 연구 자료를 속속 보태면서, 다양한 뇌 관련 질병을 하나의 큰 이론 틀로 이해하는 게 가능해졌다.

---

* 뇌와 몸의 양방향 소통은 다른 경로를 통해서도 이뤄질 수 있다. 현재 추측으로는 미세아교세포가 혈액-뇌 관문을 보존하는 데 핵심 역할을 한다고 한다. 혈액-뇌 관문의 파손이 감지되면 미세아교세포는 신속하게 출동해 현장의 죽은 세포 잔해나 떨어져 나온 세포 부스러기들을 깨끗하게 치우고 상처를 말끔하게 봉합한다. 미세아교세포가 이런 식으로도 면역계의 메시지를 접수할까? 아직은 아무도 모른다.

A (미세아교세포는 뇌에만 있는 백혈구다)

+

B (몸의 면역세포는 몸과 뇌를 잇는 좁은 터널을 통해 뇌와 직접 소통한다)

=

C (몸에 병을 일으키는 인자들은 뇌의 면역계에도 상당한 영향력을 미쳐서 뇌를 병들게도 한다)

물론 의문이 전부 풀린 건 아니다. 뇌수막 전체에 매설된 면역세포 전용 터널을 통해 미세아교세포와 면역세포가 신호를 나누는 상호작용의 구체적인 사항들은 여전히 대부분 베일에 가려진 상태다.*

내가 키프니스에게 던진 물음도 그런 것이었나 보다.

"만약 정말로 면역 메시지가 림프관을 통해 뇌와 몸 사이에 오간 다면요. 그리고 정말로 미세아교세포가 염증성 화학물질을 뿜어내 뉴런을 망가뜨리고 시냅스를 먹어 없애거나 분리수거를 잘못했을 때 우울증부터 알츠하이머까지 뇌에서 비롯되는 온갖 건강 문제가 생기는 거라면요. 그렇다면 애당초 이 미세아교세포가 잘못된 메시지를 받거나 보내지 못하도록 손쓸 방법이 혹시 있을까요?"

내 질문에 키프니스는 이렇게 답한다.

"아, 이거 연구비로 2억 달러쯤은 쏟아부어야 답이 나올 것 같은

---

* 키프니스는 뇌수막 림프관을 몸통부의 글림프계glymphatic system와 혼동해서는 안 된다고 지적한다. 척추와 두개골 전체를 둘러싸고 있는 이 글림프계는 뇌척수액을 뇌조직 곳곳에 흘려보내기 때문에, 노폐물을 제거하는 뇌 세척 작업이 "뇌수막 림프관에 의해 직접적으로 통제된다."라고 한다.

질문인데요? 그래도 지금 우리가 뇌 신경회로 문제에 면역계가 어떻게 관여하는지 열심히 조사하고 있으니 곧 모든 게 훨씬 선명해질 겁니다."

그렇더라도, 몸의 면역계가 뇌와 직접적으로 연결된다는 건 아무도 반박 못 하는 진실이다. 키프니스의 연구가 그 증거다.

여기에 더해 스티븐스의 연구를 보면, 때로는 미세아교세포가 아랫동네에서 나쁜 소식을 전달받은 뒤에 뇌의 신경회로를 잘못 망가뜨린다는 걸 알 수 있다.

나는 이 두 가지 명제를 묶어 미세아교세포의 보편적 질병 이론이라 부르기로 했다.

더 이상
해결책이 없다

"It Seems There Are No New Solutions"

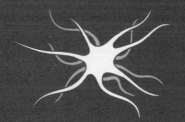

8월 말, 코네티컷주의 작은 해안마을 코스코브에는 바람이 딱 적당하게 분다. 훈풍이 해안선을 따라 가지런히 정박된 요트들의 돛줄을 자유롭게 넘나들며 독특한 가락을 만들어 낸다. 이곳 사람들에겐 익숙한 여느 여름날 아침의 모습이다. 그 토요일 아침도 정확히 이랬다.

해는 강하지만 그렇게 습하지 않아서 딱 좋은 여름 날씨다. 조금 있으면 타지에서 대학에 다니는 쌍둥이 남매가 두 번째 여름방학을 맞아 집에 올 것이다. 헤더 서머스는 가족의 행복한 한때를 연출할 소재를 빨리 찾아야 한다고 생각한다. 아침으로 팬케이크를 만들고, 하루 날 잡아 소풍을 가서 배를 타자. 무엇보다 포근하고 믿음직한 엄마의 모습을 보여야 한다. 실은 그녀에게 이번 여름이 유난히

×
여섯. 더 이상 해결책이 없다

지옥 같더라도 말이다. 이제껏 해 왔던 대로만 하면 된다. 헤더는 늘 모두의 해결사였으니까. 아들딸에게도 남편에게도, 그리고 자기 자신에게도.

아무리 불가능해 보이는 난관도 문제점을 파악하고, 전략을 짜고, 해결하는 능력에 있어서는 그녀를 따를 사람이 없다. 그런데 오늘만은 그렇지가 않다. 지금 그녀는 완전히 탈진한 기분이다. 헤더는 자신이 쌍둥이가 어릴 때 자주 읽어 줬던 동화 속의 아낌없이 주는 나무 같다고 생각한다. 모든 생명 에너지를 사랑하는 사람들에게 탈탈 털어 바치고 껍데기만 남은.

그래서 헤더는 도망친다. 쉰다섯의 나이에 고등학교 교사라는 어엿한 직업도 있는 그녀가 가족을 피해 숨은 안식처는 집 뒷마당의 다 쓰러져 가는 놀이 나무 집이다. 등을 기댄 널빤지는 10여 년 전엔 영롱한 청록색이었지만, 지금은 칠이 다 벗겨지고 흔적만 남아 있다. 집안 어느 누구도 그녀의 모습을 보지도, 그녀의 목소리를 듣지도 못하면 좋겠다.

콕 집어 설명할 수는 없는 '암울하고 뒤틀린 그것'이 속에서 울렁울렁 차오른다. 그것이 넘쳐흐르자 헤더는 서럽게 흐느끼기 시작한다. 콧물과 침이 뒤범벅돼 파란색 티셔츠에 흉한 얼룩을 남겨도 그녀는 전혀 신경 쓰지 않는다. 그렇게 한참을 떠나가라 통곡하다가 말 그대로 지쳐서 깜빡 잠이 든다.

그것도 잠시. 곧 익숙한 목소리들이 그녀의 의식을 수면 아래에서 휙 건져 올린다.

✕
너무 놀라운 작은 뇌세포 이야기

남편과 아이들이 뒷마당을 돌아다니며 자신을 찾고 있다.

"엄마!"

딸이 부른다.

"엄마!"

아들이 부른다.

"헤더!"

이번에는 남편이다.

헤더는 대답하지 않는다. 장난을 치려는 게 아니다. 이런 엄마의 모습을 아이들에게 보여 주고 싶지 않아서다.

'애들이 이런 꼴을 보게 해선 안 돼.'

그녀는 생각한다.

바로 그때 사다리를 타고 올라오는 제인의 정수리가 시야에 들어온다.

"엄마?"

제인은 아담한 나무 집 문을 빼꼼 열어 머리만 쏙 밀어 넣고는 말한다.

"엄마, 여기서 뭐 하세요? 괜찮아요? 어디 계셨던 거예요? 온 집 안을 다 뒤졌잖아요!"

딸애는 엄마의 얼굴을 한 손으로 어루만진다.

"세상에, 엄마, 무슨 일이에요?"

몇 주 뒤, 헤더는 우리 집 식탁의자에 앉아 있다. 그녀는 직접 만들어 가져온 스무디를, 나는 평소처럼 홍차를 마신다. 우리는 둘 다 아는 중간 친구를 통해 알게 됐다. 헤더가 제인을 학교에 데려다주고 돌아가다가 그 친구에게 들렀는데, 우리 집까지 따라오게 된 것이다.

엉망진창이 된 그날, 시작은 그럭저럭 나쁘지 않았다고 그녀가 말한다. 아침 일찍 요가 훈련을 하고 나서 토스트 샌드위치 두 조각을 먹었다. 개와 고양이에게 밥을 주고, 냉장고를 정리했으며, 그런 다음에는 뒷마당, 마룻바닥을 쓸러 나갔다.

"쌍둥이가 막 던져 놓은 물건이 산더미였죠. 더러운 옷가지며 신발이며 온갖 잡동사니가 아무렇게나 쌓여 있었어요. 개학하면 빼먹지 않고 다시 싸 들고 가려고 그랬겠죠."

헤더가 설명한다.

"주방에는 열려 있는 과자 봉지랑 여기저기 널린 부스러기가 전날 밤에 먹다 만 그 상태 그대로였고요."

그녀는 습관대로 주섬주섬 치우기 시작했다.

"그럴 때마다 저는 신경 쓰지 말자고 생각해요."

헤더는 몹시 지쳐 있었다. 바로 전날, 인턴으로 한창 근무 중일 제인의 전화를 받고 급히 뉴욕에 다녀왔기 때문이다. 딸애는 잔뜩 겁에 질린 채 몸이 좋지 않다고 했다. 목소리만으로도 심상치가 않았다. 숨도 제대로 못 쉬고 횡설수설하면서 말을 하는 건지 우는 건지 분간할 수가 없었다. 헤더는 제인에게 엄마가 바로 데리러 가겠다고 말했다. 한 시간이면 충분한 거리였다.

그녀는 만사 제치고 딸아이에게 달려가는 게 익숙했다.

"고등학교 때도 아이는 공황장애가 심했어요. 우울증 약을 복용하게 하고 아이를 위해 할 수 있는 건 뭐든 다 했죠. 정말 심각해서 혼자 통제가 안 될 때는 제가 애를 데리고 나와서 함께 학교 운동장을 걸으면서 심호흡을 시키곤 했어요."

헤더는 그 시절이 지금도 생생하다. 당시 제인은 누가 사춘기 아니랄까 봐 성질이 불 같았다고 한다.

"그러다 좀 견딜 만해졌다 싶으면 금방 돌변해서 제게 대들기 일쑤였답니다."

헤더는 서둘러 뉴욕행 급행열차에 올라탔다.

"그해 여름 들어서만 벌써 세 번째였어요. 상담실이든 안정제든 다 근처에 있는 집으로 빨리 데려와야 했죠."

제인은 인턴 기간을 무사히 마치지 못할까 봐 걱정이 이만저만 아니었다고 한다.

"돌아오는 차 안에서도 내내 벌벌 떨더라고요."

헤더의 설명이 이어진다.

"저는 위안이 되는 말을 계속 하려고 애썼어요. 하지만 다 소용없었죠. 감정을 객관적으로 평가해 주든 격려를 하든 애는 무조건 화만 냈어요. 두려움을 솔직하게 표현할 수 있는 유일한 상대가 나라서 애가 그런다는 건 잘 알아요. 그치만 아이가 너무 그러면 저도 폭발할 것 같아요. 그럴 땐 심호흡을 하고 내 감정을 억눌러야 해요. 애 상태가 더 심각하니까요. 더 떠나서, 어쨌든 저는 어른이잖아요."

그날 아침, 아이들이 늦잠을 자는 동안 헤더는 뒷마당에서 비질을 하다가 오래전에 남편이 쌍둥이의 놀이터로 손수 지은 나무 집을 올려다봤다. 그녀는 8월치고 선선했다면서 날씨까지 생생하게 기억한다.

"바람이 뭔가 다르더라고요. 살짝 가을 향기가 났다고나 할까요. 그래서 추억에 빠졌나 봐요. 나무 집에서 노는 쌍둥이에게 간식을 올려다 주던 순간들, 아이들이 나무 집에 틀어박혀서 해적놀이를 하거나 도서관에서 빌려 온 책을 쌓아 놓고 독서 삼매경에 빠졌던 수많은 오후의 잔상이 불현듯 떠올랐어요. 제인이 빨간색 체크무늬 테이블보를 깔고 친구들과 둘러앉아 차와 토스트를 나눠 먹으며 놀던 모습을 아직도 기억해요."

헤더가 말을 잇는다.

"바로 그때 저도 모르게 눈물이 왈칵 쏟아지더라고요."

사실, 헤더의 건강 상태도 그리 좋은 편은 아니다. 그녀는 류머티스 관절염을 벌써 15년째 앓고 있다. 류머티스 관절염은 면역계가 멀쩡한 관절을 실수로 공격해 통증과 염증을 일으키는 자가면역질환이다.

"손과 어깨가 제일 심한데요. 완전히 얼어서 굳어 버려요."

얼마 전에는 쇼그렌 증후군Sjogren's syndrome 진단까지 받았다. 쇼그렌 증후군도 자가면역질환의 일종인데, 한마디로 면역계가 침샘을 공격해 안구와 입안을 건조하게 만들고 연골과 뼈가 퇴행하는 골관절염을 일으키는 병이다.

그럼에도 헤더는 자신을 더 돌볼 틈이 없다. 제인만이 아니라 남편 데이비드도 늘 걱정이기 때문이다. 군의관이던 데이비드는 10년 전 아프가니스탄에서 사제폭탄이 터지면서 지프차가 전복되는 사고를 당했다. 그는 차창 유리를 뚫고 날아가 외상성 뇌손상을 입게 됐다. 지금은 지팡이를 짚고 그럭저럭 잘 걸어 다니지만, 여전히 뇌진탕 후유증으로 고생 중이다.

"남편이 파병 가 있던 시절엔 제가 쌍둥이랑 같이 잤어요. 두 해를 내리 그랬었죠. 남편이 잘못될까 봐 하루하루 얼마나 무섭던지. 그런데 남편이 진짜로 다쳐서 귀국한 거예요. 어느 날은 자는 남편을 한밤중에 흔들어 깨웠어요. 그동안 내일 당장 무슨 일이 생길지 몰라 잠도 안 올 정도로 내가 얼마나 불안에 떨면서 지냈는지 아느냐고 꼭 말하고 싶었거든요."

대부분의 재향군인이 그렇듯, 다행히 데이비드는 나라에서 지원하는 체계적인 상담과 약물치료를 받았다. 하지만 여느 재향군인 가정과 마찬가지로, 데이비드가 걷는 법과 운전하는 법을 다시 배우는 데 집중하는 동안 ―물론 이해 못 하는 바는 아니다― 각종 집안일이나 자녀 양육과 관련된 일거리들 대부분은 오롯이 헤더의 몫이었다.

"그이는 훌륭한 아빠이자 남편이에요."

헤더가 강조한다.

"사람이 진득하고 사려 깊고 현명하죠. 다만 여러 가지 일이 많다 보니 언젠가 그이만 따로 재향군인 전용 요양원에 보내게 될까 봐 걱정이에요. 우리가 더 나이 들었을 때 그이 건강이 어떻게 될지, 제 관절염이 얼마나 나빠질지 모르니까요. 일흔쯤에도 제가 그이를 돌볼 수 있을지 누가 알겠어요."

이런저런 근심걱정에 헤더의 불안감은 해를 거듭할수록 커져 갔다.

"이미 10대 시절부터 잘 긴장하는 편이긴 했어요."

그녀가 내게 말한다.

"학교 도서관에 있는 사전에서 '신경쇠약'이라는 단어를 찾아봤던 것도 기억나요. 그게 아마 열네 살 때였나 그랬을 거예요."

그래도 정신력으로 다스리지 못할 정도로 심하지는 않았고 그래서 대체로는 잘 헤쳐 왔다.

20대가 된 그녀는 직장 때문에 뉴욕에서 자취를 했다. 어느 날 파티가 있었는데, 빨간색 드레스를 입고 약속 장소에 들어선 순간 헤더는 자신이 옷을 완전히 잘못 입었다는 걸 깨달았다. 다른 사람들은 모두 검은색 옷차림이었던 것이다. 살면서 그 정도 실수도 안 하는 사람은 없다. 그럼에도 그녀는 옷을 잘못 고른 바람에 이목을 끌게 됐다는 게 끔찍했다고 한다.

"계속 안절부절못하고 소심하게 있었죠. 거기 사람들이 그냥 다 무섭게 느껴졌어요."

마침 그때는 그녀가 자신에 대해 새로운 사실 하나를 깨달은 무렵이었다.

"저와 같은 또래의 다른 사람들은 자기 외모에 대체로 만족하면서 잘 살더라고요. 그런데 저는 그게 안 됐어요. 저는 제 생김새가 맘에 들지 않았거든요."

헤더는 머릿속에서 배경소음처럼 점점 커져만 가는 불안감을 무시하려고 오랜 세월 이 악물고 버텼다. 그러다 15년 전인 30대 중반에 —그러니까, 남편에게 사고가 나기도 전에— 결국은 범불안장애와 함께 기분저하증 진단을 받았다. 기분저하증은 우울증의 일종으로 삶의 의욕이 없어지는 게 특징이다. 이듬해에는 병명 목록에 류머티스 관절염이 추가됐다.

"이대로 가만히 있으면 안 되겠다는 생각이 들더군요."

헤더가 말한다. 그래서 그녀는 심신 안정에 도움을 주는 고강도 요가 프로그램을 직접 짰다. 명상에 기반을 둔 스트레스 해소법 지도자 자격증을 새로 따고 학교 수업시간에 활용할 명상 체육 프로그램도 개발했다.

"만약 제게 요가, 명상, 채식이 없었다면 저는 절대 그 모든 일을 겪고 여기까지 오지 못했을 거예요."

헤더는 요즘 복용하는 약들을 남 일 얘기하듯 무심하게 줄줄 읊는다. 류머티스 관절염 약이 셋, 불면증 약이 하나, 우울증 약이 하나다.

"우리 부부의 건강 문제에 딸애까지 보태 사건 사고가 끊이질 않았어요. 어느 순간부터 웬만한 비상사태에는 눈 하나 깜빡 안 하게 됐죠."

그런데 얘기를 들어 보니 이게 다가 아니었다.

"실은 우리 아들 이언도 고등학교를 어렵사리 졸업했답니다. 학습장애, 쓰기장애, 주의력결핍 과잉행동장애가 있고 편두통도 심했거든요. 피아노 연주 하난 끝내주지만요."

그녀가 미소지으며 말한다.

"애들 뒷바라지하는 게 만만치가 않았어요."

그녀는 유난히 잦은 역경 가운데 일부를 막연히 유전 탓으로 돌린다.

"일부는 유전 때문이고, 우리 가족이 겪은 나머지 거지 같은 일들은 사고와 그 경험이 불러온 고강도 스트레스 때문인 것 같아요. 한마디로 유전자와 환경이라는 이중의 악당에게 휘둘린 셈이죠."

우리 집 주방에서 둘이 마주 앉아 속 얘기를 털어놓던 헤더가 살짝 속이 안 좋다고 말한다. 초여름 기온에도 그녀는 춥다는 듯 양팔을 두 손으로 감싸 쥔 채다.

"계속 팔이 저려요. 요즘엔 스트레스가 심해서 제대로 먹지도 못하고 요리를 할 엄두도 못 내요."

그녀가 말을 잇는다.

"솔직히 말해 침대에서 뒹굴뒹굴하면서 앱으로 드라마나 정주행하면 좋겠다 싶어요. 아무것도 할 수가 없어요. 기억력도 바닥난 느낌이고요. 요새는 뭐 하나 제대로 기억을 못 해요. 때로는 대화만 간신히 이어 갈 정도로요."

가끔은 오장이 뒤틀리는 감각이 느껴진다고도 그녀는 말한다.

"명치를 얻어맞은 거랑 비슷해요. 그럴 땐 바로 화장실로 달려가야 해요. 지금부터 모든 게 망가질 거라는 예감이 들어 기분이 몹시 불쾌하죠."

그런 순간조차 그녀에게 자신은 늘 둘째였다.

"항상 식구들 일을 해결하는 게 최우선이었어요. 그런데 그럴수록 자꾸 이런 생각이 들더군요. '이러다 언젠가 무너질 거야.' 그런데 지금이 바로 그때인 것 같아요."

여기까지가 바로 문제의 나무 집 사건이 일어나게 된 사연이다.

그날 아침, 집안 청소를 하던 헤더는 갑자기 모든 게 버겁다는 생각이 들었다. 온몸 구석구석 안 아픈 데가 없었다. 머리통까지 지끈거렸다.

"관절병 때문에 생긴 갖가지 노후 고민에다가 딱 부러지는 해결책 없이 딸애 일로 평생을 노심초사해야 하는 암울한 상황 등등 생각만 해도 질식할 것 같았어요. 그래서 그냥 숨어 버린 거예요."

내 눈앞의 그녀는 직접 케일과 당근과 생강을 갈아 만든 스무디를 한 모금 마신다.

"나무 집에 얼마나 오래 틀어박혀 있었나 몰라요. 그동안 식구들은 목이 쉬어라 날 찾아다녔고요. 그런데 애들 놀이집에 있었던 거죠. '환갑을 바라보는 아줌마'가 이런 데에 숨을 거라고 누가 상상이나 했을까요."

나무 집 안에서 그녀는 홀로 깊은 생각에 빠졌다. 새삼스러운 일은 아니었다.

"주부들은 아득바득 힘을 내서 식구들을 하나하나 챙기고 자신은 늘 괜찮은 척하죠. 괜찮지 않을 때도요. 아이들을 잘 기르는 게 우선이니 날 돌보는 건 항상 뒷전이에요."

그녀의 입이 단어를 하나하나 토해 내는 동안 손가락은 빗이 되어 관자놀이 근처에서 나풀거리는 잔머리들을 귀 뒤로 넘겨 정리한다.

"그러고는 스스로 세뇌시켜요. 이러다 보면 '다 괜찮아질' 거라고요. 우리는 행복한 가족이 되고, 아이들은 건강하게 잘 커서 대학에 들어갈 거고, 엄마는 뒤에서 응원하면 된다고요. 그런데 지금 우리 애들 꼴을 생각하니 하나도 괜찮지가 않은 거예요. 저도 엉망이고요. 더구나 거대한 상처 하나가 속수무책으로 곪아 가고 있죠. 딸애가 저렇게 힘들어하는데 제가 뭘 해도 애한테 '아무 도움도 되지 못한다'는 거 말이에요. 딸애는 아주 까칠해요. 제게 엉겨 붙다가도 바로 다음 순간 절 밀어내요. 걔뿐만 아니라 모든 식구가 자기 일을 나한테 미루는 걸 당연하게 알고요. 내 상처는 무조건 참고 감춰 가면서 20여 년을 헌신했어요. 제가 왜 그랬겠어요. 너희는 다 잘되라고 그런 거죠. 그런데 그 결과를 보세요. 네 식구 모두 여전히 고통받고 있어요. '이건 제가 바란 게 아니에요.'"

그 토요일 아침, 곰팡내 나는 오래된 나무 집 안에서 생각이 여기까지 미친 그녀는 복받쳐 울음을 터뜨릴 수밖에 없었다.

"바깥에서 보기에 우리는 얘깃거리가 많은 집이에요."

헤더가 내게 설명한다.

"사람들에게 솔직하게 말해요. 저는 류머티스 관절염 환자이고,

×
너무 놀라운 작은 뇌세포 이야기

제 아들에겐 주의력결핍장애가 있다고요. 하지만 남편의 사고나 저와 제인이 정신과 약을 먹는다는 사실은 절대로 입 밖에 안 꺼내요. 딸애가 공황장애 때문에 대학 신입생 때 학교를 몇 주 빠져야 했던 일도요."

"우리는 인터넷 소셜 네트워크로 연결된 시대에 살고 있잖아요. 사람들은 멋진 휴가지나 잘 나온 성과물 같은 것만 골라 올리면서 현실을 완벽한 인생으로 포장해 보여 주죠. 어느 누구도 집 안에서 벌어지는 부끄러운 일들을 포스팅하지는 않아요. 그런 불편한 진실을 알고 싶어 하는 사람도 없고요."

가령, 얼마 전 헤더가 제인을 데리러 가던 뉴욕행 열차 장면으로 돌아가 볼까. 헤더는 친한 친구에게 이날의 사정을 얘기했다. 제인이 공황장애를 앓고 있으며 약물치료를 받는다는 사실을 알고 있던 친구였다. 그러자 친구가 한다는 말이 이랬다.

"세상에, 무슨 드라마니?"

헤더의 설명은 계속된다.

"우리 넷 다 안 멀쩡하긴 한데, 제인이 가장 심해요. 타고난 성향이 있는데 어릴 때 아빠가 죽을 뻔했다는 충격에다가 부모 모두 병을 달고 사는 걸 보면서 자란 바람에 더 그런 것 같아요."

헤더는 소위 정신적으로 나약한 사람이 나이 들면 어떻게 되는지 잘 알았다. 할아버지는 알츠하이머병으로 일찍 돌아가셨고, 삼촌 셋 중 두 분은 우울증을 심하게 앓았다.

"징신긴강이 무너지면 사람이 어떻게 변하는지 한두 번 본 게 아

×
여섯. 더 이상 해결책이 없다

니랍니다. 장담하는데 절대로 보기 좋지는 않아요."

그녀는 이 과정을 실밥이 하나씩 풀리면서 오래된 퀼트 작품의 조각보가 하나씩 떨어져 나가는 것에 비유한다.

헤더는 내 가족이 그렇게 되는 건 원치 않는다고 강조한다.

"제 생각에 정신과 질환은 의료제도의 블랙홀 같아요. 우리 가족 같은 환자들은 그 거대한 블랙홀에 일단 빨려 들어가면 다시는 빠져 나오지 못하죠."

더 이상 별다른 해결책이 없다는 것도 문제라고 그녀는 지적한 다. 치료라고 해야 아직도 옛날 방식 그대로라는 것이다.

"식이요법, 운동, 약 처방, 인지행동 치료, 변증법적 행동 치료, 등등 뭐 이것저것 있긴 한데 여전히 '부족해요.' 저도 그렇고 우리 가 족도 대부분의 문제를 스스로 해결하면서 지금 이 자리까지 와야 했 는걸요."

헤더는 딸 문제만이 아니라 전반적으로 비슷한 생각을 가진 동 지들이 세상에 더 있다는 걸 알긴 안다고 말한다. 그렇다고 큰 위로 가 되지는 않지만 말이다. 그녀는 연두색 가죽가방에서 종잇조각 하 나를 꺼내 식탁에 올려놓는다. 급증하는 청소년 불안증을 다룬 〈뉴 욕 타임스New York Times〉의 스크랩 기사인데, 나도 얼마 전에 읽은 기억이 있다. 부모이거나 교육계 종사자인 내 지인들이 이미 여기저 기 돌렸던 것이다.

헤더는 갈색 테 안경을 빨간색 테를 두른 돋보기로 바꿔 끼고 잠 시 기사를 정독한다. 그런 다음 매니큐어를 입힌 집게손가락으로 한

문단을 가리킨 채 종이를 내 쪽으로 쓱 민다. 청소년 계층에서 불안증, 우울증, 학습장애, 기분장애 환자가 급증하는 최근 현상이 교내 풍경에 얼마나 큰 영향을 미치는지에 대해 논하는 부분이다. 마침 헤더가 근무 중인 학교도 예외는 아니라고 한다.

"요새는 어느 교사 모임에 가도 같은 얘기가 꼭 나와요. 자기네 학생들, 특히 여학생들에게 뭔가 알 수 없는 엄청난 일이 벌어지는 게 틀림없다고요. 요즘 여자애들은 '다 이상하다'는 거예요."

나는 헤더에게 동의를 표한다. 이건 선생님들의 감이 아니라 이미 전국적으로 증명된 현상이었으니까.

급상승하는 통계치

오늘날 미국 청소년의 우울증과 불안증 실태를 조사한 통계조사 결과는 충격적이다. 한 해에 청소년기 여아 여섯 명 중 한 명꼴로 우울증 에피소드를 겪는 것으로 보고되기 때문이다. 2009년과 2014년 사이에 소아청소년 1만 명을 대상으로 실시된 한 연구에 의하면, 여아의 경우 우울증이 처음 발현하는 시기가 보통 열한 살쯤으로 더 빠르다고 한다. 17세 연령군만 따지면 최근에 우울증 에피소드를 경험했다고 밝힌 소녀들이 무려 36%나 됐다. 이 에피소드의 가장 두드러지는 특징은 '자신이 쓸모없다는 느낌, 수치심, 죄책감, 불면증'이었다.

우울증 에피소드는 기분이 조금 가라앉는 정도의 가벼운 감정기복 따위가 아니다. 게다가 미국 NIH는 2016년에만 12세에서 17세 사이 청소년 300만 명이 주요우울장애 에피소드를 적어도 한 차례 이상 겪은 것으로 파악했다.

이것은 미국 내 10대 일곱 명 중 한 명꼴에 해당하는 수치다. 그리고 그 가운데 대부분이 여자아이들이라고 한다.

물론 남자아이들이라고 예외가 되진 않는다. 우울증과 불안장애의 빈도는 여아 집단의 3분의 1 수준에 머물지만 학습장애, 자폐스펙트럼장애, 행동장애, 주의력결핍장애 —모두 흔히 불안장애와 짝을 이뤄 나타난다— 는 반대로 남자아이들에게 더 흔하다.

이 현상의 근원이 무엇이라고 아직 단정하지는 못한다. 다만 의심 가는 정황은 많다. 헤더네 쌍둥이 제인과 이언처럼 소위 i세대라 불리는 요즘 아이들이 소셜미디어 문화에 나쁜 쪽으로 중독된 게 아닐까? 과열된 입시경쟁에 청소년들이 감당 못 할 수준의 스트레스에 시달리고 있는 걸까? 그도 아니면 부모의 울타리 안에서 곱게만 자라 위기해결 능력을 갖추지 못한 채 냉혹한 사회에 나가는 게 문제일까? 그래서 아주 작은 시련에도 당황하거나 자신이 통제할 수 없는 상황을 받아들이지 못하는 거라면? 우리는 각 병증의 급증 현상에 이 요소들이 제각각 얼마만큼 책임이 있다고 봐야 할까?

수많은 변수가 복잡하고 광범위하게 얽혀 있기에 당분간은 이 난제의 답이 나오지 않을 것 같다.

헤더는 지금껏 내내 딸아이가 질풍노도기를 잘 건너오도록 옆에서 도우며 살아왔다. 하지만 그런 삶이 헤더에게도 종종 힘에 부쳤다고 그녀는 고백한다.

"제 생각에 딸아이 뒷바라지하느라 제 심신이 망가진 것 같아요."

아니라면 제인의 공황장애를 떠맡고 나서 뒤늦게 쇼그렌 증후군이라는 자가면역질환을 왜 또 얻었겠는가.

"제인이 스트레스를 받으면 제게도 스트레스거든요."

최근 조사에 따르면, 근무 중에 공황발작을 일으킨 제인을 헤더가 급하게 집으로 데려오던 날 같은 일이 헤더 가족만의 얘기는 아니라고 한다. 최근 들어 청소년만 전담하는 신경정신과 병의원과 재활치료시설들이 '문제 청소년 산업'이라는 불편한 별명까지 달고 유례없이 호황인 데에는 다 이유가 있는 셈이다.

실제로 2014년에는 불안장애와 우울장애의 징후를 보여 내원한 6세부터 17세 사이 소아청소년 환자가 전례 없이 급증하고 있다는 보고가 있었다. 대형 병원과 소규모 의원을 합해 소아과 의사 535명의 입에서 직접 나온 소식이다. 또, 통계에 의하면 2010년과 2013년 사이에 신경정신과에서 병증 진단을 받은 소아청소년이 불안장애의 경우 72%, 우울증의 경우 47%, 자폐증의 경우 52%, 섭식장애의 경우 29%나 늘어났다.

더 최근인 2017년에는 밴더빌트 계열 병원의 소아과 의사 두 명이 미국 전역의 어린이병원 서른두 곳을 조사한 결과를 공개했다. 두 연구자는 자살 생각에 집착히거나 실제로 자살을 시도해 입원하는 소아청소년이 지난 10년 사이에 두 배로 증가했다는 분석을 내놓으며 보고서에서 이렇게 적고 있다.

"2~3년 전부터 폐렴 치료를 위해 입원하는 아이들을 위한 침상이 갈수록 부족해진다는 걸 실감하고 있었다. …… 자살 우려 때문에 거취가 결정될 때까지 머무는 아이들이 자리를 대신 차지한 탓이다."

물론, 삶이 고달픈 것이 비단 요즘 아이들 얘기만은 아닐 것이다. 헤더 같은 중년층 역시 정신건강과 인지기능 문제가 무서운 속도로 증가하는 걸 보면 말이다.

미국만 따질 때 성인의 자살률은 지난 10년간 무섭게 치솟아 2018년에는 50년 만에 최고치를 경신했다. 우울증과 중독도 모양새는 비슷하다. 일례로 헤로인 과다투약으로 사망한 미국인의 수는 2017년에만 5만 2,000명이 넘는다.

성인층에서는 알츠하이머병 얘기를 빼놓을 수 없는데, 오늘날 알츠하이머병은 이 하나만으로도 나라의 공공보건을 크게 위협하는 존재가 되었다. 통계에 의하면 현재 미국의 65세 이상 성인 500만 명이 알츠하이머병을 앓고 있다고 한다. 비율로 따지면 아홉 명 중 한 명꼴이다. 물론 인구고령화 탓도 있다. 하지만 발현 연령이 점점 낮아지는 것, 그러니까 조기 발현 알츠하이머병이 증가하는 현상은 인구고령화로도 설명되지 않는다.

그렇다면 도대체 무엇이 조기 발현 알츠하이머병, 중년의 건강 위기, 우울증, 중독, 자살, 일상을 마비시키는 청소년 불안장애의 창궐을 불러왔을까? 또, 우리의 꼬꼬마 미세아교세포는 이 총체적 난국과 과연 어떤 사연으로 얽혀 있는 걸까?

단언컨대 이 물음의 답은 당신이 무엇을 상상하든 그 이상이다. 인식의 대전환을 불러올 만큼 엄청난 내용이기 때문이다. 그것은 뇌에 관한 우리의 고정관념을 통째로 갈아엎을 것이고, 헤더네 같은 가족들에게는 새로운 돌파구를 선사하면서 전혀 다른 차원의 위로와 치유를 약속할 것이다.

신종 전염병

A Modern Braindemic

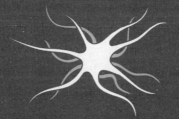

도리 셰이퍼는 현실적 안목과 끈기를 두루 갖춘 과학자다. 바로 위로는 베스 스티븐스로, 더 올라가면 벤 배러스까지 학문적 계보가 이어진다. 스티븐스의 문하에 있던 10년 전 새로운 영상검사기술로 미세아교세포가 시냅스를 파괴하는 장면을 포착해 전 세계의 주목을 받으며 혜성처럼 등장한 이후로는 자신만의 전문영역을 성실하게 다져 가는 중이다. 지금은 매사추세츠 주립 의과대학에서 신경생물학 교수로 재직하면서 사람이 태어나서 죽을 때까지 걸릴 수 있는 다양한 질병과 미세아교세포 사이의 관계를 연구한다.*

---

* 도리 셰이퍼 박사는 젊은 연구자 상 수상자로 선정되어 2017년부터 2019년까지 정신건강연구를 지원하는 비영리기관 뇌행동연구재단Brain & Behavior Research Foundation으로부터 연구비를 지원받았다. 바로 전 2016년에도 2018년까지 연구 후원이 보장되는 찰스 H. 후드 재단Charles H. Hood Foundation의 아동건강연구상을 수상했다.

연령대마다 신경정신과 질환 혹은 신경발달 장애 혹은 신경퇴행 장애가 급증하고 있다. 이런 작금의 현상에 최신 과학지식을 어떻게 덧대 볼 수 있을까? 현미경 아래에서 미세아교세포가 시냅스를 잡아먹는 광경을 직접 목격한 최초의 인물이 과연 이 문제를 어떻게 생각하는지 궁금해진 나는 셰이퍼 교수에게 연락을 넣었다.

교수는 이게 당대에 핵심을 찌르는 논제라고 지적한다. 그럼에도 전문가들조차 최근에야 본격적으로 관심을 갖기 시작했다고 한다.

"우리 사회가 오늘날의 환경이 뇌 건강에 미치는 영향을 진지하게 다룬 지는 얼마 안 됩니다."

"그런데 일단 이게 궁금해졌다면 오늘날의 환경이 미세아교세포에는 어떤 영향을 주는가도 묻지 않을 수 없어요."

머릿속의 이 꼬꼬마 세포를 폭주시키는 뭔가가 바깥세상에 존재할까? 그래서 그 결과로 미세아교세포가 염증물질을 미친 듯이 토해 내고 시냅스를 있는 대로 씹어 먹어 더 많은 병을 일으키는 걸까?

"미세아교세포의 존재 자체는 새로운 사실이 아니에요. 녀석들의 진짜 능력을 우리가 몰랐던 시절에도 늘 그곳에 있었죠."

그러니 이 세포의 존재와 하는 일은 달라진 게 '전혀' 없다는 게 셰이퍼의 설명이다.

물론 유전자에 따라 특정 연령대에 어떤 병에 잘 걸리거나 덜 걸리는 개인차가 생기긴 한다. 정확히 뭔진 모르지만, 그런 식으로 헤더를 기분저하증에 빠지게 한 유전자가 아마 제인까지 불안증에 걸리게 했을 것이다.

그러나 유전되는 전염병은 없다는 말이 있다. 한 세대 정도의 단기간에 유전자가 집단적으로 변하지는 않는다. 신경정신과 환자가 급증하는 오늘날의 현상을 오로지 유전자 탓만 할 수는 없다는 소리다.

셰이퍼 교수는 진단기법의 발전 때문에 과대 포장된 면도 일부 있다고 첨언한다. 군이 종합병원까지 가지 않아도 신경정신과 질환과 중독 장애를 잡아낼 줄 아는 실력 있는 개업의가 많아진 덕에 진단과 치료가 점차 빨라졌다는 것이다. 게다가 아이들의 몸뿐만 아니라 머리와 마음속의 이상 징후도 기민하게 주시하는 지각 있는 소아과 의사들도 많이 늘었다. 무엇보다 고령화 시대에 발맞춘 정부 차원의 보건교육이 성과를 내 알츠하이머병의 진단 시기를 앞당겼다는 분석이다.

하지만 진단율 향상 역시 환자 증가 추세를 완벽하게 해명하지는 못한다.

그러니까 미세아교세포는 옛날 그대로이고, 유전적 원인도 없다고 하고, 진단율 향상 역시 설명으로는 부족하다는 거다. 그렇다면 이 현상은 도대체 무엇 때문일까?

이 대목에서 셰이퍼는 최근 우리의 환경이 짧은 시간에 급변했다는 사실을 지목한다.

"지난 100년 사이에 인간의 식습관이 어마어마하게 달라졌잖아요. 현대인은 날이 갈수록 점점 많은 환경 속 유해화학물질에 노출되고 있고요. 사회생활을 하면서 일상에서 부딪히는 만성적 스트레스 인자도 한두 가지가 아니죠."

교수가 미소 띤 얼굴로 설명을 잇는다.

"예를 들어, 역사적으로 아이들이 지금처럼 무거운 심리적 압박에 시달리던 시대가 또 없어요. 여자애들이 특히 심하고요."

교수는 여자아이들에게 성장기 내내 특정 외모와 성 역할을 은근하게 강요하는 사회문화를 꼬집는다. 다각적 노력에도 학교와 일터에서는 여전히 성추행 사례가 반복되며, 언론의 시선은 여성에게 더 삐딱하다는 느낌을 지울 수 없다. 유난히 소녀들이 매 순간 자신이 사회의 기준에 미달하면 어쩌나, 이 사회에서 나는 안전한가 전전긍긍하는 건 당연하다.

요즘은 웬만하면 어디서나 무선인터넷 접속이 가능한 첨단 디지털 시대다. 그런데 소셜미디어에는 성폭력과 불평등 사례 소식이 넘쳐나고 여성의 몸에 대한 저속한 비평이 여과 없이 전파된다. 이런 상황이니 심리사회적 스트레스가 우리 소녀들에게 일상으로 자리 잡을 수밖에 없다. 더 큰 문제는 아이들이 스트레스를 혼자 감당해야 한다는 것이다. 이웃사촌의 개념이나 대가족의 끈끈함 따위는 자취를 감춘 지 오래이기에, 우리 아이들이 기대 쉬면서 스트레스를 떨쳐 낼 완충지대가 점점 줄고 있다.

"그렇게 스트레스가 장기화되면 몸에도 뇌에도 병이 생긴다는 걸 알아야 해요."

교수가 설명을 잇는다.

"이 모든 유해 환경자극들이 말초 면역계 사건을 일으키고 그게 뇌까지 이어집니다. 그 반대 순서로 진행되기도 하고요. 그런데 이런 사건들이 뇌에 퍼질 때는 미세아교세포에도 변화가 일어나요."

셰이퍼는 쉽지 않은 문제라고 말하면서 그런 이유 중 하나로 시발점 사건 하나를 정확히 지목하기가 불가능하다는 점을 꼽는다. 유해 화학물질 노출, 건강에 나쁜 식습관, 만성적 스트레스 등 수많은 요인이 동시다발적으로 작용해 뇌 속 미세아교세포의 면역반응을 비튼다는 것이다. 그렇게 작은 이탈이 누적되면 통제 불능의 염증과 시냅스 소실로 이어지는 것이고 말이다.

앞서 수차례 언급한 것처럼 미세아교세포는 몸통의 면역세포와 긴밀하게 소통한다. 그러다 어떤 신호를 감지하면 신경 염증에 불을 붙이거나 뇌신경 시냅스를 가차 없이 쳐 낸다. 그런데 이 신호는 몸통에서 염증을 일으키는 자극과 정확히 똑같은 것이다.

뇌를 아끼고 지켜야 마땅할 미세아교세포가 도대체 어떻게 고작 수백 년 만에 무시무시한 암살자로 돌변한 걸까. 그 속사정을 알고 싶다면 잠깐 시간여행을 떠날 필요가 있을 것 같다.

미생물, 병원균 그리고 인간의 행동

500년을 거슬러 올라가 지금 여기가 서기 1500년쯤 중세 유럽의 어느 작은 시골 마을이라고 치자. 백일해, 홍역, 결핵 같은 감염병이 철마다 기승을 부리고 치사율은 50%에 달한다. 그런 탓에 어린아이

태반이 어른이 되기 전에 목숨을 잃는다.

마침 마을에 결핵이 돌기 시작하고 당신은 재수 없게 결핵에 걸리고 만다. 이때 당신 몸속의 면역계는 결핵균에 대항해 싸우라고 면역세포 군단을 급파할 것이다. 전투가 벌어지자 체내에 염증 유발성 사이토카인이 급증한다.

몸이 아플 때 뇌에서도 미세아교세포가 염증 반응을 키운다는 걸 아는 현재의 당신에게는 이게 새삼스러운 정보가 아닐지 모른다. 하지만 진짜 이야기는 바로 지금부터 시작이다.

진화생물학자들은 몸뚱이가 병들었을 때 뇌에서도 미세아교세포가 면역반응을 일으키며 일을 벌이는 데에 아주 특별한 —그리고 인간에게 유익한— 이유가 있다고 추측한다. (참고로, 뇌에서 일어나는 염증 반응의 목적은 병원균을 쫓아내는 게 아니다. 병원균에 감염된 신체의 면역계가 경고 메시지를 쏘아 올리면 이 신호를 접수한 미세아교세포가 신경 염증을 일으키는 것이지 감염 자체가 뇌조직으로 번지지는 않는다.)

사연인즉, 미세아교세포가 면역학적 공격전술을 펼치는 건 전부 당신의 회복을 돕고 당신과 당신 가족의 안전을 지키기 위해서다.

결핵이 휩쓸고 있는 중세 시골 마을로 돌아가서, 당신은 운 좋게 목숨을 건지고 천천히 낫는 중이다. 여전히 집에서 요양하는 신세지만, 여러 모로 예후가 좋다. 당신은 곧 자리를 털고 일어날 것이다. 그런데 이상하다. 체력이 조금씩 회복됨에도 기분은 여전히 별로다. 무기력하게 피로하고 계속 우울한 생각만 든다. 아무래도 정신운동 기능이 망가진 것 같다. 몇 발자국 걷거나 머리를 빗으려고 팔을 드는 데에도 이렇게 힘드니 말이다. 딱 꼬집어 설명할 수 없는 절망감과 권태감을 떨쳐 낼 수 없다. 남은 평생 몸을 잔뜩 웅크리고 머리를 파묻은 채 숨어 지내고 싶다는 생각뿐이다. 당신이 이러는 건 전부 미세아교세포 때문이다. 몸뚱이는 기특하게 감염병을 이겨 냈음에도 뇌에서는 여전히 미세아교세포가 염증성 화학물질을 뿜어낸다. 그 결과로 뇌 신경회로가 변해 사람의 행동과 생각이 완전히 달라진다. 삶에 흥미를 완전히 잃는 무감동증 수준으로 말이다.

다시 말해, 지금 당신은 결핵 증상과 별개로 요즘 의사들이 흔히 말하는 '아플 때의 행동'을 하고 있다. 몸은 나아가는데, 머리는 계속 몽롱하다. 너무 피곤해서 일어나 세수하고 옷을 갈아입는 것조차 이렇게 귀찮을 수 없다. 기분이 너무나 꿀꿀하고 손끝 하나 까딱하기 싫다. 여태 잠만 잤는데 여전히 졸리고 피곤하다. 뭔가에 집중하기도 힘들다.

그래서 당신은 이불을 싸매고 누워 꼼짝도 하지 않는다.

이때 당신이 우울하고 무기력하다고 느끼는 것은, 다시 한번 말하지만, 미세아교세포의 농간이다. 몸이 아플 때 미세아교세포는 머릿속 염증을 불 지펴 생활전선에 뛰어들 의지를 싹 고갈시킨다.

그런데 말이다. 사실 이건 참으로 영리한 진화 기전이 아닐 수 없다.

몸뚱이는 회복기에 들어섰음에도 밖을 돌아다니고, 사람들과 어울리고, 몸을 움직일 마음이 전혀 동하지 않을 것이다. 해석하자면 이것은 면역계가 모든 자원을 낫는 데 우선적으로 투입하려는 일종

일곱. 신종 전염병

의 전략이다. 면역계의 이런 치밀한 조치 덕분에 당신은 급속도로 회복해 간다. 이 행동은 당사자뿐만 아니라 가족들에게도 유익하다. 환자가 침대에 누워만 있으니 주변 사람들에게 병균을 퍼뜨릴 기회가 적어지기 때문이다. 당신은 자녀와 형제자매들도 함께 살리는 셈이고 그 덕분에 집안의 유전자가 후대에 더욱 널리 전파된다. 당신이 은거하는 동안 바깥세상의 다른 병원균들에 노출될 일이 없어지는 효과는 덤이다.

그렇게 푹 쉬고 나면 어느새 머리가 맑아지고 몸도 마음도 충분히 살아난다. 그래서 일상에 복귀해 추수를 돕고 시장에 나가 물건을 내다팔 수 있을 정도가 될 즈음, 당신의 육체는 더 이상 회복에 필요한 에너지를 쟁일 필요가 없어진다.

만약 당신이 어린 시절에 이런 고비를 넘기고 나중에 자식을 낳는다면, 이 일로 한층 탄탄해진 당신의 면역력을 아들딸이 물려받게 된다. 그 아이들은 날 때부터 생존에 유리한 고지를 점령하는 셈이다.*

미세아교세포가 불 피운 일시적 우울증, 그러니까 '아플 때의 행동'은 이렇듯 당신과 당신 가족의 생명을 구하곤 했다.

여기까지는 자연선택의 전형적 일화들과 크게 다르지 않은 얘기다.

---

* 감염병에 걸렸을 때 나오는 아플 때의 행동은 인류 진화에 매우 중요한 역할을 해 왔다. 이와 대조적으로, 보통 다른 동물종에게서는 이런 행동을 볼 수가 없다. 무리 지어 살아가는 조류를 포함해 대다수의 동물들은 완전히 멀쩡하게 생활하다가 어느 날 갑자기 고꾸라지는 일이 흔하다.

그런데 신경면역학을 연구하는 전문가들이 최근에 새롭게 깨달은 사실이 더 있다. 인간 면역계가 미생물과 나란히 진화해 왔을 뿐만 아니라 이 공진화共進化, coevolution 시스템이 더 큰 선물의 밑밥이 되어 주었다는 것이다. 정교한 통제하에서 적절하게 일어나는 뇌 면역계의 반응은 인간의 사회적 행동까지 발전시킨다는 점에서다.

덕분에 우리 조상의 면역계는 '고급 학습'을 통해 병원균이 득실대는 세상에서 효율적으로 살아남게 하는 사회대응력을 갖추게 됐다. 이처럼 온갖 미생물과 병균이 지배하던 지구에서 인류가 진화라는 무기를 십분 활용해 지금 같은 권력자로 급부상할 수 있었던 데에는 미세아교세포의 공이 지대했다.

하지만 21세기 첨단문명사회를 사는 우리는 옛날만큼 자주 생물학적 위협에 시달리지 않는다. 결핵 같은 감염병은 보통 사람들이 보기 힘든 후진국형 병이 된 지 오래다. (이 글을 쓰고 있는 지금 이 순간, 감사하게도 다른 전염병들 역시 대체로 잘 통제되고 있는 듯하고 말이다) 현대인은 모든 면에서 과거에 비해 매우 청결한 환경에서 살아가고 있다. 조상들에게는 각종 미생물과 어울려 먹고 마시는 게 일상이었다. 하지만 우리는 밤마다 흙바닥에 누워 잠을 청하지도, 농약 한 방울 치지 않은 땅을 맨손으로 헤쳐서 뿌리채소를 캐지도 않는다. (설혹 취미 삼아 유기농 텃밭을 가꾼다고 해도 기본적으로 요즘 토양에는 과거보다 미생물이 훨씬 적기 마련이다.)

어떤 면에선 이게 좋은 소식이지만, 또 어떤 면에선 아닐 수도 있다. 자연조건에서 인간과 함께 진화해 온 미생물 대다수는 우리의 면역계를 딱 적당하게 분주하게 만들어 주는 건강 도우미 역할을 하니 말이다.*

너무 깨끗하고 너무 더러운 세상

우리는 지난날 창궐했던 전염병 대부분이 절멸한 시대에 살고 있다. 그렇다고 이게 오늘날의 환경이 더없이 청정하다는 뜻은 아니다.

조상들과 달리 우리 현대인은 자연 속의 미생물과 직접 씨름할 일이 별로 없다. 대신 그 자리를 차지하고 오늘날 우리 사는 세상에 범람하는 것은 문명이 낳은 온갖 부산물이다. 사방에서 쏟아지는 정체 모를 인공물질들의 집중공세에 정신을 못 차릴 정도다. 이처럼 오늘날 우리는 인류 진화의 역사를 통틀어 완전히 다른 성격의 긴장 속에서 살아가고 있다. 우리는 우리 스스로 창조한 각종 유해 화학

---

* 그래서 자가면역질환의 치료법 중에는 일명 기생충 요법helminthic therapy이라는 게 있다. 한마디로 환자의 소화관에다 인체에 무해한 벌레를 일부러 넣어 주는 방법이다. 인간은 태곳적부터 기생충과 공생해 왔기에 인체 면역계는 기생충을 오래 알고 지낸, 친구 같은 적으로 인식한다. 당연히, 녀석들을 어떻게 처리해야 하는지도 본능적으로 알고 있다. 현대의학은 바로 이 성질을 이용한다. 면역계가 잔뜩 곤두서서 감을 잃은 탓에 멀쩡한 신체장기를 공격하려고 할 때 주의를 기생충 쪽으로 돌리는 것이다. 이렇게 기생충을 화살받이 삼으면 실제로 자가면역질환이나 천식의 증상을 완화하는 데 효과가 있다고 한다. 관련 동물실험 결과도 있다. 태어난 지 얼마 안 된 실험쥐를 세균에 감염시킨다. 그러면 체내에서 염증 유발성 사이토카인의 양이 증가하고 뇌에서 미세아교세포가 신경 염증에 불을 붙인다. 이렇게 한번 크게 앓은 녀석들은 조금 더 커서 인지력, 학습력, 기억력에 어려움을 겪게 된다. 이때 녀석들의 배 속에 기생충을 심으면 인지장애 증상이 감쪽같이 사라진다고 한다. 흥분한 미세아교세포 때문에 실험쥐의 뇌가 염증 상태로 진입하는 것을 기생충의 존재가 막아 주기 때문이다.

물질에 무방비로 노출되지만, 이런 물질 8만여 종은 아직도 인체 면역계에 안전한지 아닌지 검증되지 않았다. 그럼에도 미국 환경보호국Environmental Protection Agency, EPA은 그런 화학물질들을 우리가 매일 접하는 각종 생필품의 제조 원료로 사용해도 좋다고 법적으로 허락하고 있다. 가구와 카펫에 바르는 방염제, 차량 배기가스에 섞여 나오는 다이옥신dioxin, 화장품의 내분비 교란 성분, 아기 장난감을 유연하게 만드는 가소제, 화초와 농작물용 살충제 등등 일일이 열거하자면 끝도 없다.

조심해야 할 건 마시는 공기와 살에 닿는 물건들만이 아니다. 먹는 것 역시 옛날과 사뭇 달라졌다. 현대인의 가공식품 의존도는 심각한 수준이다. 가공식품에 들어 있는 각종 첨가제와 보존제 성분이 우리의 면역계를 얼마나 어떻게 교란시킬지 장담할 수 없는데도 말이다.

이런 21세기 특유의 위험인자들이 쌓이고 쌓이면 체내 염증 반응이 최고경계 수준으로 치닫기 쉽다. 지금은 총력적 방어가 필요한 상황이라고 면역계가 오판하는 것이다.

중세 시골로 비유하면 옆 마을과의 충돌이 끊이지 않는 것과 같은 상황이다. 이때 당신과 마을 사람들은 어떻게 행동해야 하는지 너무나 잘 알고 있다.

문제는 오늘날 전쟁의 양상이 완전히 달라졌다는 것이다. 갑자기 사방팔방에서 폭탄이 터지고 탱크 부대가 밀고 들어온다. 익숙지 않은 공격에 당신은 속수무책이다.

당신의 면역계가 허둥지둥하는 건 당연하다.

미세아교세포가 미치는 순간

면역계가 정체 모를 자극에 쉴 틈 없이 시달리면 T세포, 백혈구, 미세아교세포는 과부하에 걸려 한마디로 넋이 나간다. 이 면역세포들이 매 순간 고군분투하면서도 심각한 혼란에 빠져 있는 셈이다. 말이 통한다면 이렇게 투덜대고 있을지도 모른다.

"도대체 여기서 무슨 일이 벌어지고 있는 거지? 이게 안전한 거야, 아닌 거야? 애네는 동지일까 적일까? 지금 내가 공격을 해야 되는 걸까? 아닌가?"

그러다 어느 순간 갑자기 면역계가 상시공격 모드로 전술을 변경한다. 진화의 각본에는 없던 내용이다.

그렇게 면역계가 그리고 뇌의 미세아교세포가 폭주하기 시작한다. 그 결과는 바로 더 심한 염증과 더 많은 질병이고 말이다.

그때부터는 키프니스가 완벽하고 아름다운 군무群舞라 묘사했던 신호체계도 무너진다. 원래는 몸통부 T세포들과 뇌가 뇌수막 림프관을 통해 경고 메시지를 주고받으며 계속 긴밀하게 소통했어야 한다. 곧 온몸에 오류 메시지가 난무한다.

몸통부에서는 잔뜩 긴장한 면역계가 잘못된 신호를 남발한다.

이 명령을 접수한 면역세포들은 또 곧이곧대로 제 몸의 장기조직을 남의 것인 양 공격한다. 뇌의 상황은 또 어떤가. 뇌의 면역계가 폭주하거나 미세아교세포가 잘못된 신호를 받는다. 그러면 미세아교세포가 화학물질을 분비해 염증을 일으키고 시냅스를 마구 먹어 치운다. 사람이 온전한 정신과 긍정적인 감정을 유지하는 데 필요한 멀쩡한 시냅스까지 몽땅 말이다.

이 모두가 뇌와 면역계 사이에 존재하는 초고속도로 하나로 다 통한다. 그렇기에 몸에 이상이 생기면 뇌도 이상해진다. 몸의 병을 재촉하는 환경독성, 화학물질, 가공식품 성분이 윗동네 면역세포인 미세아교세포도 부추겨 뇌를 공격할 수도 있다는 뜻이다.

안다. 한 번에 다 받아들이기에는 쉽지 않은 내용이라는 걸 말이다. 하지만 얘기가 진짜 재미있어지는 건 바로 지금부터다. 최신 정보가 우리에게 완전히 새로운 시각을 제시하고 있기 때문이다. 세상에 이 새로운 잣대를 대면 젊은 층에서 정신질환이 돌림병처럼 번지는 작금의 현상이 훨씬 선명하게 보일 것이다.

당신이 기대한 모습이 아닐지도 모른다는 게 문제지만.

우울증과 불안증은 어떻게 온 사회를 전염시켰나

위스콘신 대학교에서 인간생태학과 정신의학을 가르치는 찰스 레종Charles Raison은 오늘날 신경면역학계에서 굴지의 석학으로 손꼽히

다. 레종 교수는 인간이 태곳적부터 미생물과 함께 진화해 왔으며 이 점을 기억해야만 우울증, 불안증, 자살의 발생률이 날로 치솟는 현대사회의 단상을 직시할 수 있다고 강조한다.*

교수는 인간 면역계가 병원균을 적이자 동지 삼아 이뤄 온 공진화의 역사가 현대인의 삶 다방면에 영향을 끼친 특별한 결과를 불러왔다고 설명한다. 그는 이것을 '진화의 부조화evolutionary mismatch'라 부르고 있다.

봉건시대 시골 마을의 비유를 좀 응용해 볼까. 지금 당신은 사냥을 나왔다가 집으로 돌아가는 중이다. 저녁거리로 잡아 묶어 둔 토끼 한 마리가 발걸음을 따라 대롱대롱 흔들린다. 우거진 숲길에 들어선 당신은 중간에 늑대를 만난다. 짐승을 발견하자 순식간에 온몸의 혈관에서 염증성 스트레스 호르몬이 솟구친다. 당신은 투쟁과 도피 중 양자택일의 기로에 놓인다. 도망치거나 맞서 싸우거나. 방법은 둘 중 하나뿐이다.**

이런 본능적인 양자택일 기전은 체내 염증 반응의 불씨 역할을

---

* 우울증과 면역반응 사이의 진화적 연결고리가 새롭게 밝혀진 데에는 레종 교수의 기여가 컸지만, 앤드류 밀러Andrew Miller 교수의 공도 적지 않다. 밀러 교수는 현재 에머리 대학교의 정신의학 및 행동과학과에서 행동면역학 프로그램을 이끌고 있다.

** 이때 스트레스 반응이 작동하는 방식은 다음과 같다: 늑대와 맞서 싸울 경우에는 교감신경계가 발동한다. 뇌를 포함해 전신이 다량의 아드레날린으로 물든다. 순식간에 팔다리가 빨라지고 힘이 붙는다. 천만다행으로 당신은 혈투 끝에 늑대를 제압한다. 휴, 이제 살았다. 안전하고 따뜻한 집으로 돌아간 당신은 토끼고기 스튜로 거하게 차려진 저녁식사 자리에서 무용담을 늘어놓는다. 긴장이 풀린 당신의 몸에서는 이제 부교감신경이 발동해 스트레스 반응이 정상 수위로 내려간다. 이처럼 갖가지 정서적 스트레스 상황을 마주할 때마다 스트레스 반응 주기는 무한 반복된다. 고조기에는 체력도 경계심도 한층 커진 상태로 바짝 긴장했다가, 스트레스 인자가 사라진 해소기에는 긴장이 완전히 풀리고 평정을 되찾는 식이다. 바로 이렇게 인간은 사방에 포식자가 득시글대는 세상에서 이 한 몸 보전하도록 지금껏 진화해 왔다.

한다. 레종 교수의 표현처럼 '진화의 역사를 통틀어 스트레스는 누군가가 감염병에 걸리거나 일찍 죽을 운명을 예고하는 신빙성 있는 징조'였기 때문이다. 원래는 스트레스만 염증성 스트레스 화학물질 수치를 높이는 게 아니다. 격렬한 몸싸움 과정에서 입는 부상과 상처도 큰 몫을 했다고 교수는 설명한다.

늑대와 맞설 때 아무리 뛰어난 싸움꾼이라도 한두 군데는 할퀴거나 물리기 마련이다. 결투 상대가 이웃 부족민이라면 상대방의 몽둥이가 당신의 머리통을 후려칠지도 모른다. 이때 생긴 상처들은 병원균이 침투하기에 아주 좋은 입구가 된다. 그런 까닭에 대치 상황에 처할 때마다 당신 몸의 면역계는 이 같은 스트레스 상황에 어김없이 뒤따르는 병원균의 침입을 막으려고 바짝 긴장해 미리 만반의 채비를 한다.

비슷하게, 마을 사람들과의 불화로 받는 사회적 스트레스 역시 염증성 면역반응 항진의 신호탄이 된다. 사회적 갈등이 몸싸움으로 번지는 일이 허다하다는 걸 무의식적으로 알기 때문이다. 주먹이 나가면 누군가는 상처를 잔뜩 입을 것이고 결국 균 감염이 온몸으로 퍼지는 결말을 맞을 터다. 아니면 먹을 것도 쉴 곳도 없는 허허벌판으로 추방되거나. 길을 헤매던 당신은 폭풍우, 사나운 야생동물, 사이 나쁜 이웃부족과 맞닥뜨린다. 하지만 지금 당신은 아무도 곁에 없는 외톨이다. 당연히 부상을 입고 병원균 무리의 표적이 될 위험성은 배로 커진다. 그런 까닭으로 스트레스가 면역계를 깨워 감염에 대비하게 만드는 초기 경고신호로 무의식에 각인된 것이다.

"스트레스를 받을 때 체내 염증이 커지는 게 진화 과정에서 습득한 본능적 반응인 건 분명합니다. 문제는 요즘에 아무 득도 없는데 도를 넘어 일어나는 사례가 너무 많다는 거예요."

현대의 생활은 중세의 삶과 분명 다르다. 요즘 세상에 길을 가다가 늑대를 만나거나 동네 사람들이 몽둥이를 들고 패싸움을 벌이는 일은 일어나지 않는다. 바로 여기서 진화의 부조화 현상이 시작된다고 레종 교수는 지적한다.

"현대사회에 만연한 스트레스 인자들이 염증을 일으키는 건 더 이상 감염병을 경고하기 위해서가 아닙니다. 그러니 우리는 아무 보상도 없이 염증이라는 괜한 대가를 치르고 있는 거죠."

곧 도착할 거액의 청구서를 계속 걱정하거나 얼마 전 친구 혹은 직장동료와 크게 말다툼했던 일을 재차 떠올린다. 이처럼 심사를 어지럽히는 온갖 심리적 혹은 감정적 위협들이 오늘날 현대인의 몸속에 염증의 불씨를 끊임없이 심고 있다. 현대사회에서는 면역계가 자꾸 찔러 대는 스트레스 때문에 한시도 느긋하게 쉬지 못하는 악순환에서 어느 누구도 벗어나지 못한다.

진화의 부조화를 부추기는 요인이 하나 더 있다. 오늘날에는 옛날만큼 자주 각종 세균과 기생충에 노출되지 않는다는 사실이다. 교수의 설명처럼, '항생제부터 냉장 기술, 포장도로까지 다양한 현대 문명이 인간과 미생물 사이의 역학관계를 재정립한 덕분에, 요즘은

✕

너무 놀라운 작은 뇌세포 이야기

미생물과 직접 접촉할 일이 많지 않은' 것이다.*

그런데 미생물의 입지가 확연하게 좁아진 지 오래임에도 우리 몸의 면역계는 여전히 갈팡질팡한다. 미생물들과 긴밀하게 상부상조할 필요가 없어지자 이 허전함이 생소한 면역계는 다른 핑계에 목마르다. 그리고 마침 그런 갈증을 채워 주는 게 바로 사회적·정서적 스트레스인 것이다.

한마디로 오늘날 미세아교세포는 정서적 스트레스 요인들을 마치 살아 있는 병원균처럼 취급하고 있다는 뜻이다.

아, 큰일이다. 정신 나간 우리 면역계가 21세기의 상징인 만성 스트레스를 병원균으로 인식하는 바람에 우리 몸속에서 염증 유발성 사이토카인이 분수처럼 나온단다. 그 결과로 장기화된 머릿속의 염증은 뇌 신경전달물질과 신경회로를 완전히 망가뜨리고 있고 말이다.

---

* 레종 교수는 이 미생물들 중 다수가 체내에서 강력한 염증억제 효과를 발휘하기에 인간에게 유익했다는 점을 강조한다. 대표적인 예가 '마이코박테리움 바캐Mycobacterium vaccae'라는 박테리아다. 교수는 "이 균에 항암 효과가 있으며 어쩌면 우울증 완화 효과도 있을지 모른다."라고 설명한다. 실험쥐에게 'M. vaccae'를 주입했을 때 미세아교세포의 염증유도 작용이 약해지는 한편 뇌 해마에 염증억제 물질의 양이 증가했다는 동물 연구 결과도 있다. 또한, 'M. vaccae'는 스트레스로 인한 불안감 증가를 막고 불안 행동을 완화시키는 것으로도 확인됐다. 이 모든 증거를 종합하면, 'M. vaccae'가 스트레스 상황에서 일어나는 뇌 신경 염증과 행동 변화를 막아 주고 스트레스를 견디는 탄성을 강화시킨다는 해석이 가능하다. 그러나 착한 놈이든 나쁜 놈이든 진화사의 생사고락을 인류와 함께해 온 세균들과 만날 기회가 현대인에게는 그리 많지 않다. 그 결과, 일상 속 스트레스와 유해 환경인자에 인체 면역계가 대응하는 방식 역시 기이하게 달라지고 있다. 다만 우리가 이 문제에 너무 늦게 관심을 갖기 시작했을 뿐이다.

마지막으로 한 번 더 아까 그 시골 마을로 돌아가 보자. 당신은 무서운 감염병에 걸려 사경을 헤매는 중이다. 이때 뇌 속 미세아교세포는 몸뚱이의 병환을 감지하고 뇌 신경회로를 개조하기 시작한다. 당신은 몸도 마음도 천근만근이라 보전하고 누운 자리에서 옴짝달싹하기 싫어진다. 당신과 당신의 새끼들 그리고 앞으로 태어날 미래의 자손들까지 보호하는 차원에서는 그게 마땅하기도 하다.

사람들에게 버림받을까 두려울 때, 숙적이나 야생동물과의 격투를 앞뒀을 때, 부족 전쟁이 임박했을 때도 당신의 뇌는 비슷하게 반응한다. 그렇게 항진된 면역반응은 '일시적으로' 당신의 무기이자 방패가 되어 준다.

이런 게 바로 건강한 스트레스 반응이다. 사람이 투쟁이냐 도피냐의 기로에 놓일 때 인체 면역계는 긴박한 상황에 빠르게 대처하고자 체내 염증을 크게 증가시킨다. 그러다 위협요소가 사라지면 면역반응은 평상시 수준으로 돌아간다. 몸싸움처럼 순간적인 사건에는 이런 염증 증폭 현상이 유익하다. 상처라도 나서 병원균이 몸속에 침입하면 바로 맞서 싸울 수 있는 태세를 갖추는 것이니까 말이다. 이런 몸의 긴장은 격투가 끝나면 눈 녹듯 사라진다. 그런데 현대 사회에서는 사정이 좀 다르다. 도처에 각종 스트레스 인자가 상존한다는 점에서다. 특히 요즘엔 진흙탕이 되고 있는 소셜미디어 문제가 심각하다. 이처럼 현대인 대다수는 염증 유발성 사이토카인의 수치가 늘 높아져 있기 쉽다. 아무래도 폭주한 미세아교세포가 우울증을 불러오는 것 같다는 추측이 바로 여기서 나온다.

요즘 같은 디지털 시대에는 한껏 예민해진 미세아교세포의 경계 모드가 상시 켜져 있기에 십상이다. 퇴치 대상인 병원균과 다름없는 정서적 스트레스 요인들이 곳곳에 널렸으니 그럴 수밖에 없다. 평소에도 스트레스 반응이 항상 일어나고 있기에, 몸과 마음이 긴장을 풀고 평화롭게 쉬어 갈 짬이 날 리 만무하다.

스트레스 반응은 한때 아주 쏠쏠한 진화 기전이었다. 스트레스 반응 덕분에 병원균을 초장에 진압하고 나도, 사랑하는 가족들도 건강하고 즐겁게 살아갈 수 있었다. 하지만 이건 다 지난 얘기다.

오늘날에는 이 생물학적 반응이 유용하기는커녕 종종 인간을 해치기 일쑤다. 별것 아닌 일도 위기상황으로 확대해석하는 미세아교세포는 과잉대응으로 멀쩡한 시냅스까지 탈탈 털어 버린다. 그 결과는 아침마다 침대에서 몸을 일으키는 게 힘겹고, 거지꼴이 되든 말든 자신을 방치하게 되고, 자존감과 생의 의지를 상실하는 것이다. 이런 게 스트레스를 극복하고 살아남는 데 도움 될 리 만무하다. 갈수록 스트레스에 적절하게 대응하지 못하게 될 뿐이다. 한마디로 이제는 스트레스 반응이 인간으로 하여금 스스로 치유하고 번영할 수 없도록 방해하는 셈이다.

레종 교수는 인간의 뇌가 현대사회의 스트레스 요인들을 진짜 병원균처럼 취급하고 일으키는 이러한 면역반응이 "우울증과 불안감의 행동으로 표출된다."라고 설명한다. 그런 까닭으로 '점점 더 많은 현대인이 우리 사회에서 살아남기 어려운 부적응자가 되고' 있다.

인체 면역계가 21세기 특유의 스트레스 요인들에 대한 대응 능력을 습득하기 위해 힘쓰지 않는 건 아니다. 하지만 실상은 이 진화의 속도보다 각종 뇌 관련 질환이 증가하는 속도가 훨씬 가파르다는 것이다.

같은 얘기를 간단한 수학공식으로 표현하면 이렇게 된다.

A (뇌가 얽혀 생기는 병은 근본적으로 미세아교세포와 뉴런 사이의 비정상적 상호작용에서 비롯되는 신경회로 장애다)

+

B (현대사회에 만연한 각종 자극을 감지한 미세아교세포가 진화의 부조화에 부합하는 방식으로 반응하면 뉴런과의 상호작용이 비정상적으로 일어나고 시냅스가 파괴되고 염증이 확산된다)

=

C (미세아교세포가 일으키는 신경 염증이 오늘날 뇌 신경회로 장애와 신경정신과 질환의 발생률이 급증하는 현상의 주범으로 작용한다)

우리는 현대의 남성 중장년층에게 이 공식을 적용해 볼 수 있다. 각양각색의 사회적 스트레스에 시달리면서 이들에게 우울증이 급증하고 있다는 건 새삼스러운 소식이 아니다. 중장년 남성은 이 공식으로 해설하기에 더없이 이상적인 사례 집단이다. 현대 남성들은 경제적으로 풍전등화의 삶을 살고 있다. 중산층이 날로 급감하고 숙련된 노동력의 대규모 실직이 잇따른다. 하지만 평생교육, 국민연금, 건강보험과 같은 사회안전망은 미흡하기 짝이 없다. 설상가상, 남자라면 호연지기와 대범함을 갖추고 책임감 있게 가족을 부양해야 한다는 사회통념과 맞물려 부담은 배가된다. 사회가 지우는 마음의 짐이 얼마나 무거운지 감당하기 힘들 정도다. 전문가들은 이 모든 사회적 스트레스 요인들이 현대 남성의 우울증, 중독, 자살을 부추기고 있다고 입을 모은다.

무너지는 소녀들

최근 사춘기 소녀들 사이에서 우울증, 불안증, 기분장애, 섭식장애가 들불처럼 번진다는 얘기를 셰이퍼 교수가 꺼낸 김에, 잠시 우리 소녀들의 이야기도 이 가설로 설명해 볼까 한다.

예를 들어, 제인이 고등학교에 다니던 시절을 떠올릴 때면 헤더는 스트레스가 극에 달한 나날의 연속이었다고 묘사한다. 당시 제인은 여느 중고등학생처럼 소셜미디어 때문에 여성을 부정적으로 인식하게 하는 암시와 성차별적 메시지를 하루도 빠짐없이 접하고 있었다.

"이맘때 여자아이들은 소셜미디어 안에서 끊임없이 서로를 비교하고 경쟁해요. 딸애가 가끔 우리에게 친구들의 포스팅을 보여 주곤

했는데, 대부분 자기 자신을 비하하거나 비현실적인 이미지 틀에 저희를 억지로 끼워 맞추는 내용이더라고요. 지금 와서는 다 소용없는 소리지만, 그때 소셜미디어 접속을 좀 더 단속할 걸 그랬어요. 아이에게 섭식장애와 불안장애가 생긴 것도 딱 그즈음이었거든요. 소셜미디어가 아이에게 나쁜 영향을 끼쳤다는 걸 '이제야' 알겠어요."

매일 소셜미디어에 빠져 사는 습관은 청소년에게서 주체성을 박탈한다. 그러면 자신만의 정체성을 스스로 빚어 가면서 친구들과 잘 어울려 지내려는 의지가 꺾이기 쉽다. 레종 교수는 이것을 '전형적인 진화의 부조화 사례'라고 해석한다.

"수렵과 채취에 생계를 의존하던 먼 옛날에는 따돌림의 조짐이 심각한 일이었어요. 무리에서 쫓겨나면 진짜로 죽을 게 뻔했으니까요. 그래서 나만 빠졌다는 소외감을 본능적으로 하루도 견디지 못하는 겁니다. 소셜미디어라는 가상세계를 두고 몹시 시대착오적인 반응이 나도 모르게 나오는 거죠."

어린 시절의 트라우마가 몸과 정신에 미치는 영향을 연구하는 전문가들 역시 같은 의견이어서, 학업 스트레스와 더불어 소셜미디어가 오늘날 우리 아이들에게 유년기 부정적 경험의 최대 원천이라는 목소리가 높다.

헤더는 사춘기 소녀들이 비현실적으로 높은 외모 기준을 강요하는 언론의 왜곡된 메시지에 휘둘리는 모습을 교사로 일하는 평생 지켜봤다. 이 모델 이미지가 생물학적으로 터무니없다는 걸 아이들이라고 모르지는 않는다. 그럼에도 뚱뚱하거나 밋밋하거나 말라서, 대

문자 S라인이라는 초현실적 몸매 기준에 맞지 않는 아이들은 자신이 모자란다고 단정 짓는다. 어쩌다 희귀하게 이 기준에 해당되더라도 자신을 상품 취급하며 침을 질질 흘리는 남자들과 맞닥뜨리기가 십상이다. 여자라는 이유만으로 우리 딸들은 성폭력과 성추행의 표적이 된다. 이게 사실이 아니라면 힘 있는 남성들이 여성을 성적 노리개 취급해 벌어지는 사건들이 끊이지 않을 까닭이 없다. 그렇다고 또 여성이 용감하게 목소리를 높이면 온 화살이 그녀에게 되돌아온다. 예쁘든 예쁘지 않든 모든 여성은 늘 세간의 기대에 어긋나는 행동을 하게 될까 불안감에 떨며 산다. 결국 이것도 소외되지 않으려는 본능인 셈이다. 이처럼 뿌리 깊은 남녀차별 문화가 반복해서 내는 생채기에 소녀들의 속은 누더기가 되어 간다.

그런가 하면 소년들에게도 그 나름의 고충이 있다. 사회가 요구하는 남자다움의 기준 역시 현실과 동떨어진 건 마찬가지이기 때문이다. 다 그렇진 않지만 여전히 많은 남학생들이 강한 힘과 넘치는 호기로 모두를 이겨 먹어야 남자라는 케케묵은 사고방식을 주입당하며 성장한다. 고자도 아니고, 사내로 태어나서 너무 다정하게 굴거나 두려움이나 슬픔 같은 감정을 함부로 드러내면 못쓴다는 것이다. 자연히, 집안이나 학교에 전통적으로 내려오는 터프함의 기준에 미달하는 남자아이들은 무리에서 겉돌며 사춘기 내내 외로운 시간을 보낸다. 그러다 몇몇은 자퇴하거나 비행청소년이 되는 것이고 말이다.

현직 교사 입장에서 헤더는 남녀 공통적인 현상들을 추가로 언급한다.

"입시에 민감한 요즘 아이들은 온라인 세상에서 시험성적, 특별활동, 입상경력 등을 두고 사사건건 푸념하는 게 일상이에요. 또, 주변 근황에도 아주 예민하죠. 내가 따돌림을 당하는지 아닌지 소셜미디어에 바로 드러나거든요. 본인이 찌질이 못난이라는 생각이 들면 아이들은 인생 자체를 비관하기 시작해요. 한번 낙인찍히면 더 이상 돌이킬 방법이 없고요."

분위기가 전체적으로 이러니 아이들이 통찰력을 키우지 못하는 게 가장 큰 일이라며 혜더는 걱정이 이만저만 아니다.

"어려운 장해물을 만났을 때 잠깐 스쳐 지나가는 위기라고 여기지 않아요. 대신에 여기서 완전히 끝이라고 생각하면서 그대로 주저앉죠. 수치심과 자존감의 상처를 떨쳐 내지 못하고 감정에 자신이 잠식돼요. 결국 '내가 문제'라고 믿어 버리는 거예요."

평범한 성년이 되는 게 이렇게 힘든 일일 줄이야.

10대에는 본래 뇌가 사회적 유대에 예민하게 반응하면서 발달하게 되어 있다. 하필 그런 시기에 어떤 소녀가 교우관계를 잃거나 다른 무리 혹은 세상이 휘두른 언어폭력과 사이버폭력에 모욕당한다고 치자. 이때 아이는 정서적으로 회복불능의 상처를 입고, 그 결과로 몸과 머리의 면역계까지 이중으로 강타당한다.

그런 까닭에 21세기의 여성들은 아주 어릴 때부터 자나 깨나 남들 눈치를 보면서 목숨 건 다이어트, 자기혐오, 강제적인 감정 억제, 자기비난을 반복하는 데에 익숙하다. 다시 말해, 투쟁 아니면 도피 아니면 경직 상태의 굴레에서 한순간도 벗어나지 못한 채 늘 긴장 속에서 살아가는 셈이다. 아이들끼리 있을 땐 단 한 번의 실수로도 무리에서 영구추방될 거라는 암시가 도처에 흘러넘친다. 세상으로 눈을 돌리면 성차별이 일상인 우리 사회에서 여성은 어디서도 안전하지 않다는 경고 신호가 또 가득하다. 당연히, 이 시대의 소녀들은 정서적으로 위태롭기 그지없다. 같은 인간으로서 동족과 함께 있어도 불안한데 여자라는 꼬리표를 달고 세상에 나가면 오죽하겠느냐는 거다.

이런 실태는 오늘날 만성화된 사회적 스트레스 요인으로 작용하고 있다. 즉, 여학생들이 소셜미디어나 인터넷 뉴스 구경에 삼매경일 때 그것은 '위험이 다가오고 있으니 조심하라'는 경고방송이 흘러나오는 확성기에 일부러 귀를 갖다 대고 내내 듣고 있는 것과 같은 꼴이다.

그런 면에서 존스홉킨스 팀이 2016년에 공개한 연구의 내용은 그리 놀랍지 않다. 이 보고서에는 소셜미디어에 쓰는 시간이 많은 10대 소녀일수록 우울증, 불안장애, 혹은 기분조절장애가 생길 확률이 높다고 적혀 있다. 실제로도 사이트를 막론하고 소셜미디어 사용 빈도는 청소년의 정신건강과 반비례 관계를 갖는다. 가령, 매일 다섯 시간 넘게 온라인 세상에서 사는 10대는 인터넷 접속 시간이 하루 한 시간 미만인 또래들에 비해 우울증에 걸리거나 자살의 유혹에 빠질 확률이 71% 더 높다고 한다. 더불어, 소셜미디어 사용과 우울증 증상 사이의 연계성은 남자아이들보다 여자아이들 사이에서 더 짙다. 전문가들은 이것이 우울증 발생 위험이 일반적으로 남성보다 여성에게 더 높다는 점 말고도 사진을 공유하면 외모 평을 댓글로 주고받는 스냅챗이나 인스타그램 같은 사이트들을 여자아이들이 더 좋아한다는 사실과 무관하지 않을 거라고 짐작한다.

통계를 볼 때 2012년에 스마트폰을 사용하는 미국 청소년은 전체 인구의 절반이었다. 2015년으로 오면 미국 10대의 73%가 스마트폰을 쓰고 있었다. 그리고 이 3년이라는 시간 동안 10대 청소년의 자살률도 함께 치솟았다.

물론 이런 연구들은 10대의 소셜미디어 사용과 우울증이 밀접하게 연결되어 있다고 말할 뿐, 인과관계를 증명하지는 못한다. 인과를 따지자면 반대로도 설명이 가능하다. 이미 우울증 소견이 있는 외톨이가 위안을 찾고자 현실 밖의 세상인 온라인으로 넘어가면서 소셜미디어에 빠진다는 식으로 말이다. 어느 쪽이 진실인지는 아직 누구도 단정할 수 없다. 그런 가운데 미국의학협회American Medical Association가 2019년에 다소 강경한 목소리를 냈다. 대면 교류는 줄면서 점점 더 전자기기와 디지털 미디어로만 소통하고 표현하는 오늘날의 세태가 급증하는 10대 정신건강장애의 원인이 된다는 결론을 내린 것이다. 보고서 저자들은 10대와 20대 초반 연령대에서는 우울증과 더불어 자살 생각과 행동이 2011년부터 유의미하게 증가한 반면에 청소년기에 소셜미디어에 훨씬 덜 노출된 세대인 26세 이상 연령대로 올라가면 이 경향이 '약화되거나 아예 사라진다'고 지적했다.

어느 쪽이든, 제인의 사례처럼 요즘 아이들이 소셜미디어와 입시 양측에서 받는 어마어마한 심리적 압박감이 뇌 미세아교세포를 폭주시키는 방아쇠가 되었을 것이다. 그런 까닭으로 미세아교세포가 사방팔방에 염증을 일으키면서 뇌 회로 시냅스들을 마구 쳐 냈을 테고 말이다. 사회적 스트레스 인자는 병원균과 엄연히 다르다. 하지만 뇌 입장에서는 그놈이 그놈이다.

10대 소녀들 사이에서 우울증, 불안장애, 섭식장애의 발생률이 무서울 정도로 높다는 작금의 현상은 요즘 소녀들이 그 어느 시대보다도 악독한 심리사회적 인자들을 마주하고 있다는 경고일지 모른다. 소셜미디어는 국경도 기한도 없는 매개체가 되어 그런 사회적 병원균을 온 세상에 퍼트린다. 하필 두뇌 발달이 가장 예민한 시기인 이 연령대에 말이다. 뇌와 신체는 양방향 피드백 통로로 상시 소통한다. 그렇기에 사회적 스트레스 인자의 부추김을 받아 뇌에서도 몸에서도 소녀의 면역계가 과민해지는 건 당연하다.

현대사회에 퍼지는 이 신종 전염병 탓에 불안하고 우울해하는 소녀들은 앞으로도 점점 많아질 것이다. 설마 그럴 리가 싶지만 과학은 이게 분명한 사실이라고 말한다.

우리 아이들이 집단으로 요상하게 지독한 독감 같은 것에 걸린 것처럼 보일 수도 있다. 틀린 말은 아니다. 어떤 면에서는 정말 그런 셈이니까.

오늘날 뇌 미세아교세포의 폭주 탓으로 문제를 겪는 이들은 비단 10대 소녀들만이 아니다. 나쁜 식습관과 환경유해물질은 우리의 면역계를 교란시키며, 현대사회 특유의 스트레스 요인들(경제 불안정, 공동체의식 상실, 왜곡된 정치적 부족주의, 소셜미디어 부작용, 사회안전망의 결여 등)은 사회적 병원균 역할을 한다. 이 두 가지의 복합효과는 미세아교세포의 활동성을 변화시키고 우울증, 인지기능 감퇴, 기타 뇌 관련 문제들의 급증을 불러오기 쉽다. 중간 과정이 조금씩 다를 수는 있겠지만, 청소년부터 노인까지 어느 연령대도 예외는 아니다.

그래도 아직 희망은 있다. 신경생물학자들의 뼈를 깎는 노고 덕에 새로운 길이 하나둘 열리고 있기 때문이다. 환자를 전에 없던 깊이로 공감하고 이해하는 새로운 치료법을 통해 뇌 미세아교세포에서 비롯된 건강 문제를 해결하고 환자들에게 잃어버린 세월을 되찾아 줄 날이 머지않았다.

뇌를 해킹하다

Brain Hacking

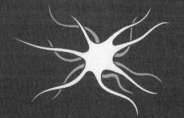

하산 아시프^{Hasan Asif}의 사무실 벽은 의사면허증과 각종 학회 회원증서들과 함께 모래에 그린 만달라 사진들이 가득하다. 그 가운데 둥둥 떠다니는 나무를 수직으로 내려다보는 듯한 동양 수묵화 느낌의 그림 한 점이 눈에 띈다. 나무밑동이 끝나는 부분에서는 뿌리가 거미줄처럼 복잡한 형상을 그리며 사방으로 뻗어 나간다. 뿌리 끝마다 신비롭게도 수도 없이 매달린 분홍 벚꽃 봉오리가 만개할 준비를 하고 있다. 그런데 좀 더 가까이 가서 유심히 보면 이게 실은 나무 그림이 아니라 뉴런을 묘사한 일러스트임을 알게 된다. 좁은 유리 슬라이드 틈새로 긴 촉수들을 한껏 내벌린 뉴런은 현미경 렌즈에 이처럼 아름다운 모습으로 투영된다.

　마치 화가가 뉴런의 시절 좋은 한때를 동양종교학의 감성으로 포착한 것 같다. 이번 생에는 우리의 뇌 안에 깊고 탄탄하게 뿌리내린 이 꽃을 잘 돌보며 살라는 것처럼.

뭔 뜬구름 잡는 소리냐 싶겠지만, 그게 아니다. 다양한 뇌 관련 질병들이 엇나간 미세아교세포와 뉴런의 상호작용 탓에 시작된다는 과학적 증거의 수가 최근 빠르게 증가하고 있기 때문이다. 그러니 이게 보편적 사실로 자리 잡고 나면 폭주해 암살자로 변한 미세아교세포를 원래 상태로 되돌릴 방법도 곧 찾게 될지 모른다. 미세아교세포가 천사 같은 성격으로 돌아간다면 우리의 건강을 해치는 게 아니라 시냅스와 뇌의 신경 네트워크를 복구함으로써 인간을 이롭게 할 터다.

그리고 아시프 박사가 하는 일이 바로 이런 것이다.

뉴욕 도심과 뉴욕 주 브롱크스빌 두 곳에서 뇌 건강 클리닉을 운영하는 아시프 박사는 흔히 '뇌 해킹'이라는 애칭으로 불리는 신경치료법의 개척자로도 유명하다. 뇌 해킹 치료란 한마디로 신경공학 도구들을 활용해 뇌 신경회로와 뇌파의 저조하거나 과도한 활동성을 건강 범위로 맞춰 주는 것이다. 박사처럼 정세에 밝은 의사들이 최첨단 뇌 해킹 기술과 미세아교세포 재부팅 연구의 최신 성과를 환자들이 줄줄이 대기 중인 임상 현장으로 바로 가져온 덕분에, 요즘 들어 의학 이론과 실제의 격차가 많이 좁혀졌다는 평이다.

종합병원의 신경정신과 의사로도 활동 중인 아시프 박사는 여러 뇌 해킹 기술 가운데 특히 경두개 자기자극법TMS, transcranial magnetic stimulation을 애용한다. 박사가 TMS로 치료하는 대상은 주로 케이티 같은 난치성 주요우울장애 환자나 공황장애 환자들이다.

늘씬하지만, 마르지 않은 몸의 아시프 박사는 이제 새치가 꽤 눈에 띄는 50대 초반이다. 검고 풍성한 머리카락을 깔끔하게 빗어 넘겨서 그런지 균형 있게 각진 얼굴형이 한층 도드라진다. 그는 초면인 상대에게도 붙임성 좋게 시선을 맞춰가며 깊이 공감하는 습관이 있다. 그런 그의 행동은 마치 클리닉을 찾는 모든 이가 짊어진 보이지 않는 삶의 무게를 그가 알아볼 수 있다는 인상을 준다. 간단한 통성명만 마치면 이 의사가 당장 마음의 짐을 덜어 줄 것만 같다.

파키스탄에서 태어난 아시프 박사는 원래 심리분석 공부를 했었다. 그러다 뒤늦게 미국 발할라에 있는 뉴욕 의과대학에서 대학원 과정을 거치면서 신경정신과 의사가 되었다. 그때가 1990년이었는데, 당시 의학계는 신경정신과 장애들이 전부 세로토닌과 도파민을 비롯한 각종 신경전달 화학물질이 부족해져 생기는 화학적 이상이라는 고정관념이 뿌리 깊었다. 그러니 신경정신과 병의원이 온갖 의약품의 시험대가 된 것은 당연했다(이런 현상은 지금도 여전하다). 그때 병원에서 제약회사 영업사원을 마주치지 않은 날이 손에 꼽힌다고 박사는 회상한다.

그런데 당시 수련의였던 아시프 박사는 이상한 점을 눈치챘다. 처방받은 우울증 치료제가 잘 듣는 환자가 절반도 안 되었던 것이다.* 게다가 약이 들더라도 효과가 나타나기까지 또 세월아 네월아였다. 환자들은 보통 두 주 정도 약을 복용한 뒤에야 좀 나아진 것도

---

* 분석에 의하면, 통계적으로 신경정신과 환자의 3분의 1이 우울증 치료제에 반응하지 않는다고 한다.

같다는 미묘한 느낌을 받을 수 있었다. 하지만 그마저도 시간이 지나면 약효가 점점 줄기에 용량을 높이거나 다른 약을 추가해야 하기 일쑤였다. 그럴 때마다 나른한 기분, 체중 증가, 머리가 멍한 느낌, 수면장애 등의 부작용이 가중되는 건 당연했다.

그렇다고 박사가 약물치료를 결사반대하는 건 아니다. 오히려 약물 역시 치료의 중요한 일부분이라고 박사는 강조한다. 다만, 약에 취해 있으면 환자가 살아가는 시간의 절반 이상이 본인도 모르게 줄줄 샌다는 게 문제였다.

현장의 의료인으로서 박사는 신경정신과 치료가 점점 더 약물에만 치중하는 현상에 의구심을 갖기 시작했다. 아직 수련의로 있을 때 만났던 한 소녀를 그는 지금도 기억한다. 어린 환자는 불안 증세로 병원에 입원하느라 억지로 부모와 떨어져 지내야 했다. 동료 의사는 입원 수속을 마치자마자 바로 아이에게 SSRI를 투여하기 시작했다. 하지만 아시프 박사는 고개를 갸우뚱했다.

'어째서 하필 세로토닌인 거야? 저렇게 어린 나이에 우울증을 앓으면 보나마나 세로토닌이 부족해서라는 뜻인가? 아이가 혹시 정신적 트라우마를 입었는지는 왜 살펴보지 않지?'

"바로 그때 제가 생물학 중심의 정신의학과 정신분석 사이에서 가교가 되어야겠다고 다짐했습니다. 저는 구조적 차원에서 환자의 뇌 안에 무슨 일이 벌어지는지도 궁금했지만, 사람 자체에도 흥미가 있었어요. 환자가 어떤 사람인지, 어떻게 살아왔는지 같은 것들 말이죠."

그러나 각 환자의 머릿속 불균형을 초래하는 원인을 두고 당시 의료계에서 오가는 담론들이 몹시 실망스러웠다고 박사는 고백한다. 그의 표현으로는 의사가 환자들을 망치고 있다는 자책감이 들 정도였다고.

그때부터 청년 의사 아시프는 머릿속 화학 프로파일에 따라 환자들을 분류하려고 작은 수첩을 지니고 다니면서 환자 특징을 기록하기 시작했다고 한다. 그는 궁금했다. 어려서 아직 덜 발달한 뇌의 특정 영역이 어떤 손상 때문에 변했을 때 훗날 우울증이나 불안장애로 진행하는지, 그리고 만약 그렇다면 이 불균형을 세로토닌 조절로 바로잡을 수 있는지 말이다.

"일단은 보호자와의 유대가 약하거나 애착 문제를 겪는 아이들에게는 SSRI가 가장 유익한가 보다고 추측했습니다. 비슷하게, 뇌의 다른 영역이 손상돼 집중력에 문제가 생긴 사람에게는 도파민 조절제가 효과적인 거고요."

돌이켜보면 참 단순한 생각이었다고 현재의 박사는 말한다. 하지만 그보다 중요한 점은 신경정신과 환자들의 증상이 전부 화학적 불균형 때문이고 모든 정신질환을 만병통치약 하나로 고칠 수 있다는 단순무식한 고정관념을 이 새내기 의사가 깨려고 애썼다는 것이다. 그의 판단으로는 환자의 어릴 적 경험과 현존하는 스트레스 요인들을 치료에 종합적으로 반영하는 게 마땅해 보였다. 그는 아무리 생각해도 의료계가 매우 중요한 무언가를 놓치고 있다는 불안감을 지울 수 없었다.

"신경정신과는 말하자면 생물학과 정신역학의 그릇된 조합이 낳은 불행한 자식이었습니다. 버려진 아이는 제약회사들이 맡아 키웠죠."

그가 박자 맞춰 손가락으로 책상을 톡톡 두드리면서 말한다.

"서로 말을 섞거나 눈을 맞추지도 않을 정도로 사이가 안 좋은 부모를 뒀으니 그런 결과가 당연했던 겁니다."

본인의 성장기 경험으로도 아시프 박사는 세로토닌이 난치성 우울증의 유일한 열쇠라는 주장에 여전히 동의할 수 없었다.

"제가 열한 살 때 아버지가 갑자기 돌아가셨는데요. 그 일로 모든 게 변해 버렸습니다. 하지만 저는 이 깊은 슬픔의 정체가 뭔지 제 나름대로 납득해 내려고 애썼던 것 같아요. 그런 시간들이 이후 제 인생 전반에 지대한 영향을 미쳤고요."

소년은 부친을 잃고 하루아침에 세상에 홀로 남은 심정이었을 것이다. 그러나 어린 시절의 아픈 경험은, 훗날 동료들이 모두 외면할 때도 그만은 꿋꿋하게 환자들을 진심으로 이해하고 있는 힘껏 돕고자 애쓰는 열혈 의사로 성장하게끔 원동력이 되었다.

이쯤에서 내가 박사에게 질문을 던진다.

"그래서, 정신분석과 환자들의 아픔과 신경과학 이론 사이의 공백을 어떻게 좁혀 가셨어요?"

뇌의 깊숙한 속살을 훔쳐보다

2007년, 아시프 박사는 정량적 뇌전도qEEG, quantitative electroencephalo gram라는 뇌 스캔 기법을 새롭게 도입했다. 환자의 뇌 속에서 무슨 일이 벌어지는지 좀 더 자세히 알아보기 위해서였다.

qEEG 검사를 할 때는 환자에게 헬멧 같은 모자를 씌운다. 모자에는 작은 구멍 열아홉 개가 뚫려 있다. 구멍의 용도는 환자의 두피에 센서를 붙이는 것이다. 둥글납작한 센서에는 전선이 연결되어 있는데 이 전선을 통해 데이터가 컴퓨터로 전송된다. 센서는 그곳에서 나오는 뇌파를 읽어 뇌 주요 부위들의 전기적 활성도를 가늠한다. 측정하는 뇌파는 보통 알파파, 베타파, 세타파, 델타파 이렇게 네 가지다. 알파파는 편안하게 이완된 상태에서 활성화되는 반면, 베타파는 시험 볼 때처럼 정신집중을 요하는 상황에서 강해진다. 한편 세타파가 많이 나오면 명상 중이거나 몽상에 빠졌다는 뜻이고, 델타파가 두드러진다면 졸리거나 막 잠들었다는 의미다. 이처럼 뇌파를 종류별로 측정하면 뇌의 어느 부위가 정상적으로 기능하고 어느 부위가 그렇지 않은지 알아낼 수 있다. 뇌파 데이터는 컴퓨터로 자동 전송되는데, 컴퓨터는 정해진 알고리즘에 따라 데이터를 분석한 뒤에 해석 결과를 환자의 뇌 지도로 그려 낸다. 우리는 이 지도를 방대한 데이터베이스를 토대로 미리 만들어 놓은 건강한 정상 뇌의 모델 지도와 비교하면 된다.

아시프 박사기 회상하긴, 클리닉에서 qEEG를 사용하기 시작하자마자 지금 눈앞의 광경이 바로 잃어버린 연결고리 중 하나라는 강렬한 느낌이 들었다고 한다. 그때부터 박사는 신기술을 실전 치료에 적용하기에 앞서 qEEG를 완전정복하는 데 매진했다. 그리고 2년 뒤 뇌 지도를 눈 감고도 판독할 수 있다고 자부하게 되었을 즈음, 마침내 qEEG 뉴로피드백을 환자 치료에 쓰기 시작했다. 쉽게 설명하면, 뉴로피드백이란 증상과 관련된 뇌 부위의 뇌파 활동성을 키우거나 줄이도록 환자들을 도와주는 일종의 뇌 훈련법이다.

　qEEG 뉴로피드백을 위해 두피에 센서를 연결한 환자는 간단한 컴퓨터 게임을 하게 된다. 활동성이 지나치게 높거나 낮은 뇌 영역을 정상 수준으로 돌려놓도록 고안된 게임이다. 가령, 어떤 환자에게 퓨마가 컴퓨터 화면을 가로질러 질주하는 영상을 보여 준다. 이때 우울한 생각에 관여하는 뇌 부위에서 나오는 뇌파가 정상보다 느리면 화면 속 퓨마의 뜀박질이 마치 슬로모션처럼 나타날 것이다. 반대로 뇌 신경회로가 활발히 작동해 환자가 더 잘 집중한다면 퓨마의 질주는 더욱 빨라진다. 한편, 어떤 환자에게는 소리로 뇌 훈련을 유도한다. 처음에는 아름다운 멜로디를 연달아 들려준다. 그러다 환자가 집중력을 잃고 딴 생각을 하면 멜로디는 곧장 불쾌한 소음으로 변한다. 이처럼 의사는 이루고자 하는 뇌파 활동성 목표를 미리 정해 두고 소리나 영상을 활용해 환자에게 긍정적인 혹은 부정적인 피드백을 실시간으로 제공한다. 그렇게 훈련을 반복하다 보면 엉망진창이던 뇌파는 점차 원하는 모범답안에 가까워진다. 뇌 신경회로가 올바른 작동법을 다시 익히면서 사람의 행동도 변하는 것이다.

지금까지의 경험에 의하면 qEEG 뉴로피드백이 환자들에게 확실히 도움이 되는 것 같다고 박사는 평가한다.* 다만, 모든 사례가 그런 건 아니어서 과정이 훨씬 험난하고 느린 환자도 있다고 한다. 그런 데에는 다 이유가 있다. 신경정신과 환자들을 만나 보면 심한 자기비하에 빠져 있는 경우를 쉽게 목격한다. 그런 사람들에겐 하루하루가 이미 고되다. 마음이 무거우니 몸까지 천근만근이고, 자기관리는커녕 손가락 하나 까딱하기 싫다. 그런데 뉴로피드백은 자기 자신을 들여다보고 좋아하라고 하니 이보다 더한 부담이 없다.

바로 이 대목에서 아시프 박사의 특기가 빛을 발한다. 뉴로피드백을 쓰는 다른 의사들이 치료 시간 대부분을 컴퓨터 게임에 분배하는 것과 달리, 박사는 또 다른 전공인 심리분석 기술을 십분 활용해 환자와 많은 대화를 나눈다. 주 단골 소재는 환자의 어린 시절이지만, 연애나 결혼생활은 원만한지, 부모와 자녀 나아가 친척까지 가족관계는 화목한지, 직장에서는 어떤지, 그 밖에 스트레스를 주는 요인이 또 없는지도 항상 묻는다. 박사는 알고 싶다. 내 환자들이 어떨 때 특히 슬퍼질까? 또 어떨 때 행복하다고 느낄까?

실력 있는 치료사들이 으레 그러듯, 아시프 박사가 문제의 본질

---

* 2007년 기준으로, 뉴로피드백의 효과를 조사한 종전의 연구들은 다소 상반된 결론을 내놨었다. 그러나 최근에는 뉴로피드백이 중요한 보조치료법이 될 수 있다는 증거가 점점 늘고 있다. 특히, 외상 후 스트레스 장애PTSD, post-traumatic stress disorder의 기분조절장애와 불안 증세, ADHD의 증상, 범불안장애의 증상에 효과가 있다는 분석이다. 일례로 2018년에 공개된 단일 눈가림 무작위배정 대조 임상연구 1건에 의하면, 주요우울장애 환자들에게 뉴로피드백을 실시했을 때 38%가 안정적인 회복세를 보였고 우울증 증상이 뉴로피드백 치료 전에 비해 43% 감소한 것으로 나타났다.

을 꿰뚫는 데에는 그리 오랜 시간이 걸리지 않는다. 도대체 어떤 계기가 이 사람을 이토록 안절부절못하고, 후회만 하고, 세상을 두려워하게 만들었는지 그는 단번에 알아낸다.

하지만, 마냥 한가롭게 수다만 떨 수는 없고 대화하는 틈틈이 qEEG 뇌 지도의 변화도 확인해야 한다.

"어린 시절 겪었던 트라우마를 떠올려 보라고 하면 특정 뇌 부위의 활성이 바로 커지는 게 확인돼요."

그걸 보면 어떻게 상실, 후회, 상처, 두려움 등의 감정이 얽혀 겹겹이 쌓여 갔고, 어떻게 특정 뇌 영역의 신경회로를 오랜 시간에 걸쳐 이토록 망가뜨렸는지 납득하게 된다는 게 박사의 설명이다.

박사가 우울증을 예로 들며 얘기를 이어 간다.

"우울증 환자의 신경회로는 무감동증, 그러니까 사는 데 모든 흥미를 잃은 환자의 신경회로와 다른 모습을 보입니다. 제가 어린 시절과 관련된 어떤 질문을 환자에게 해요. 그런데 이때 환자의 우뇌 두정엽과 도엽 뇌파가 거북이 기어가는 형색이거나 아예 멈춰 버린다고 칩시다. 그럼 이건 십중팔구 옛날에 환자가 성장발달에 큰 영향을 미친 트라우마를 겪었다는 증거라고 볼 수 있어요."

뉴로피드백을 처음 알게 되고 지금까지 아시프 박사는 치료용 최신 신경공학 도구가 등장할 때마다 몸소 써 보고 평가하는 데 주저하지 않았다. 그런 그가 지난 10여 년 동안 가장 흥분했던 건 뇌 심부深部를 더 자세히 보여 주는 새로운 기법이 나왔을 때였다. 표준화 저해상도 전자기단층촬영standardized low-resolution electromagnetic tomography이라는 어마어마한 이름을 가진 이 컴퓨터 프로그램은 줄여서 일명 sLORETA라는 애칭으로도 불리는데, 두피에 부착된 센서를 통해 전송된 정보를 합성할 줄 안다는 점에서 기존의 qEEG보다 한 단계 진일보한 기술이다. qEEG가 받은 데이터를 그대로 가지고 뇌파 기능 상태를 정성적으로든 정량적으로든 알려 주는 것과 달리, sLORETA는 같은 데이터를 바탕으로 보다 역동적이면서 생생한 3차원 입체 영상을 실시간으로 구현해 낸다. 언뜻 EEG가 아니라 진짜 PET 스캔처럼도 보이는 이 실시간 뇌 영상은 색깔 표시까지 가능하다. 그래서 어느 곳의 신경 활성이 정상보다 높으면 불타는 빨간색으로 표시된다. 반대로 활동이 저조한 곳은 얼음장 같은 파란색으로 색칠된다. 한편, 적당히 분주하게 돌아가는 뇌 영역들의 색깔은 초록색이다. 말하다 보니 마치 누군가의 머릿속 사정을 실시간으로 훔쳐보는 염탐꾼이 된 것만 같다.*

박사의 클리닉은 실시간 뇌 스캔 기법이 상용화되자마자 현장에 도입했다. 덕분에 이곳에서 첨단 영상기술의 도움으로 신경정신장애, 행동장애, 인지장애가 나아서 돌아간 환자가 수천 명에 이른다. 박사가 강조하길, 환자가 다양한 감정 반응을 보일 때 어느 신경회로가 비정상적 양상을 띠는지 즉각 확인할 수 있다는 게 얼마나 큰

---

* 일부 의사는 TMS 시술을 할 때 뇌 활동을 기록하고 삼차원 이미지를 구현할 용도로 뇌자도MEG, magnetoencephalography를 사용한다. 그렇게 만들어진 MEG 영상을 참고해 환자 뇌의 어느 영역이 언제 비정상적 활동성을 나타내는지 의사가 알 수 있다. EEG와 MEG의 가장 큰 차이점은 전자의 경우 뇌의 전기적 활성도를 측정하지만, 후자의 경우 자기장을 활용해 뇌의 활동을 읽는다는 것이다(그런 면에서는 PET 스캔이나 MRI 스캔과 흡사하다).

강점인지 모른다고 한다. 박사는 이것을 '다른 의사들은 모두 찾는데 실패한 새로운 생체지표물질을 내가 마침내 발견한 기분'이라고 표현했다.

실제로, 임상 현장에서 수천 환자의 뇌 속살을 생생한 삼차원 영상으로 들여다보면서 박사가 새롭게 알게 된 사실이 한두 가지가 아니라고 한다. 가령, 측두엽은 회상과 연관된 영역이라서, 사람이 되돌릴 수 없는 과거에 얽매여 후회만 반복할 때는 측두엽에서 나오는 뇌파 신호가 강해진다. 또, 사람이 자신의 감정을 부정하거나 애써 참으면서 감정에 따라오는 몸의 물리적 감각을 억지로 무시할 때는 도엽과 두정엽이 이상 동태를 보인다는 것도 박사가 처음 확인한 정보다. 박사의 설명으로, 이런 사람들은 무의식적으로 특정 감정을 자신에게 허락하지 않는단다. 비슷한 원리로, 대뇌 변연계와 전전두엽 피질의 시냅스 활성이 변하는 걸 보면 환자가 지금 공황 상태인지 아닌지도 알 수 있다고 한다.

박사는 이런 패턴들을 모두 '신경정신분석학적 회로'라는 큰 그림 안에서 생각한다. 그러면 저마다 최악일 그 사람만의 아픔을 세심하게 헤아릴 수 있기 때문이다.

2014년 무렵, 아시프 박사는 TMS에도 본격적인 관심을 갖기 시작했다. 당시 TMS는 메이오 클리닉Mayo Clinic이나 하버드 의과대학 같은 큰 병원에서 가끔씩만 사용되던 기술이었다. 그런데 그해에 한 TMS 기기가 약이 듣지 않는 난치성 우울증 환자를 위한 치료법으로서 미국 FDA의 허가를 받았다.*

TMS가 주요우울장애를 치료하는 데 효과가 있음을 증명하는 임상연구 자료는 적지 않다. 그런 가운데 2016년, 알바로 파스쿠알-레온Alvaro Pascual-Leone 박사를 필두로 베스 이스라엘 디커네스 종합병원Beth Israel Deaconess Medical Center과 하버드 의과대학에 소속된 일단의 TMS 전문가들이 새로운 연구 결과를 들고나왔다. 케이티처럼 구식 전략이 전혀 먹히지 않는 주요우울장애 환자들에게 뇌 신경회로를 건강하게 복원하는 TMS의 효과가 빠르면서 오래가기까지 한다는 내용이었다.** 이 연구에서는 30회 TMS 시술 후 증상이 상당히 개선된 환자들 중 다수가 우울증에 다시 빠지지 않았고 해가 여러 번 바뀌는 동안에도 효과가 사라지지 않았다. TMS 치료에 반응을 보였던 나머지 환자들은 약 6개월 간격으로 TMS 시술을 다시 받아야 했지만, 그렇게 해서 치료 효과를 유지하는 게 가능했다. 재시술로 우울증을 통제하면서 건강하고 활동적인 일상을 계속 누릴 수 있었기 때문이다.

간단히 설명하면 TMS란 두피에 붙인 센서를 통해 필요한 뇌 부위에 정확히 조준하여 순간적인 자기자극을 전달하는 기법이다. 깜짝 놀란 뇌 부위에서는 전류가 생성되는데, 이것을 이용해 모자라

---

* 2014년에 TMS 자극장치인 뉴로네틱스Neuronetics사社의 뉴로스타NeuroStar에 떨어진 허가를 시작으로, 미국 FDA는 그 이후 약물요법이 듣지 않는 우울증 치료를 위한 TMS 장치의 허가신청 다섯 건을 추가로 승인했다.

** 파스쿠알-레온 박사가 난치성 우울증에 TMS를 적용하는 임상연구에 처음 성공한 것은 20여 년 전으로 거슬러 올라간다. 이 연구의 결과는 1996년에 〈더 랜싯〉에 발표됐다.

거나 넘치는 신경회로 활동성을 조정할 수 있다. 자기자극이 발사될 때 헬멧을 쓴 당사자가 받는 느낌은 그냥 누가 손가락으로 정수리를 반복해서 톡톡 건드리는 것과 비슷한 정도라고 한다. (사실, 기술적으로는 TMS나 전기충격요법이나 별반 다를 바가 없다)* 숙련된 시술자는 두피와 두개골을 지나 뇌 깊숙한 곳곳에 매우 높은 정밀도로 자기자극을 전달할 수 있다. 그와 동시에 모니터에 뜨는 동적 뇌 스캔 영상을 보고는 어느 뇌 부위가 너무 활동적인지(밝은 빨간색) 혹은 지나치게 비활동적인지(밝은 파란색) 가늠한다. 이때 시술이 성공적이라면 자기자극으로 뇌 회로의 전기발화 패턴이 바람직한 방향으로 바뀌기 시작할

---

* 사실, 전기충격요법electroconvulsive therapy, 즉 ECT는 오래도록 논란이 끊이지 않던 치료 기술이었다. 하지만 활발한 임상연구를 통한 검증 노력과 더불어 치료원칙 확립과 기술의 발전으로 안전과 효능을 모두 보장할 수 있게 되면서 현재는 ECT가 난치성 우울증 환자의 70~80%에게 효과가 있다고 알려져 있다. 임상 현장에서 ECT가 사용된 역사는 수십 년에 이르지만, 치료 효과의 정확한 기전은 여전히 수수께끼로 남아 있다. 그런 가운데 2018년에 한 독일 연구팀이 ECT의 치료 효과가 신체 염증과 고양된 뇌 미세아교세포 사이에 일어나는 양방향 상호작용의 결과인 것 같다는 해석을 내놨다. 연구진이 공개한 증거는 환자 12명에게서 뇌척수액과 혈액을 채취해 측정한 사이토카인의 수치였다. ECT 시술 후 이 염증 생체지표물질의 수치를 시술 전과 비교 분석한 결과, ECT 시술 전에 대식세포/미세아교세포 활성화를 암시하는 염증 생체지표물질의 수치가 높은 환자일수록 ECT에 더 잘 반응하는 경향이 있었다. 그 말은 곧 미세아교세포가 난치성 우울증의 병태생리학에 관여한다는 의미였다. 그뿐만 아니라, ECT 효과의 핵심은 미세아교세포와 대식세포의 활동성을 낮추는 작용에 있으며 염증이 심한 환자일수록 영향력이 더 크다는 뜻이기도 했다. 또 다른 2018년 임상연구 역시 난치성 우울증을 주제로 다뤘는데, 이 연구에서는 특히 여성의 경우 CRP를 비롯한 여러 염증 생체지표물질의 수치가 높을 때 그렇지 않은 환자들에 비해 ECT에 대한 치료 반응이 더 좋은 것으로 관찰됐다. 한편, 보다 앞선 2016년은 동물 연구 자료가 무더기로 나온 해였다. 이 자료를 보면, 뇌 해마의 미세아교세포들이 잔뜩 흥분한 데다가 만성적 스트레스 환경에서 우울증과 비슷한 증상을 보이는 실험쥐들이 ECT 치료에 더 잘 반응했음을 알 수 있다. 추가 분석 결과, 이런 ECT 효과의 비밀은 해마 미세아교세포들의 머릿수와 활동성이 크게 변했다는 데에 있었는데, 시술 후 신경재생이 증가하고 건강한 뉴런이 새로 자라났다는 게 그 증거였다. 이처럼 ECT는 약이 소용없는 우울증 환자의 3분의 2 이상에게 쓸모 있다고 여겨지지만, 문제는 부작용이다. ECT 시술을 받고 나면 직후 몇 시간 동안 단기적으로 환자의 단어 기억력, 언어능력, 수행능력 등이 떨어질 수 있다고 한다. 그런 이유로 —여기에 시술이 다소 침습적이라는 점까지 한몫 보태— 오늘날 ECT는 온갖 시도에 실패했을 때를 대비한 최후의 보루로 밀려난 신세다.

것이다. TMS 시술은 한 번에 보통 25분 내지 30분 정도 걸리지만, 이 짧은 시간 안에도 달라지는 게 눈에 보인다. 지금껏 그렇게 제멋대로이던 뇌 영역들이 마침내 자기 본분을 찾아간다는 뜻이다.

케이티 같은 환자들을 생각해 보자. 케이티는 EMDR 요법, 상담 치료, 트라우마 중심 CBT, 바이오피드백, 신경정신과 치료, 영양 상담, 한방 병원 치료 등등 주요우울장애와 공황장애 때문에 안 받아 본 치료가 없다. 지난 25년 동안 한 주도 거르지 않고 일주일에 며칠씩 이런저런 치료실에 출석 도장을 찍은 시간을 다 합치면 수천 시간은 족히 넘는다.

그러니 허송세월한 지난 20여 년에 비하면 TMS 30회 차쯤이야 간에 기별도 가지 않을 터다.

아시프 박사가 가장 알고 싶은 건 TMS가 환자들에게 효과 있을까 하는 것이었다. 증세가 재발하는 일 없이 환자들을 고통에서 해방시킬 수 있을까? 그래서 그는 TMS에 대한 심층교육을 받고 수만 달러를 투자해 TMS 신경치료 장비를 클리닉에 들였다. 그런 다음 이것을 qEEG 뇌 지도, 실시간 뇌 스캔, 뉴로피드백, 심리치료, 약물치료와 연계해 어떻게 활용할 수 있을지 고민하기 시작했다.

결과는 기대했던 대로였다.

"처음에는 상담 중에 환자에게 공황발작이 왔을 때 '실시간으로' 진정시키는 데 도움이 되더군요. 그런데 그때만이 아니고 전체적으로도 치료 성공률이 상당히 높았습니다."

박사가 막힘없이 설명을 이어 간다.

"우리 클리닉을 찾는 환자들이 얼마나 힘든지 절절히 느낄 수 있었어요. 뇌 영상에 선명하게 나오거든요. 그분들이 얼마나 비참한 심정으로 살아가고 있는지 말이죠. 말하자면 당사자는 침묵하지만 뇌가 세상을 향해 고함을 지르는 것과 같아요. '나 좀 봐! 자, 여기 뭔가가 단단히 잘못돼 가고 있어. 제발 도와줘!'라고요."

2016년에는 한층 더 진화한 뇌 지도 작성 도구가 새로 나왔다. 2016년, 캘리포니아 주립대학 버클리 캠퍼스의 연구팀이 만든 일명 '뇌 아틀라스'가 그것이다. 한마디로 암시, 단어, 감정, 기분에 뇌의 각 영역이 어떻게 반응하는지를 정밀하게 보여 주는 일종의 영상집이라고 보면 된다.

이 신기술의 힘으로 신경정신과 장애를 연구하는 전문가들은 뇌를 더 잘 이해할 수 있었고 덕분에 우울증 안에서도 각 아형별로 뇌 신경회로의 특징이 보다 구체적으로 밝혀지게 됐다. 가령, 오직 스트레스 때문에 무력한 우울 행동을 보이는 유형인지 아니면 생소한 스트레스 환경에서 당황해 스스로 제어하지 못하는 유형인지 이 뇌 스캔 영상에서 목격되는 특유의 신호로 구분 가능하다는 동물 연구 자료가 있다. 실제로, 전자에 해당하는 환자들의 경우 동기부여, 감정 처리, 학습, 기억, 논리적 사고와 행동을 관장하는 뇌 영역들 대부분의 활동성이 저조하다. 그런데 작은 점만 한 한 부위만은 예외로 과잉활동성을 보인다고 한다. 바로, 뇌간에 있는 '청반清斑, locus coeruleus'이라는 곳으로, 스트레스와 긴장에 대한 신체 반응을 조절하는 영역이다.

한편 아무리 좋은 일이 생겨도 기쁨을 느끼지 못하는 무감동증 환자들은 알고 보니 후방 복내측 전전두엽 피질이라는 부위에 신경 결손이 있었다. 연구자들에게는 갑자기 참고하기 좋은 안 건강한 뇌와 건강한 뇌의 비교 견본이 생긴 셈이다.

우울증을 예로 들면 이렇게 이해할 수 있다. 뇌 영역 거의 대부분이 "네가 아무리 발버둥 쳐도 소용없어. 그러니 포기해."라고 으름장을 놓는 동안 손톱만 한 한 구석에서는 또 "곧 끔찍한 일이 벌어질 거야. 그러니 조심해!"라고 큰 소리로 경고한다. 다시 말해, 누군가가 심한 우울증에 빠져 있을 때는 흔히들 지레짐작하는 것처럼 단순히 홀홀 털고 일어날 여력이 없어서 그러는 게 아니다. 이 사람의 뇌가 '괜히 애쓸 것 없다.'라고 계속 속삭이고 있기 때문이다.

아직 완벽하진 않아도, 뇌 스캔 기술들은 신경정신과 질환의 경과를 예측하는 데 갈수록 유용하게 쓰이는 추세다. 가령, 처음에 우울증 진단을 받을 때 좌뇌 중간전두엽 피질의 활동성이 저조했던 환자는 4년 뒤 원발성 우울증으로 확진되는 경우가 대부분이라고 한다. 반면에 처음에 좌뇌 중간전두엽 피질의 활동성이 과다하게 측정된 환자는 우울증이 사뭇 다른 방향으로 전개되어 4년 뒤면 다수가 양극성 장애로 변형된다.

이처럼 동적 뇌 스캔에 대한 전문가들의 이해가 깊어지면서 이세는 피검사로 신체질환을 진단히는 것과 똑같이 뇌 영상검사로 마음의 병을 판가름할 수 있게 되었다.

증거도 있다. 메이오 클리닉에는 자폐스펙트럼장애 환자들이 치료 후에 감정을 더 잘 느끼게 되었다는 임상 사례가 차고 넘친다. TMS가 수행기능과 공간작업기억을 관장하는 뇌 영역들의 뉴런 고장을 수리한 결과다.*

이때 주의할 점이 하나 있다. TMS나 뉴로피드백의 목적은 모든 뇌를 어떤 이상적인 표본에 획일적으로 끼워 맞추는 게 아니다. 이 치료를 받는다고 해서 사람의 내면을 채워 인간을 인간답게 만들어주는 회의감, 슬픔, 창의적 상상, 기쁨 등의 다채로운 인생 경험이 싹 지워지지는 않는다. 사람의 뇌는 저마다의 의미에서 모두 특별하기 때문이다. TMS나 뉴로피드백 같은 치료법들은 개개인이 일상에 잘 적응하고 세상에 자연스럽게 녹아들도록 돕는 역할을 한다. 각자의 개성은 그대로 간직한 채 나 자신과 세상을 사랑하도록 말이다.

---

* TMS가 비만 치료에도 효과적임이 한 연구에서 증명됐다. 이 연구에서는 참가자 절반에게 TMS를 15회 실시하고 나머지 절반에게 위약 치료를 받게 했다. 그런 다음, 참가자들로부터 대변 검체를 수거해 장내미생물총을 분석했다. 연구진은 여러 가지 신경전달물질과 화학물질도 측정했다. 5주의 치료 기간이 흘렀을 때 TMS 군 참가자들은 체지방이 4% 넘게 빠져 있었다. 이는 대조군과 비교해 유의미한 변화였다. 그뿐만 아니다. TMS 치료를 받은 환자들의 소화관에는 염증 억제 능력이 있는 유익균이 증가한 반면, 대조군에서는 같은 변화가 목격되지 않았다. 참고로, 체중이 정상인 건강한 사람들에게서 흔히 관찰되는 이 유익균 균주들은 탄수화물과 기름진 음식에 대한 식탐을 억눌러 준다고 알려져 있다. 뒤 단원들에서 정식으로 다루겠지만, 짐작컨대 연구 결과가 이렇게 나타난 것은 장내미생물총을 구성하는 균주들이 뇌 미세아교세포의 활동성에 영향을 미치고 그 반대의 관계도 성립하기 때문일 것이다. 단, 연구를 반복해 재현성 검증을 거쳐야 하기에 이 데이터는 아직 정식으로 발표되지 않은 상태다.

미세아교세포와 뉴런을 새롭게 연결해
뇌를 다시 태어나게 하다

아교세포 생물학의 급성장은 현대 신경과학의 판도를 완전히 뒤집 었다. 그에 따라 오늘날 신경생물학자들은 완전히 새로운 논제를 가 지고 씨름하고 있다. 바로, TMS가 정확히 어떻게 미세아교세포를 재부팅해 시냅스 파괴행위를 멈추고 반대로 뇌의 보양과 성장을 돕 게 만드느냐는 것이다.

미세아교세포가 공격 모드일 때 시냅스 가지들을 앞뒤 안 가리 고 쳐 낸다는 것은 이제 다들 웬만큼 아는 상식이다. 그런데 최신 연 구에 의하면 폭주한 미세아교세포가 뇌 해마에 있는 특정 유형 뉴런 을 유독 집중적으로 파괴한다고 한다. 이 뉴런의 특징은 원래 탁월 한 재생력을 지닌다는 것인데, 미세아교세포는 이 뉴런이 싹트는 족 족 저격해 살해한다. 전문가들은 우울증 환자와 성장기 트라우마를 겪은 사람의 뇌 해마가 그토록 쪼그라들어 있는 게 바로 이것 때문 이 아닌가 의심하고 있다.

이때 우리가 흥분한 미세아교세포를 진정시킨다면 어떨까. 만약 그럴 수 있다면 재생 능력이 원체 좋은 이 뉴런들은 뇌 안에서 알아 서 번성할 것이다.

그렇다면 TMS는 어떻게 미세아교세포를 후퇴시켜 갓 태어난 건 강한 뉴런이 뇌 시냅스 구조를 복원하게 하는 걸까? 한마디로 TMS 가 정확히 어떻게 뇌를 다시 태어나게 하느냐는 말이다.

딱 봐도 무리한 주문 같다. 저격수에게 발포 직전에 이 작전은 더 이상 안 하기로 했으니 접고 내려오라는 철수 명령을 내리는 꼴 아닌가.

뇌는 전기로 작동하는 기관이다. 뇌에서 뉴런은 다른 뉴런들에게 메시지를 전달하는 일을 한다. 일반적으로 뉴런은 초당 5~20회 빈도로 전기신호를 발생시켜 자신과 연결된 수만 뉴런들에게 흘러 보낸다. 즉, 뉴런이 한 번 발화할 때마다 전기신호를 퍼뜨리는 데에 초당 수십 개의 시냅스가 동원되는 셈이다.

그런 뉴런을 미세아교세포는 영양소와 보조 물질들을 공급하며 보살핀다. 덕분에 튼튼하게 성장해 건강을 유지한 뉴런은 뇌 구석구석에 올바른 메시지를 신속·정확하게 퍼뜨린다. 미세아교세포의 이런 뒷바라지가 없다면 뉴런은 맡은 임무를 제대로 수행하지 못한다. 뉴런이 비틀대기 시작할 때, 그 결과는 전기발화가 넘치거나 모자라거나 둘 중 하나다.

뇌의 뉴런 발화가 과한지 부족한지는 스캔 영상에 바로 나온다. 알파파, 베타파, 세타파, 델타파 같은 뇌파가 얼마나 빠른지 혹은 느린지를 보고 금세 알 수 있기 때문이다.

연구에 의하면, 뉴런이 원활히 성장하고 번성하는 것 외에 시냅스의 전기적 활동을 유지하는 데에도 미세아교세포가 중요하다고 한다. 그래야만 정상적인 뇌파가 나오고 뇌가 건강하게 기능할 수 있다. 종류별로 서로 다른 정신 상태를 대변하는 뇌파는 규칙적으로 순환하는 게 보통이다. 순환 패턴이 고르다면 더할 나위 없이 좋지만, 엇박자가 나면 그때부터는 문제가 생긴다.

가령, 전문가들은 우울증 환자의 뇌 qEEG 화면이나 동적 뇌 스캔 영상을 보고 의심 부위를 딱 짚어 낸다. 그러고는 뇌파가 이상하니 뉴런 발화, 즉 미세아교세포와 뉴런의 소통이 제대로 일어나지 않는 듯하다고 얘기한다. 아시프 박사 같은 현장의 의사에게 델타파든, 감마파든, 세타파든, 베타파든 정상이 아닌 모든 뇌파 형태는 곧 미세아교세포와 뉴런 사이의 긴밀한 공조관계가 깨졌다는 경고 신호다.

그렇게 생각하면 뇌가 친숙하게 인식하는 약한 전기 자극을 주는 TMS 기술은 꽤 근거 있는 전략이 된다. 시술을 제대로만 한다면 TMS는 미쳐 날뛰며 시냅스를 먹어 치우던 미세아교세포를 재부팅해 진정시킬 것이다. 그렇게 올바른 메시지를 새로 할당받은 미세아교세포는 애초에 그랬어야 하는 대로 다시 뉴런 양육과 부양에 힘쓸 것이고 말이다.

이처럼 미세아교세포와 뉴런 사이가 온전하게 복원된 결과는 뉴런이 제 기능을 충실히 수행하는 것이다.

이 부분을 이해하는 데에는 스티븐스 교수의 보충설명이 큰 도움이 되었다.

"미세아교세포는 뉴런과 시냅스의 상태를 예의주시하면서 민감하게 대응합니다. 미세아교세포는 활동이 적은 시냅스를 우선적으로 퇴출시키니, 뉴런을 자극해 다시 활성화시키는 기술에 치료적 가치가 있을 거예요. 만약 이 기법이 통한다면 적어도 환자들이 더 이상 아무 소용 없는 약들에 절어 있지 않아도 되겠죠. 그것만으로도 대단한 발전 아닐까요."

그런 한편 아시프 박사는 뉴런과 미세아교세포의 관계를 정교한 이인무二人舞에 비유한다.

"무용수 하나가 박자를 놓쳤을 때 그 부분의 뇌 회로 조절에 이상이 생기는 겁니다. 두 무용수의 스텝이 서로 맞지 않으니 뉴런과 미세아교세포의 정확한 의사소통이 불가능해질 수밖에요."

하지만 박사가 바로 덧붙인다.

"이때 우리가 뇌파 활동을 증가시키거나 줄여서 뇌의 리듬을 돌아오게 해요. 그러면 고장 났던 회로가 정상복구되고요. 환자의 증상이 빠르게 호전되는 게 눈에 보일 정도죠."

게다가 이것은 정신의학계, 정신분석학계, 면역학계, 신경과학계 전체에도 반가운 소식이라고 아시프 박사는 말한다.

"지금까지는 우리가 다 제각각이라고 여겼던 이 분야들이 실은 '전부 하나'라는 증거니까요. 앞으로는 더 많은 환자가 완치될 수 있을 겁니다."

궁지에 몰린 영혼

A Beleaguered Mind

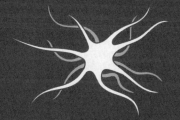

지금 나는 뉴욕의 어느 뇌 건강 센터 대기실에서 케이티 해리슨과 함께 어두운 색깔의 낡은 가죽소파에 앉아 순서를 기다리는 중이다. 오늘 우리는 하산 아시프 박사를 만나기로 되어 있다.

시간과 돈이 드는 건 물론이고 감수해야 할 모든 번거로움을 감안하면, 케이티로서는 쉽지 않은 결정이었을 거다. 그러나 건강을 생각하면 답이 하나뿐이었다고 그녀는 말한다. 가장 최근에 마지막으로 만났을 때 그녀는 생각할 시간이 필요하다고 했었다. 여기저기 자료까지 찾아보고 나서 내린 결론은 역시 TMS 치료에 도전하는 게 낫겠다는 거였단다. 그동안 케이티는 안 해 본 게 없었다. 신경정신과와 기타 내과 분과에서 제안하는 치료란 치료는 다 시도해 봤다. TMS는 얼마 전끼지도 시기상조라는 평이 많았지만, 최근 부쩍 주요

우울장애와 불안장애 치료의 확연한 성공 사례가 거듭 보고되고 있었다. 게다가 그녀가 다니는 동네 신경정신과 의사 역시 아시프 박사가 이름난 실력자이고 이 치료가 정말 도움이 될지 모른다며 TMS를 추천했다고 한다.

그렇게 케이티는 버지니아주에서 뉴욕까지(쉬지 않고 운전하면 다섯 시간 가까이 걸리는 거리다_옮긴이) 그 먼 길을 기차를 타고 단숨에 달려왔다. 오로지 자신이 이 치료를 받기에 적합한 후보인지 아닌지 말해 줄 뇌 사진 한 장을 찍기 위해.

지금 그녀는 쓰러지기 직전이다. 기차역의 소음과 번잡함, 어쩔 수 없이 낯선 사람들과 말을 섞어야 하는 스트레스, 뉴욕 특유의 속도감과 거리마다 북적이는 인파, 내 집만 못한 호텔 등등 오랜만에 겪은 고도의 긴장감에 진이 빠질 대로 다 빠졌다. 호텔은 박사의 사무실에서 그리 멀지 않다. 하지만 케이티는 극도로 지친 나머지 호텔을 나서자마자 두 블록 거리를 슬슬 걷기보단 택시를 부르는 쪽을 택한다.

"맘 같아선 일부러 한 열두 바퀴쯤 돌다 와서 내리고 싶었답니다. 이 치료에 기대가 크지 않았다면 아마 진짜로 그랬을걸요."

그녀가 계속해서 속삭인다.

"저는 우리 가족사와 제 개인 병력 모두 잘 알잖아요. 병원 검사 결과도 많이 봤고요. 제 염증지표 수치가 주요우울장애 환자들 것과 비슷하대요. 만약 제가 암에 걸렸다면 의사는 증상만 없애는 게 아니라 근본 원인인 암 덩어리를 치료하려고 했겠죠. 똑같아요. 저도 제 머릿속에서 무슨 일이 벌어지고 있는지 알고 싶어요. 몸의 염증 때문에 미세아교세포가 미쳐서 뇌 시냅스를 난타하는 거라면, 그게 제가 이 지경이 된 거나 무슨 짓을 하든 조금도 낫지 않는 것과 분명 연관 있을 거라는 생각이 들어요."

케이티는 어떤 면에서 자신이 암환자나 다름없다고 비유한다. 인생이 이미 끝났는데 목숨만 연명하는 신세라는 것이다.

"만약 제가 치료 실패율이 이렇게 높은 어떤 신체질환에 걸렸더 라도 전 포기하지 않고 온갖 시도를 다 했을 거예요. 제가 지금껏 그 랬던 것처럼요. 그동안 과학계의 새 소식을 계속 주시해 왔는데요. 자료와 기사 들을 읽다 보니 TMS로 효과를 본 사람이 많더라고요. 그래서 아시프 박사님을 찾아뵈려고 한 거예요. 혹시나 저도 될까 싶어서요."

"이 치료를 받기로 한 건 민디와 앤드류 때문이기도 해요."

그녀가 또 다른 속내를 조심스레 꺼내 보인다.

"엄마가 건강하지 않다는 불안감 속에서 성장기를 보낸다는 게 어떤 건지 누구보다 제가 잘 알거든요. 제 새끼들에게는 다른 미래 를 선물하고 싶어요. 자식에서 또 그 자식으로 대물림되는 악순환을 멈추고도 싶고요."

이때 나는 지난번과 똑같은 현상을 목격한다. 흔히 사람이 가슴 아픈 얘기를 할 때는 표정과 목소리에 특유의 감정이 실리기 마련이 다. 그런데 케이티에게는 그런 게 없다. 마치 생각과 감정이 완전히 따로 노는 것처럼. 나는 궁금하지 않을 수 없다. 정신과 의사들이 소위 '정동情動 부재'라고 부르는 그녀의 뇌 신경회로 이상이 정말 치유될 수 있을까?

굳게 다짐했음에도 케이티는 긴장되는 눈치다.

"박사님이 무슨 말씀을 하실지 걱정이네요."

핏기가 거의 없이 딱딱하게 굳은 얼굴로 그녀가 말한다. 누가 보면 집에 가스불이라도 켜 놓고 나온 줄 알 것 같다.

"박사님이 절 치료 '못 한다'고 하면 어쩌죠? 아니면 제게 문제가 있어서 절 '안 맡겠다'고 하시거나요."

그러면서 그냥 해 본 말인 양 재빨리 내게 억지미소를 지어 보인다.

솔직히 고백하면, 나는 한 가지 사실을 일부러 케이티에게 알려 주지 않았다. TMS 연구에 관해 자문을 구하고자 알바로 파스쿠알-레온 박사를 만났을 때 박사가 언급했었다. 이 환자가 TMS 치료에 적합한 유형인지, 30회 과정을 완료한 뒤 긍정적인 개선을 기대할 만한지, 첫 회차의 반응으로 일찌감치 알 수 있다고 말이다. 만약 초반에 환자에게 반응이 별로 없으면 치료 후 병이 재발할 확률이 높다고 한다.

그러나 그녀를 여러 차례 만나 많은 얘기를 나눈 지금, 나는 마치 그녀의 변호인이 된 기분이다. 그녀가 이토록 갈망하는 위안을 반드시 찾아 주고 싶다. 그녀 말고도 절망에 빠진 비슷한 처지의 모든 환자들이 그런 위로를 받아 마땅하다.

10분 뒤. 나는 두 사람에게 방해가 되지 않도록 메인치료실 한구석에 자리를 잡고 앉아 조용히 메모를 시작한다.

케이티는 거대한 일인용 베이지색 가죽 소파에 등을 기대고 앉아 있다. 머리에 쓴 노란색 모자에는 작은 구멍 열아홉 개가 나 있다. 여기다가 의료용 접착제를 바른 전극을 꽂아 환자의 두피에 고정한다. 전극은 다시 검은색 전선을 통해 컴퓨터로 연결된다. 컴퓨터가 읽어 그려 낸 환자의 뇌 활동성 그래프를 아시프 박사가 보고 해석하는 것이다.

전극 세팅이 끝나자 케이티는 머리에서 전선들이 사방팔방으로 솟은 몰골이 된다. 흡사 거미 다리 같다. 노란색 모자 아래로 케이티의 다소 밋밋한 얼굴이 보인다. 안색이 창백한 것이 잔뜩 겁먹은 티가 역력하다.

아시프 박사가 케이티의 복부에 두른 호흡조절 벨트를 점검한 뒤, 그녀의 왼손 엄지부터 중지까지에 센서 클립을 끼운다. 자율신경계 활동성, 그러니까 호흡 속도와 피부 전도성(땀이 나는 정도), 심장 박동수를 측정하는 장치다.[*]

"자, 얼굴 근육들에 힘을 빼려고 해 보세요. 특히 관자놀이 주변의 긴장을 푸는 게 중요합니다."

아시프 박사가 뇌 스캔을 시작하기 전에 케이티를 준비시킨다. 안 그러면 근육 긴장 때문에 잡신호가 잔뜩 생긴다고 한다. 박사는 명상가처럼 나긋나긋한 목소리로 케이티를 다독인다.

---

[*]　아시프 박사는 자율신경계 모니터링 장비 사용법을 통달하도록 도와준 동료 의사 아자 만타샤슈빌리Aza Mantashashvili에게 감사를 전했다.

"좋아요, 잘하고 계세요."

파키스탄어 억양이 섞여 있어 뭔가 명랑한 느낌도 든다.

박사가 컴퓨터로 케이티의 뇌 지도를 만드는 동안 치료실이 잠시 고요해진다. 정적을 깨고 박사가 다시 입을 연다.

"이제 눈을 감고 아주 행복한 일을 떠올려 보세요."

그러자 컴퓨터가 스캔해 모니터에 띄운 뇌 그림이 알록달록하게 채색되는 모습이 지금 내가 앉은 자리에서도 선명하게 보인다.

잠시 후 박사는 새로운 요구를 한다.

"이번에는 아주 슬픈 일을 떠올려 보세요."

그러자 수 초 만에 스크린 속의 뇌가 또 다른 빛깔 조합의 옷으로 갈아입는다.

몇 분 뒤, 박사는 케이티에게 눈을 뜨라고 하고 다음 단계로 넘어간다.

컴퓨터 모니터에 가장 먼저 일몰 사진이 뜬다. 케이티가 사진을 응시하는 동안 박사는 케이티의 뇌 반응을 기록한다. 그러고는 다음 사진으로 넘어가기 전에, 이번에는 기분이 좀 불쾌할 수도 있다는 경고를 잊지 않는다. 그러자 세계무역센터가 화염에 휩싸인 장면이 나타난다.

화면이 꺼지고 나서야 박사는 케이티에게 설명한다. 방금 스트레스 후 신체와 뇌가 얼마나 빨리 평정을 되찾는지 본 거라고 한다.

이 모든 절차, 그러니까 머리에 기괴한 기계장치를 연결하고 뇌파를 읽어 삼차원 뇌 스캔 영상을 완성하는 데까지 총 30분가량의 시간이 소요된다.

케이티가 데이터 전송용 전선이 줄줄이 달린 모자를 쓴 채 앉아 있는 지금, 우리 눈앞의 대형 컴퓨터 모니터에서는 케이티 뇌 모형이 느린 속도로 돌아가고 있다. 한마디로 모든 방향에서 구석구석을 볼 수 있는 3차원 뇌 지도인 셈이다.

박사는 케이티의 뇌 회로에서 그의 눈에 띈 패턴을 우리 둘을 위해 쉬운 말로 풀이해 준다. 친절하게도 지금 얘기하는 부위가 어디인지 일일이 짚어 보이는 것도 잊지 않는다.

박사가 손가락 끝으로 좌측 측두엽을 가리킨다. 측두엽은 적색으로 밝게 빛나고 있다.

"여기 좌뇌가 월등하게 활발한 거 보이죠? 반면에 우뇌 활동은 비정상적으로 둔하고요."

박사는 이게 정상적인 뇌 활동 그림과 확연히 다름을 강조한다. 박사의 손가락이 모니터를 가로질러 우뇌에서 다시 멈춘다.

"여기 우뇌 도엽 부분과 두정엽, 전전두엽 피질이 유독 심하죠. 정동 조절에 관여하는 부위들의 뇌파가 현저하게 느린 걸 알 수 있어요."

박사의 해석에 따르면, 이것은 케이티가 감정을 경험하고 처리하는 데 상당히 서툴다는 걸 뜻한다고 한다. 당연히, 어떤 상황에서든 적절한 감정 반응이 나올 리도 만무하다.

순간 힘든 일 얘기를 하는데도 서늘하게 무표정했던 케이티의 얼굴이 떠오른다. 제임스 조이스James Joyce의 《더블린 사람들》을 보면 '더피 씨는 자신의 육체로부터도 얼마간 거리를 두고 살았다.'라는 대목이 나온다. 나는 이 구절이 딱 케이티 얘기 같다고 속으로 생각한다.

아시프 박사는 이어서 케이티가 테러 사진을 보는 동안 좌측 측두엽과 전전두엽 피질이 붉은 빛깔로 환해졌던 걸 지적한다. 앞서 슬픈 일을 생각할 때 과잉활성화된 곳도 바로 이 부위였다고 한다.

그런데, 박사의 설명처럼, 우뇌를 보면 활동이 저조하고 뇌파는 굼벵이처럼 답답하게 흘러간다.

"본인은 당황했다고 생각할 때조차 몸은 스트레스에 제대로 대응하지 '않는다'는 증거인 셈이죠."

활동이 없는 건 운동피질도 마찬가지였다.

박사는 지난 시절 언젠가부터 케이티의 뇌가 문을 닫아걸고 몸이 보내는 신호를 받지 않기 시작한 것 같다고 말한다. 뇌 영상에서 보이듯 전전두엽 피질을 비롯해 뇌 곳곳에서는 지금 스트레스 상황이니 빨리 대응해야 한다는 사실을 분명히 인지하는 것 같은데도 말이다.

아시프 박사는 마치 찻잎점으로 손님의 고충을 알아맞히는 점술사처럼 케이티를 바라본다. 그의 손이 다시 우뇌 도엽 피질과 우뇌 두정엽 쪽으로 옮겨 간다.

"여기, 여기 뇌파가 느려요. 모순적으로 그게 공황발작을 막아 주고 있고요. 이건 케이티에게 감정에 소비할 에너지가 부족하다는 걸 말해 줍니다. 그래서 삶이 힘겹거나 두렵다고 느껴질 때, 몸으로 전해지는 감정을 순순히 받아들이는 대신 빗장을 걸어 잠그고 모르쇠하게 되죠. 스스로 세상과 단절시키고 모든 걸 부정하는 겁니다. 그렇게 내면으로 꽁꽁 숨어 버린 거예요."

처음엔 이게 더 안전하다고 느낄 수도 있다고 그가 설명한다.

"'아무것'도 못 느끼니까요. 하지만 그러다 일단 불안감이 휘몰아치기 시작하면 한 방에 무너지기가 십상입니다. 그러면 일종의 방어적 자세를 취하면서 타인을 원망하고 자신을 탓하게 돼요."

박사의 해설에 따르면, 이런 피해의식과 불안감은 자신을 단절시켜 감정을 부정하고 표현하지 않으려 하는 태도로 이어진다고 한다. 그러다 결국 불안감이 임계점까지 부풀어 오르는 것이다.

"그 지경에 이르면 삶이 몹시도 버거운 나머지 털끝 하나 옴짝달싹 못 하게 되곤 합니다."

박사는 진지하게 분석을 이어 간다. 아까 실시간 뇌 스캔을 하는 동안 케이티가 눈을 감았을 때 우울증 환자들에게서 흔히 목격되는 모양의 뇌파가 보였다는 것이다.

"여기 알파 피크가 없는 거 보이시죠? 눈을 감았는데도 말이에요."

박사의 설명으로, 알파 피크는 지금 뇌가 휴식을 취하면서 재충전하고 있다는 신호라고 한다.

"눈을 감고 있을 때 이 피크가 안 나온다면 뇌가 제대로 쉬지 못한다는 뜻입니다. 자도 자는 게 아닌 거죠. 쉴 틈 없이 뇌가 혹사당하고 있는 거예요. 그러니 늘 만성피로감에 시달릴 수밖에 없고 세상으로부터 도망치고만 싶어지는 거고요."

케이티는 박사의 말을 듣는 내내 연신 고개를 주억거린다. 진심으로 자신을 인정해 주는 사람을 생전 처음 만났다는 눈빛이다. 지금 그녀에게는 박사의 말 한마디 한마디가 선물과도 같다.

"제 짐작에 아마 아주 오래전부터 이랬을 거예요. 어린 시절의 트라우마가 있는 분들에게서 이렇게 느린 뇌파 패턴이 자주 목격되거든요. 원래 어린아이들의 뇌가 이런 모양새로 반응하는데요. 케이티는 트라우마를 겪으면서 감정의 홍수를 이기지 못해 감각을 아예 차단하려고 두뇌가 그대로 얼어 버린 겁니다. 보시면 이곳의 신경회로들이 정상적으로 작동하지 않고 있어요. 이 영역들에서 이상 뇌파가 측정되는 게 그 증거고요."

박사는 중간중간 박자를 조절해 가며 조심스럽게 말을 고른다.

"저도 이런 분들을 많이 봅니다."

아시프 박사는 이쪽 경험에 있어 명실상부한 전문가다. 그런 그가 케이티의 경우 트라우마 사건을 겪은 게 두 돌도 되기 전이었을 거라고 콕 집어낸다.

이 말에 훌쩍임이 흐느끼는 울음으로 커진다.

"죄송해요, 진짜 죄송해요."

한번 터진 눈물은 주체할 수 없이 쏟아지기 시작한다. 꽁꽁 싸매두었던 감정의 둑이 한순간에 무너진 것이리라.

박사가 조용히 일어나 티슈 상자를 가져온 뒤 케이티의 어깨에 살포시 손을 얹는다. 한동안 방 안에 정적이 흐른다. 때로 측은지심은 말하지 않아도 공기처럼 퍼지는 법이다.

케이티가 퉁퉁 부어 가는 눈가를 연신 닦아 낸다.

"어릴 때 부모님이 하루가 멀다고 싸우셨어요. 아빠가 벽에 주먹을 날릴 때도 많았죠. 성격이 보통이 아니셨거든요. 집안 분위기는 늘 살얼음판 같았어요."

"그걸 다 어떻게 견디셨어요?"

박사가 묻는다. 시선은 계속 케이티의 눈높이에 고정되어 있다.

"눈과 귀를 막고 꼼짝도 하지 않아요. 모든 감각을 꺼 버리려고요."

케이티가 그 시절을 회상하며 말을 잇는다.

"아니면 밖에 나가서 숨이 턱에 차오도록 미친 듯이 달려요. 뜀박질을 멈추지 않으면 다 괜찮아질 것 같았거든요."

박사는 케이티에게 사람의 성장 환경과 생물학적 요소들을 따로 떼어 생각할 수 없다고 설명한다. 어린 시절의 경험, 보호자와의 관계, 외상 사고가 한데 어우러져 개개인의 뇌 신경구조가 자리 잡아 가는 방향을 좌우한다는 것이다. 인간의 뇌와 감정반응 능력은 사람이 태어난 순간부터 바깥세상에서 쌓는 온갖 경험을 토대로 형성되고 발달한다. 당연히, 보고 듣고 만짐으로써 양육자와 주고받는 자극 하나하나가 새 뇌 회로의 건축 재료로 쓰인다. 이렇게 시시각각 변모하는 뇌 구조는 우리가 성인이 되어 세상사에 대처하는 방식을 결정하게 된다. 그런 개개인의 성격은 다시 우리의 인생 향로에 영향을 미치고 말이다.

아시프 박사는 지금 케이티에게 아주 간단한 일조차 엄청난 부담이라는 걸 말하지 않아도 일고 있다.

×
아홉. 궁지에 몰린 영혼

"여기 케이티의 오른쪽 운동 피질이 이렇게 말하고 있어요. '으악, 그런 건 하고 싶지 않아!'라고요."

예리한 지적에 케이티의 얼굴 근육이 미세하게 꿈틀거린다. 그녀가 기운 없이 팔을 들어 모니터를 가리키며 입을 연다.

"그래프를 보고 제 뇌가 제대로 작동하지 않는다는 걸 알고 나니 또 덜컥 겁이 나네요."

모니터 화면 속에서는 파랑, 빨강, 초록 빛깔로 알록달록 물든 뇌 모형이 천천히 회전하고 있다.

"제가 삶을 정면으로 마주하지 못하고 있는 것 같아요. 어제만 해도 그래요. 여기까지 고속철도를 타고 와야 한다는 생각에 너무 심란해서 하루 종일 끙끙대고 누워 있었어요. 결국 작은 애 가라테 수업에도 데려다주지 못했고요."

이 얘기를 하는데 눈물 한 줄기가 또르륵 흘러내린다.

아시프 박사는 가죽의자 옆으로 바싹 다가가 앉고는 무릎으로 팔꿈치를 지탱하고 두 손을 모으면서 상체를 앞으로 기울인다. 지금 당신 말을 진지하게 듣고 있다는 제스처다. 그는 본능적으로 알아챈 듯하다. 지금 케이티가 자신을 구원할 수 있는 건 이제 아무것도 없다고 굳게 믿으면서 자포자기하기 직전이라는 걸 말이다.

"장 보는 것 같은 일에도 혹여나 공황발작을 일으키지 않으려면 나가기 전에 만반의 준비가 필요해요. 그래서 가게가 제일 한가한 오전에만 나갔다 오죠. 그렇게 임무를 완수하면 오후 내내 누워서 쉬는 거예요."

갑자기 그녀가 자조적인 헛웃음을 토해 낸다.

"몇 년 전엔 대문 초인종을 종이로 막아 버렸어요. 굵은 유성펜으로 '벨을 누르거나 노크하지 말고 택배만 놓고 가세요.'라고 큼지막하게 적어서요. 초인종이 울리거나 사람들이 문을 두드리면 그 소리에 온몸의 신경이 곤두서거든요. 난처해질 수 있는 모든 상황에 미리미리 대비해야 하는데 그러는 게 '몹시 지쳐요.' 병이 저를 잠식해 가는 느낌이에요."

케이티는 볼을 타고 끊임없이 흐르는 눈물을 닦으려고 아예 티슈통을 끌어안는다.

"선생님은 제 영혼을 꿰뚫어 보시는 것 같네요. 다른 사람들은 다들 제가 왜 이러는지 짐작도 못 하던데."

그녀의 손가락이 다시 컴퓨터 모니터를 향한다.

"'바로 저기요.' 저기가 고장 나서 제가 이러는 거였어요!"

"저는 이걸 '매우 희망적인' 신호라고 보는걸요."

박사가 은근하게 그녀를 다독인다.

"여기서 무슨 일이 벌어지는지가 지금 우리 눈앞에 보이죠. 수천 명의 환자를 치료하면서 쌓은 제 경험에 의하면 이건 충분히 해결할 수 있는 문제랍니다."

"공황발작은요?"

케이티가 눈물을 훔치면서 말한다.

"그것도 나을 수 있나요?"

박사기 그녀에게 미소를 지어 보인다.

"공황발작은 더 쉽죠. 2주차 치료만 끝나도 케이티의 증상이 20~30%는 줄어들 거라고 예상하는데요."

박사는 한 박자 쉬었다가 다시 설명을 잇는다.

"일단 저랑 같이 2주만 잘 견뎌 봅시다."

박사가 언질을 주기로는, 대부분의 사례처럼 케이티에게도 TMS에 뉴로피드백과 미주신경 훈련을 병행할 계획이다. 미주신경 훈련은 케이티의 자율신경계가 심리적 스트레스 요인에 건강하게 반응하는 방법을 익히도록 도와줄 거라고 한다. 호흡과 심장박동을 어떻게 하느냐에 따라 뇌 스캔의 그림이 달라지고, 자율신경계가 어떻게 반응하느냐에 따라 케이티가 세상과 자기 자신을 어떻게 인식하는지가 달라진다는 게 그의 설명이다.

"조만간 케이티는 이 뇌 영역들과 느껴지는 감정을 '스스로' 통제할 수 있게 될 겁니다."

하지만 박사가 케이티에게 가장 효과적일 거라고 예측하는 치료법은 역시 TMS다.

"여기 우반구에 자극을 줄 겁니다. 기본 뉴런 발화 패턴을 변화시켜서 뇌파 활동이 느린 부분들을 깨우려는 것이지요."

케이티는 곧바로 치료를 시작하고 싶어 한다. 한시도 지체할 수 없다. 사실 그녀는 일주일 치 예약을 일찌감치 잡아 놓은 상태다. 여차하면 취소할 요량으로 말이다.

변화의 카운트다운

1일차

케이티가 거대한 가죽의자에 기대앉는다. 이번 장소는 아시프 박사의 클리닉에 있는 보조치료실이다. 박사는 저번처럼 케이티의 머리에 모자를 씌우고 구멍마다 겔을 짜 넣는다. 전선이 빠지지 않도록 고정하기 위해서다.

그런 다음, 전선 다발을 qEEG와 전자기단층촬영 장비에 연결한다. 박사는 곧 평소처럼 실시간 뇌 스캔을 돌리기 시작한다. 아직 정식 치료는 시작되지 않았다. 박사는 케이티에게 앞으로의 치료 계획을 먼저 보여 준다. 수시로 경과를 봐 가며 TMS를 적절하게 활용해 현재 기능이 저조한 뇌 영역들이 다시 건강하게 작동하도록 이끌 거라는 말도 덧붙인다.

"오늘 우리는 여기 C4 구역부터 시작할 겁니다. 두정엽 감각운동피질이라는 곳이에요."

박사가 설명한다.

"촉각과 몸의 감각을 처리하는 곳인데요. 고유감각기proprioception라고도 하죠."

그가 신중하게 장비를 조정한다. 자기자극이 정확하게 이 구역에 가게 하기 위해서다. 그런 다음 케이티를 향해 미소를 지어 보인다.

"준비되셨어요?"

나는 케이티의 표정에서 불안감이 치오르는 걸 감지한다. 지금 그녀는 나로서는 막연하게 짐작할 뿐인 혼자만의 번뇌에 사로잡힌 게 분명하다.

박사가 상냥하게 말한다.

"자, 심호흡을 해 보세요. 근육 긴장도 풀려고 노력해 보시고요."

그녀의 복부에는 호흡조절 벨트가, 손가락에는 센서가 끼워진 채다.

케이티가 더운지 진땀을 흘린다. 그녀의 부탁으로 나는 겉옷 벗는 걸 도와준다. 벗은 옷가지는 내 무릎과 메모장 사이에 단정하게 개어 놓는다. 가벼워진 몸으로 케이티가 다시 기대 눕는다. 그녀의 상체는 여전히 바짝 굳어 있다. 낯빛은 그 어느 때보다도 창백하다.

아시프 박사는 바로 시술에 들어가지 않고 TMS 장비를 살짝 뒤로 밀어낸다. 그러고는 스캔 영상에서 뇌가 붉은색으로 반짝이고 있다고 케이티에게 알려 준다. 공황발작을 예고하는 전조다. 박사가 이어서 호흡 상태를 보여 주는 다른 모니터를 가리킨다. 1분에 17회. 호흡이 너무 빠르고 얕다.

"TMS 치료를 시작하기 전에 호흡을 조절하는 요령을 좀 알려 드릴게요. 스트레스 받은 온몸의 긴장을 푸는 데 도움이 될 겁니다."

박사의 분석으로는, 케이티의 '공황발작이 자율신경계 조절 이상과 직접적으로 관련 있는' 것 같다고 한다.

박사는 배에 찬 벨트의 율동에 맞춰 어떻게 숨을 들이쉬었다가 내쉬면 되는지 직접 시연해 보인다. 그렇게 1분에 6~7주기를 반복하는 게 바람직하단다.

"평소에 주변 일들에 신경 쓰고 싶지 않을 때마다 자주 숨을 참으시죠? 마치 너무 놀라서 온몸이 얼어붙은 것처럼 말이에요."

박사가 지적한다. 컴퓨터 화면이 그려 내는 생체징후 그래프는 케이티의 호흡과 심장박동을 정상 패턴과 대비시켜 실시간으로 보여 준다. 그러면서 숨이 지나치게 얕아지거나 빨라질 때면 어김없이 경고 신호를 내보낸다.

케이티가 숨을 천천히 깊게 쉬기 시작하자 전두엽 활동도 차츰 느려진다. 실시간 뇌 스캔 영상으로 보이기 때문에 내가 봐도 금세 알겠다.

이 훈련법을 박사는 '신경 심호흡neurobreathing'이라고 부른다. 스트레스를 받을 때 지나치게 항진되는 뇌 영역의 뉴런 발화 패턴을 다스리는 효과가 있다고 한다.

숨소리가 일정한 리듬으로 잦아든 것을 확인한 박사는 명상 바디스캔의 요령을 케이티에게 설명하기 시작한다. 두 눈을 감고 몸 구석구석에 신경을 집중한다. 머리끝부터 발끝까지 훑어가면서 몸의 감각을 최대한 연다. 그럼으로써 이 몸뚱이 안에 나 자신이 있음을 인지하는 것이다. 이 과정을 여러 차례 반복한다.

여기까지는 전부 준비운동이다. 박사는 케이티가 차분해졌음을 확인하고 나서야 TMS 시술을 본격적으로 시작한다.

그는 케이티 머리의 특정 지점 하나를 TMS 자극기로 계속해서 건드린다. '즈즈즈즈, 즈즈즈즈, 즈즈즈즈.' 특유의 짧은 기계음이 딱

×
아홉. 궁지에 몰린 영혼

세 번씩 일정한 간격으로 스치듯 지나간다.*

박사가 케이티의 상태를 점검한다.

"혹시 어디 불편한 데 있으세요?"

케이티는 더할 나위 없이 괜찮다.

"이제 이걸 서른 번 할 겁니다."

그리고는 또다시 '즈즈즈즈' 소리가 반복된다.

아시프 박사는 중간중간 TMS 장비 방향을 살짝 돌려 가며 총 세 부위에 자극을 준다. 마지막 자극 부위에는 여덟 세트를 리듬에 맞춰 짧게 치고 빠지는 게 아니라 자극기를 더 길게 연속 예순 번 갖다 댄다.

그러는 내내 케이티는 그녀 나름대로 바쁘다. 박사의 지시에 따라 신경 심호흡과 명상 바디스캔을 계속해야 하기 때문이다.

치료는 이게 다다. 이렇게 한 회차가 마무리된다.

"오늘 귀가하시면 오감에 주목해 보세요."

아시프 박사가 친절하게 일러 준다.

"나무 위로 햇살이 쏟아지는 모습을 관찰하고, 소리에 귀 기울이세요. 앞으로 TMS 치료가 케이티에게 이런 감성을 차츰 되찾아 줄

---

* 파스쿠알-레온 박사의 설명에 의하면, TMS에서는 수천 암페어에 이를 정도로 꽤 강한 전류가 사용된다는 점에 주의해야 한다고 한다. TMS 안전 가이드라인에도 처음에 여러 가지 강도의 TMS 자극을 한 번씩만 주었을 때 뇌 반응을 측정해 보고 각 환자마다 TMS 강도를 맞춤 조정해야 한다는 조항이 있다. 이것을 '운동 역치를 설정한다'고 표현하는데, 한마디로 어느 한 환자에게 적용할 자극의 강도를 개별적으로 지정하는 것을 말한다. 더불어, TMS 장비가 내는 기계음이 들리지 않도록 환자에게 귀마개를 착용시켜야 한다는 지침도 있다. 짧아서 그렇게 안 느껴질 수도 있지만, 실은 이 소리가 꽤 시끄럽기 때문이다.

겁니다. 몸의 감각에 계속 집중하세요. 머릿속에만 머물지 말고요."

케이티는 내일과 모레도 치료 예약을 잡아 놨다. 그런 다음에 집으로 돌아가 아이들을 잠깐 보고 다시 다음 주 초에 2주차 치료를 위해 돌아올 예정이다. 아시프 박사는 멀리서 찾아와 일주일에 최소 3회 이상 치료받는 환자들을 특히 반긴다. TMS 치료가 목표로 하는 변화가 세상사를 헤쳐 가는 올바른 방식이라는 메시지를 뇌가 하루 빨리 접수하게 하려면 성실하게 출석도장을 찍어야 한다고 박사가 말한다. 그의 설명으론, 일단 메시지만 접수되면 그다음부터는 뇌가 스스로 제어하기 시작한다고 한다.*

클리닉을 나서면서 나는 케이티에게 기분이 어떠냐고 묻는다.

"조금 피곤한데, 기분은 좋네요."

그녀는 곧바로 호텔로 향한다. 방에서 쉬면서 돌아가는 일정을 바꿀 생각이다. 지금 예약한 열차로는 자정이 넘어서야 귀가할 것 같다. 그녀에게 장거리 이동은 에너지를 너무 많이 잡아먹는 일이다. 조금이라도 나은 체력으로 어린 남매를 맞을 수 있도록 일정을 하루 미루려고 한다.

2일차

이튿날, 치료실에서 장치 세팅을 마친 아시프 박사가 케이티에게 말을 건다.

---

* 미국 FDA의 가이드라인은 일주일에 닷새 시술을 최대 6주 동안 연속적으로 실시하는 방법을 권장한다.

"어젯밤에 무슨 꿈이라도 꾸셨나요?"

오늘 두 사람은 서로 마주 보는 자세로 앉아 시작한다. 박사가 양손을 무릎 사이로 모으며 상체를 살짝 앞으로 기울인다. 손가락들이 가볍게 맞닿은 모양새가 언뜻 하트를 닮은 요가 손동작처럼도 보인다.

케이티가 고개를 끄덕이며 입을 뗀다.

"한창 놀고 있는 우리 아이들 위를 둥둥 떠다니는 꿈을 꿨어요. 꿈에서 전 한없이 무거운 슬픔에 빠져 있었는데 슬픔의 감정이 마치 먹구름처럼 제 주위에 자욱했죠."

"왜 슬펐는데요?"

"그동안 아이들과 함께 할 기회를 너무 많이 놓쳤다는 게 가슴 아파서요. 꿈속에서는 속이 울렁거리더니 제가 나비를 한 무더기 토해내더라고요. 그 광경에 또 공황발작이 시작되려는 순간 잠에서 깼어요."

케이티는 눈을 뜨자마자 익혀 둔 심호흡을 했고 곧 평정을 찾았다. 그러고서야 다시 잠을 청할 수 있었다고 한다.

"지금은 기분이 어때요?"

"피곤해요. 하루를 연장하느라 어제 열차표를 다시 예매해야 했거든요. 기차 시간이며, 베이비시터며 기타 등등 자잘한 일들을 결정하는 게 너무 부담스러워요. 정말 스트레스예요."

아시프 박사가 다시 조심스럽게 묻는다.

"제가 보기엔 케이티 눈이 좀 흐려진 것 같은데요. 혹시 지금 슬

너무 놀라운 작은 뇌세포 이야기

프거나 초조하세요?"

케이티가 고개를 끄덕이고는 입을 뗀다.

"어젠 제가 하루 더 자리를 비우면 애들이 힘들어할까 봐 몹시 걱정되더라고요. 그렇다고 또 너무 빠듯하게 일정을 잡으면 제가 견디질 못하겠고요. 제 페이스를 유지하는 것과 가족의 행복을 지키는 것 사이에서 도무지 균형을 못 잡겠어요."

그녀가 잠시 숨을 고른다.

"제 생각에는요. 근본적으로 제가 어떻게 해도 부족할 거라는 고질적 고민 때문인 것 같아요."

여기에 박사가 덧붙인다.

"그게 케이티가 오래전부터 안고 있는 두려움의 근원 중 하나겠군요."

이 말에 바로 케이티의 눈시울이 붉어진다.

"제가 놓치고 지나와 버린 모든 것들이 너무나 안타까워요."

결국 눈물 한 줄기가 뺨을 타고 흘러내린다.

박사가 일어서면서 이제 곧 시작할 거라고 알려 준다.

"오늘은 선택과 결단을 주관하는 뇌 영역을 치료할 겁니다."

아시프 박사의 클리닉에서는 보통 TMS 과정을 마친 환자들이 뒤이어 뉴로피드백으로 보강 치료를 받곤 한다. '애써 바로잡은 뇌파 패턴을 확실하게 굳히기' 위해서다.

"치료 효과가 나타나는 걸 제가 어떻게 알 수 있나요?"

케이티가 박사에게 묻는다.

"보통은 주변 사람들이 먼저 알아봅니다. 사람들이 세상을 대하는 케이티의 태도가 달라졌다고 느낄 거예요. 뇌가 새로운 작동 방식을 익히기 시작하면 케이티 스스로 본인의 변화를 볼 수 있을 거고요."

10일차

대략 일주일 뒤, 나는 클리닉의 대기실에서 케이티를 다시 만난다. 양손은 메모할 준비를 마친 상태에서 내가 안부를 묻는다.

"요즘 어떻게 지내요?"

"부족한 어휘력을 최대한 쥐어짜서 얘기하면 예전보다 '살아 있다'는 느낌이라고 표현할 수 있을 것 같아요. 제 안의 '죽은 부분'이 좀 줄어들었어요."

케이티가 소박하지만, 밝게 웃음을 터뜨린다.

"모든 게, 음, 편해졌답니다!"

그녀의 대답에 내 두 눈이 절로 휘둥그레진다. 지난번 치료 시간에 본 뒤로 고작 8일밖에 안 지났다. 그런데 한 주 자리를 비운 새에 사람이 이렇게 달라졌다고? 이젠 목소리에도 감정이 한껏 실린 게 느껴진다.

"어떻게 말해야 할지 모르겠는데, 음, 한결…… '가벼워진' 것 같아요."

"어떤 면에서요?"

"우선은 매일 두 시간씩 낮잠을 잘 필요가 없어졌어요. 이거 하나만으로도 생활이 엄청나게 달라지던데요."

케이티가 바로 전날 치료받을 때 있었던 일을 풀어놓기 시작한다.

"어제는 들어가기 전에 아시프 박사님이 유아기 애착과 연관된 뇌 영역에 자극을 줄 거라고 하셨어요. 그러고는 어린 시절에 힘든 일이 있었는지 물으셨거든요. 그래서 제가 열두 살인가 열세 살쯤에 스스로 못 미더워하고 한없이 위축됐던 외톨이 시절 얘기를 했죠. 박사님이 제 뇌 영상을 보여 주셨는데, 정말로 애착, 공황장애, 내적 단절과 관련된 부위들이 밝게 빛나더라고요."

그런데 TMS 치료를 받고 나니 같은 부위의 모습이 달라져 있더란다. 게다가 신기하게 그녀의 내면에서도 뭔가가 변해 있었다고 케이티는 말한다.

"생전 처음으로 내가 '나 자신'을 바라보는 시선이 달라지고 있다는 게 느껴져요. 압도적인 자기혐오감에서 마침내 벗어난 거 아닐까요?"

잠시 후, 그녀는 온 머리에 전선을 치렁치렁 매단 채 참을성 있게 아시프 박사를 기다리면서도 휴대폰으로 연신 시각을 확인한다. 기차 시간이 얼마 안 남았기 때문이다. 박사는 약속 시간을 30분 넘기고서야 나타나 별다른 해명 없이 케이티에게 안부부터 묻는다. 나중에 듣기로는 앞의 환자가 지체되어 그 뒤로 죄다 밀려 버린 거였단다.

"좋아요!"

심싯 냉랑하게 내답하는 그녀의 목소리에서 미세한 긴장감이 묻어난다.

"구체적으로 어떻게 좋은지 설명해 줄래요?"

"기분이 상쾌하면서 한편으론 화가 나요."

그녀의 음성에 살짝 가시가 돋쳐 있다.

"화가 난다는 게 무슨 뜻이죠?"

"제가 인정받지 못해 온 것 같아서요."

그녀가 허심탄회하게 털어놓는다.

"제겐 얼마나 큰 결심이 필요한 일인지 몰라요. 애들과 집을 전부 부모님과 베이비시터에게 맡기고 치료를 핑계로 이렇게 혼자 쏘다니는 거 말이에요. 장거리 이동 후엔 늘 극도로 예민해진다고 제가 한번 말씀드렸었죠. 그런 상태로 대기실에 앉아서 가만히 선생님만 기다리고 있자니 화가 마구 솟구쳐요. 제가 왜 여기까지 와서 이 치료를 받는지 스스로 잘 알면서도요."

아시프 박사가 다시 묻는다.

"그게 예전부터 들던 생각인가요? 인정받지 못한다는 거 말이에요."

예상 밖의 지적이 정곡을 찔렀던 모양이다. 케이티의 두 눈에 순식간에 눈물이 차오른다.

"네."

그녀가 입을 연다.

"맞아요. 엄마도 항상 그러세요. '케이티, 넌 너무 감상적이야. 그렇게 살면 너만 힘들어. 사람은 피부가 좀 두꺼울 필요가 있어!'

라고요."

"케이티의 기분이 어떻든 그게 정상이 아니라고들 말하는 거, 바로 그게 무시하는 태도라는 거죠?"

"부모님은 지금껏 제 기분을 배려해 준 적이 한 번도 없었어요. 부모님은 사람 감정이 풍부해야 좋을 거 하나 없는 사치품이라고 생각하는 분들이니까요. 두 분에겐 언제나 제가 그럭저럭 잘 지내는지만 중요했죠. 제가 대학을 잘 다니는지, 성적은 어떤지, 졸업은 하겠는지 따위 말이에요."

박사는 대화를 이어 가면서 자연스럽게 TMS 치료를 시작한다. TMS 처치와 실시간 뇌 스캔을 동시에 진행하면서 치료가 잘되고 있는지 아닌지 바로 확인한다는 게 박사의 설명이다.

아시프 박사는 화면에 떠 있는 뇌 영상에서 특정 부위를 짚으면서 얘기를 잇는다.

"뇌 우측의 뇌파 모양을 보면 알 수 있답니다. 화를 억지로 참고 있는 침묵의 방관자 모드에 있을 땐 케이티가 자기감정을 제대로 느끼지 못한다는 걸요. 여기가 감정을 관장하는 부위거든요. 그런데 얼어붙어 있는 이 부위에 TMS 자극을 주면 케이티의 감정이 표출되기 시작할 거예요. 그리고 나서 이곳이 얼마나 수월하게 평정 상태로 돌아가는지 우리가 확인하는 거고요."

박사는 손가락을 다시 화면 속 좌측 측두엽으로 옮긴다.

"여기는 전체가 아주 난리 법석이었어요. 그런데 지금 우리가 여기 피질 뉴런을 직접 자극하잖아요? 여기 뉴런 발화 모양이 달라지는 거 한번 보세요. 정상 경로를 이탈했던 케이티의 뇌가 TMS 자극 후에 돌아오고 있다는 뜻입니다."

박사가 잠시 말을 멈췄다가 다시 입을 연다.

"인간의 인지활동은 뉴런 발화를 바탕으로 이루어져요. 이걸 바로잡아 주면 케이티는 여러 가지 변화를 체험하게 될 거예요."

박사가 예언한 큼직한 변화는 그뿐만이 아니다.

"여기 뇌파에서 알파파가 자극 직후에 쑥 올라가는 거 보일 텐데요. 이게 아주 좋은 신호입니다. 치료가 제대로 되고 있다는 증거이기도 하고요."

오늘 시술의 막바지에 박사가 마지막으로 묻는다.

"지금 몸 상태는 어떤 것 같아요?"

케이티가 대답한다.

"몸도 마음도 약간 평온해진 느낌이에요. 뭔가 안심된다는 기분?"

"진짜 효과는 나중에 스트레스에 맞닥뜨릴 때 나타날 겁니다. 비슷한 상황인데 예전과는 다른 방식으로 세상에 대응하게 될 거예요."

박사가 케이티에게 차근차근 일러 준다.

"진정한 변화는 지금 여기가 아니라 치료실을 나선 뒤 앞으로 몇 주에 걸쳐 서서히 나타날 겁니다. 케이티가 본인의 감정에 귀를 기울이는 게 더 이상 두렵지 않고 보람 있는 자기성찰 행위로 바뀔 거예요. 그렇게 되면 본인의 기분을 더 잘 알아 갈수록 케이티가 스스로 믿고 자신의 목소리를 내서 더욱더 적극적으로 상황에 대처할 수 있게 될 거예요. 자기 자신을 떼어 내려 하면서 공황상태에 빠지는

×
너무 놀라운 작은 뇌세포 이야기

게 아니라요."

클리닉을 나온 뒤, 내가 케이티에게 말을 걸어 본다.

"케이티가 좀 변했다는 걸 주변에서 누구든 알아채지 않던가요?"

"실은 오늘 아침에 엄마랑 통화했거든요. 애들이 잘 지내는지 궁금해서요. 그런데 저한테 이러는 거예요. '케이티, 너 목소리가 좀 다르다? 긴장이랑 지친 기색이 덜하고 훨씬 즐거워진 것 같은데?' 그래서 제가 기분이 꽤 좋다고 대꾸했죠. 그 말에 엄마는 한동안 말이 없다가 그러시더라고요. '네 입에서 기분 좋다는 말을 들어 본 게 얼마만인지 모르겠구나.'라고요. 엄마가 진심으로 기뻐하셨어요."

케이티가 계속해서 말한다.

"이번 주말이 우리 아들 생일인데요. 아이 생일을 챙겨 줄 생각을 하니 너무 신나요. 아이에게 파티를 해 준다는 건 지금까지 제 사전에 없는 일이었거든요. 두 주 전의 저였다면 또 엄청난 스트레스에 시달렸겠죠. 끔찍하게 부담스러우면서도 엄마로서 어떻게든 애들이 즐거운 시간을 보내게 해 줘야 하긴 하니까요. 아마 준비하는 내내 혼자 미친 듯이 괴로워했을 거예요. 그런데 지금은, 글쎄요, 파티 날 진심으로 기쁘게 아이들 곁에 있어 줄 수 있을 것 같아요."

17일차

치료 3주 차를 채우는 시점에 우리는 뉴욕 시내에서 다시 만날 약속을 삽는다. 케이티는 이세 지료를 9회 차까지 마쳤다.

×
아홉. 궁지에 몰린 영혼

우리는 42번가에 있는 한 프랜차이즈 카페로 들어간다. 당연히, 시끄럽고 사람도 많은 곳이다. 더구나 자리가 하필 화장실 옆이라 줄 선 사람들과 우리 테이블 사이의 거리는 1미터도 안 된다. 심지어 엄마 품에 안긴 한 아기는 세상 떠나가라 울어 대는 중이다.

"정말 여기 앉아도 괜찮겠어요?"

인파와 소음이 이렇게 가까운 위치를 케이티가 과연 참을 수 있을지 걱정되어 내가 묻는다.

그런데 정작 본인은 상관없다고 말한다.

"괜찮아요. 이런 데 앉아 있을 수 있다는 게 얼마나 기분 좋은지 몰라요!"

"그래도 우리가 처음 만났던 날엔……."

내 말이 끝나기도 전에 그녀가 나선다.

"알아요, 알아요! 그땐 이런 카페를 못 견뎌 했죠. 옛날 같으면 당장 나가자고 했을 거예요. 그런데 요즘은 이런 게 그냥…… 훨씬 견딜 만해요. 이젠 대도시의 소음과 교통체증 속에서도 꽤 오래 걸어 다닐 수 있어요. 지지난 주에 왔을 때는 일분일초가 지옥이었는데 말이에요."

케이티의 목소리에서 전에 없던 색채감이 느껴지는 건 내 착각일까. 어쩐지 예전엔 몰랐던 반짝임이 보이는 것 같다.

"생전 처음으로 하루를 충실하게 살아 내는 것 같아요."

그녀가 한마디 한마디 내뱉을 때마다 입가와 눈가에 잔주름이 쉼 없이 나타났다 사라진다. 새삼스레 우리가 처음 만났던 날이 떠오른다. 당시 나는 케이티에게 넋 나간 얼굴과 어색하게 과장된 미소 이렇게 딱 두 가지 표정만 있는 줄 알았다.

그녀가 시계를 흘끔 보면서 말을 잇는다.

"보통은 점심 무렵이면 어김없이 드러누워 쉬고 싶어졌거든요. 그런데 지금 오후 2시인데도 아직 말짱하잖아요?"

케이티는 전과 달라진 게 또 있다고 말한다.

"글쎄, 지난 며칠 동안 몇 번이나 저도 모르게 콧노래를 부르고 있는 거예요. 음악에 취미도 없고, 소리란 소리는 죄다 짜증스러운 사람이었는데 말이죠. 웬만하면 집에서 안 나가고, 나가도 차 안에만 있어야 했었어요. 애들에게도 헤드폰을 쓰지 않으면 노래를 틀어주지 않았고요. 그런데 지금은, 아이 참, 샤워하는데 콧노래가 절로 흘러나와요. 차에서는 애들과 동요를 같이 부르면서 운전하고요."

그녀는 정신이 이렇게 맑은 게 실로 오랜만이라며 감회에 젖는다.

"그동안 얼마나 많은 걸 놓쳤는지 요새 절감하고 있어요. 전부 제가 친 울타리 탓이었죠. 그 오랜 세월을, 아이들과 24시간 붙어 있어도 모자랄 판에, 아직 일어나지도 않은 사건 사고를 걱정하느라 쓸데없는 망상에 정신이 팔려 있었어요. 불과 한 달 전만 해도 아들 생일상에 핫도그를 올릴지 말지가 최대 고민이었으니까요. 그리고 또 혹시 몰라 질식했을 때 하는 응급조치법을 열심히 기억해 냈어요. 그런 다음에 베이비시터와 엄마에게 연락해서 파티 전에 같이 연습해 보자고 으름장을 놨답니다. 이런 것들에 에너지를 낭비하느라 지금껏 아이들과 함께힐 기회를 얼마나 놓쳐 버린 걸까요. 그런 생각을 하면 가슴이 미어져요."

케이티는 그동안 세상만사를 두려워하면서 내내 슬픔에만 파묻혀 지냈었다고 털어놓는다.

"다른 이들에게는 일상인 기쁨의 감정을, 저는 진정으로 느껴 본 적이 없었어요. 그러다 슬픔이 몰려와 땅속으로 깊이 꺼지는 것 같은 순간엔 차라리 죽는 게 낫겠다는 생각만 곱씹었어요. 내가 사라지는 게 모두를 위한 일이라고 단정하면서요."

고작 두 주 만에 상당히 극적인 심경 변화다. 케이티는 찻잔에 푹 잠긴 티백을 휘휘 돌리면서 이런 자각이 그녀 안에 남은 분노의 찌꺼기를 이 사회를 향해 분출하게 만들었다고 말한다.

"우리 사회는 우울증과 불안증을 개개인의 선택으로 치부하는 것 같아요. 지난 20년 동안 다들 제게 그랬죠. '넌 걱정이 너무 많아!' 혹은 '노력하면 극복할 수 있어!'라고요. 제가 옆에서 고통스러워하는 게 그렇게 보기 불편했던 거겠죠. 세상에는 우울증이 사람 뜻대로 되는 병이라고 잘못 아는 사람들이 너무 많아요."

케이티는 티백을 건져 낸 뒤 우러난 차를 한 모금 마신다. 그러고는 다시 입을 연다.

"자괴감도 많이 없어졌어요. 제 뇌에서 벌어지는 일이 진짜라는 걸 이제 아니까요. 이젠 제 머릿속 상태가 다른 사람들과 어떻게 다른지 확실히 말할 수 있어요. 뇌 신경회로 작동을 교정하기 시작한 이래로 세상이 달라 보이는 게 시시각각 느껴진답니다."

아시프 박사의 클리닉에서 치료를 시작하고 나서 그녀가 체감한 또 다른 변화다.

"정말 기적과 다름없는 효과예요. 이제 겨우 전체 일정의 3분의 1이 지났을 뿐인데 말이에요."

21일차

케이티가 네 차례 치료를 더 받고 귀가한 뒤에 내게 전화를 건다. 지금까지 딱 13회를 채웠다. 그녀는 복용하던 약들의 용량을 절반으로 줄였다는 반가운 소식을 서둘러 알린다. 그동안 아시프 박사만이 아니라 원래 다니던 신경정신과 담당 의사와도 계속 진행상황을 지켜보던 차에 동네 주치의가 이제 이렇게 고용량이 필요 없다고 판단한 것이다.

이때 수화기 너머로 초인종 소리가 들린다.

할 얘기가 한가득인 그녀는 마음이 급하다.

"현관문에 붙였던 종이를 떼어 버렸거든요. 벨을 누르거나 노크하지 말라는 경고장 말이에요. 인제 필요 없어서요."

그녀가 숨을 한 번 고른 뒤 다시 입을 연다.

"초인종이 울리는 세상에서 한순간도 견디지 못하던 과거의 저는 진짜 제가 아니라 '전혀 모르는 사람'이었던 것 같아요. 지금이 '진정한 제 자신'의 모습이고요."

물을 게 있어서 내가 입을 떼던 찰나, 이제 정말 가 봐야 한다며 케이티가 선수를 친다.

"오늘 오후에 우리 아들 친구들이랑 엄마들이 집에 놀러 오기로 했거든요. 지금 문밖에서 기다리고 있어요!"

나는 순간 어안이 벙벙해진다. 전화가 끊기는 순간까지 아득하게 들리는 초인종은 계속해서 딩동거리고, 흥분한 앤드류는 엄마를 향해 외친다.

"엄마! 엄마! 애들이 왔어!"

정신 사납긴 해도 행복한 가족의 일상을 떠올리게 하는 기분 좋은 소음이다.

며칠 뒤, 나는 기회가 되어 아시프 박사와 통화하면서 케이티의 달라진 모습에 너무나 놀랐다는 얘기를 꺼낸다. 물론, 모든 사람이 TMS로 케이티만큼 큰 효과를 보는 건 아니다. 어떤 환자는 이 치료에 전혀 반응하지 않는다는 임상연구 결과도 있으니까. 한편, 치료 조건도 꽤 까다로운 편이다. 가령 심박조율기를 단 사람은 TMS 치료를 받을 수 없다. 자기장 변화가 심박조율기를 꺼뜨릴 수 있기 때문이다.* 게다가 양극성 장애에 관한 연구는 별로 진행된 게 없다. 그래서 일부 양극성 우울증 환자는 자칫 TMS 탓에 증상이 악화될 수도 있다는 우려도 나온다.

이 대목에서 내 안의 기자 본능은 또 다른 궁금증을 던진다. 이 변화는 과연 얼마나 오래 지속될까. 케이티의 사례가 그저 플라시보

---

* 그뿐만 아니라 치료 중에 발작이 일어나는 사례도 간간이 보고된다. 새로운 치료를 시도하는 어느 상황이 안 그렇겠느냐만, TMS를 고려 중인 사람은 자신의 병력을 꼼꼼히 따져 보고 미리 주치의에게 조언을 구해야 한다. 의사가 TMS 시술 경험이 풍부한 전문가인지 아닌지 알아볼 필요도 있다.

×
너무 놀라운 작은 뇌세포 이야기

효과는 아닐까? 평생을 가늠할 수 없는 고통 속에 살아온 사람의 다친 마음을 이렇게 단기간에 고칠 수 있다니 솔직히 믿기가 어렵다.

아시프 박사의 설명에 따르면, 뇌가 평정을 되찾도록 안전하면서도 효과적으로 돕는 방법은 이미 오래전부터 다양하게 나와 있었다. 이런 도구들을 총동원할 때 치유가 일어나는 기전을 박사는 이렇게 설명한다. 미세아교세포가 흥분을 가라앉히면 뉴런들이 재생되기 시작한다. 그러면 두뇌의 신경회로가 다시 바람직한 방식으로 작동해 사람을 건강하게 만든다는 것이다.

이렇듯 연구 결과도 임상 사례도 TMS가 난치성 우울증과 불안장애에 상당히 유익하다는 결론을 내리고 있다. 하지만, 현장의 의사들은 여전히 혁신에 미온적이다. 그런 까닭에 신경정신과 클리닉 대부분의 치료 전략은 예나 지금이나 그대로이고, 약물 치료 의존도는 기형적으로 높다. 비용도 큰 걸림돌이다. 신경치료 장비는 대당 수만 달러를 호가하기에, 가격을 알고 나서 선뜻 지갑을 열겠다는 신경정신과 개업의는 손에 꼽힌다. 부담되는 건 환자도 마찬가지다. 케이티의 경우 30회 시술을 받는 데, 보험으로 어떻게 충당했지만, 수천 달러에 이르는 자기부담금은 여전히 자비로 내야 한다. (일반 정신과 상담을 20~30회 받아도 지출은 비슷했겠지만 말이다.)

불현듯 아시프 박사가 한 말이 떠오른다. 하루빨리 건강보험 체계가 개선되어 취약 계층에게도 신경치료가 저렴해지는 날이 오면 좋겠다는 것이다.

"미성년 환자들은 정신질환이 뿌리내리기 전에 뇌 신경회로가

아홉. 궁지에 몰린 영혼

건강한 발화 훈련을 다시 받도록 해 주어야 해요. 또, 불안장애와 기억력 저하로 어려움을 겪는 어르신들 역시 동네 의원에서 돌보는 게 마땅하고요."

새 시대의 의학

알면 알수록 생각이 꼬리에 꼬리를 물고 깊어지는 논제인 것 같다. 만약 사람 몸과 뇌의 건강이 미세아교세포에 의해 좌지우지된다면, 그런 미세아교세포를 안전하게 조율하고 재부팅할 방법이 또 없을까? 미세아교세포가 제정신을 찾아 망가진 뉴런과 시냅스가 다시 자라고 뇌가 스스로 치유를 시작하게 하는 다른 방법이 더 있을 터다.

잔뜩 날 선 미세아교세포를 달래서 모두가 바라는 성실한 일꾼으로 만들어 준다는 기발한 기법들이 속속 등장하는 요즘이다. 몇몇은 아직 순수과학의 울타리를 못 벗어나지만, 또 몇몇은 조만간 실제 치료 목적으로도 충분히 활용 가능해 보인다. 어느 쪽이든 핵심은 하나다. 미세아교세포를 눈먼 암살자가 아닌 우리 뇌의 수호천사로 남게 하는 것이다.

기능적으로 놀랍도록 유연한 뇌는 이런 인간의 개입에 아름답게 화답한다. 우리가 제대로 된 방법으로 접근하기만 한다면 말이다.

알츠하이머병의
미스터리가 풀리다

Untangling Alzheimer's

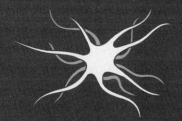

5월 중순인데 최고 기온 35도를 찍는 이상고온 현상으로 매사추세츠주 케임브리지시 전역이 몸살이다. 열기는 모든 걸 뒤처지게 하고 있다. 매사추세츠 공과대학MIT, Massachusetts Institute of Technology과 하버드 대학교를 경계 짓는 오래된 벽돌 길에 그늘을 드리우곤 하는 은행나무들도 죄다 잎 무성한 가지를 축 늘어뜨린 채다. 사람들은 땀방울이 송골송골 맺힌 이마부터 들이밀며 서둘러 건물 안으로 몸을 피한다. 마치 도시 전체가 슬로모션으로 플레이되는 것 같다.

그런데 회색 유리벽이 서늘한 인상을 주는 한 타워건물에 들어가면 사뭇 대조되는 광경이 펼쳐진다. 이곳에 입주한 MIT-피코어 학습기억연구소MIT-Picower Institute for Learning and Memory에서 인지신경과학을 연구하며 연구소를 이끌고 있는 차이리훼이蔡立慧 박사가 그 어느 때보다 신나게 뭔가를 설명 중이다. 그녀의 지난 2016년 연구 얘기를 하는 건데, 미세아교세포를 해킹해 조작함으로써 알츠하이머병의 진행을 역행시킬 수 있음을 증명했다는 것이다.

나사 풀린 미세아교세포를 재부팅해 알츠하이머병 환자를 치료한다니, 무슨 공상과학영화에 나오는 장면 같다. 하지만 차이리훼이 박사의 아이디어는 이미 사람이 참여하는 임상시험 단계에 진입했다. 이 뇌 해킹 기법에는 GENUS라는 멋진 이름도 생겼다. GENUS는 '감각자극을 이용한 감마파 동조gamma entrainment using sensory stimuli'의 줄임말인데, 편하게 '감마광 점멸 요법'이라고도 부른다. GENUS의 핵심은 미세아교세포를 재프로그래밍하는 것이다. 그러면 미세아교세포가 시냅스를 부추겨 다시 자라나도록 유도하고 그 결과로 아밀로이드판과 매듭tangle이 말끔하게 사라진다고 한다.*

박사는 그녀의 사무실 공간 대부분을 차지하고 있는 타원형 회의 테이블 자리로 나를 안내한 뒤, 8할은 행운이었다는 자신의 최신 발견 얘기를 풀어놓기 시작한다. 테이블 위에는 성인 팔꿈치 길이쯤 되는 플라스틱 상자 하나가 놓여 있다. 투명한 상자 안으로는 검정 절연테이프로 칭칭 감긴 조그만 컴퓨터 회로판과 처리장치가 보인다. 여기서 전선 여러 줄이 뻗어 나와 짤막한 검은색 플라스틱 막대로 이

---

* '판plaque(플라크)'이란 베타 아밀로이드beta amyloid라는 단백질이 눌어붙은 것을 말한다. 이 단백질이 쌓이고 쌓여 결국 아밀로이드 플라크가 되면, 죽은 신경세포 주변에서 덩치를 불려 가며 세포 기능을 방해한다. 한편 '매듭tangle(탱글)'은 타우tau라는 단백질이 뉴런 안에 비정상적으로 축적된 것이다. 타우 단백질이 서로 엉겨 붙으면서 배배 꼬여 매듭 모양으로 커지면 시냅스에서 시냅스로 연결되는 뉴런들 간의 소통을 방해한다. 그 결과는 바로 알츠하이머병 증상의 발현이다.

어지는데, 막대의 반대쪽이 상자에 낸 구멍을 통해 밖으로 튀어나와 있다. 그리고 그 끝에는 LED 꼬마전구 여러 개가 달려 있다.

누가 봐도 수작업으로 제작한 게 분명한 이 기계장치는 한 과학자의 일생일대 역작이라기엔 몹시 단출하다. 일반 가정집 식탁에 놓아두면 중학생 자녀의 그저 그런 과제물로 보일 것만 같다. 하지만 차원이 다른 정확성을 자랑하는 이 최첨단 장치가 탄생하기까지의 배경 이야기는 이미 신경과학계에서 모르는 사람이 없는 전설이다.

2015년, 당시 50대 중반이던 차이리훼이 박사는 알츠하이머병 발병 확률을 높인다고 막 알려진 몇몇 유전자에 대해 생각하다가 순간 두려움을 느꼈다고 한다. 단계마다 질병에 기여하는 유전자 돌연변이가 수십 가지나 되는데, 과학 지식에서 실질적인 치료법을 끌어내는 날이 '영원히 오지 않을' 것 같아 눈앞이 깜깜했다는 것이다.

그래서 박사는 컴퓨터공학의 관점에서 알츠하이머병을 다시 뜯어보기 시작했다.

"실제로 뇌는 하나의 정보처리장치처럼 작동해요."

그녀가 팔을 기대고 있는 의자 팔걸이 모서리를 손가락으로 가볍게 두들기며 말한다.

"뇌는 신호연결 작업을 1,000분의 1초 안에 수십 억 번 넘게 수행해 명령들이 끊김 없이 전달되도록 합니다. 이런 고도 정보처리 작업은 율동적인 뇌파의 도움을 받는데요, 뇌파가 뇌 곳곳의 뉴런들을 선별해 하나의 합주단으로 소식하기 때문이죠. 뉴런들 각각은 저마

×
열. 알츠하이머병의 미스터리가 풀리다

다 다른 임무를 맡고요."

박사는 이것을 같은 곡을 연주하면서도 각 파트가 다른 악보를 보는 작은 오케스트라에 비유한다.

"그럼에도 전체적으로는 지휘자 한 사람의 지도하에 아름다운 선율이 만들어지는 것처럼요."

여기서 뇌의 '모든' 구역을 통솔하는 지휘자는 바로 전기적 신호전달이 되시겠다.

차이리훼이 박사와 연구원들은 궁금했다. 알츠하이머병의 증상이 겉으로 드러나기도 한참 전에 뇌의 전기적 신호전달 기능이 맛이 가기 시작했음을 알려 주는 최초의 신호는 과연 뭘까?

뇌파 리듬을 관찰하면 이 신호를 측정할 수 있다는 걸 박사는 곧 깨달았다. 그리고 실제로 감마파라는 특정 뇌파의 리듬이 알츠하이머병 초기에 '크게 왜곡된다'는 사실을 알게 됐다. 감마파는 집중, 통찰, 기억 같은 고급 작업을 할 때 활성화되는 뇌파다. 앞서, 캘리포니아 주립대학 샌프란시스코 캠퍼스UCSF, University of California San Francisco의 연구팀 역시 알츠하이머병 환자의 뇌파를 측정했더니 복잡한 사고를 할 때 사용되는 뇌 부위의 감마파 모양이 확연하게 비정상이더라는 결과를 보고한 바 있었다. 이상 현상은 기억과 집중력에 핵심적인 해마와 전전두엽 피질에서 특히 두드러졌다.

그때 박사에게 아이디어가 떠올랐다.

"만약 우리가 감마파에 힘을 실어 주면 어떻게 될까 궁금해졌어요. 그래서 해마의 전기적 신호전달을 발병 전 수준으로 되살리면 어떤 결과가 나올지 알고 싶었죠."

당시 차이리훼이 박사는 뇌 신호를 바꿔 뉴런 활성을 조정하는 연구를 한창 진행 중이었다.

"솔직히 미세아교세포는 그때 제 연구주제 후보 목록에도 없었답니다."

그녀가 웃으며 설명한다.

"전 감마파를 조작해 해마의 뉴런 기능을 복원할 수 있는지가 궁금할 뿐이었어요."

흡사한 동물연구 자료는 이미 나와 있었다. 실험동물의 뇌에 직접 40헤르츠^{hertz}의 빛 자극을 주어 뉴런을 깨운다는 일명 '광유전학^{optogenetics}' 실험 데이터였다. 하지만 이 기술에는 치명적인 약점이 있었다. 바로, 환자에게 물리적인 부담이 매우 크다는 것이다.

"광섬유 와이어를 뇌 해마에 직접 꽂아서 거기다가 바로 레이저 광선을 쏴야 하거든요. 그런 다음에 광선으로 전기신호와 뉴런의 활동성을 조절하는 거죠."

그러니 광유전학 기법이 머지않은 미래에 알츠하이머병 환자들이 너도나도 줄 서서 받을 만한 치료가 아니라는 건 분명했다.

그래서 박사와 팀원들은 머리를 열지 않는 비침습적 방법으로 바깥에서 고정 파장의 광선을 실험동물의 뇌 안으로 쏘는 시스템을 구축했다. 컴퓨터 소프트웨어에는 막대처럼 생겨서 한 손에 쥐어지는 광원발생장치에서 LED 광선 줄기가 감마파 진동 주기에 맞춰 깜빡이며 나오도록 실징했다. 그린 다음 연구팀은 이 LED 점멸 장치

로 극초기 알츠하이머병 상태를 본뜬 실험쥐를 치료하기 시작했다.[*]
감마광 점멸 요법이 탄생한 순간이었다.

그녀에게는 일생일대의 순간이었을 당시를 회상하며 신나게 설명하는 박사의 달걀형 얼굴에서 광채가 난다.

"실험동물에게 40헤르츠 진동수로 점멸하는 감마광을 조사하기 시작했어요. 한 마리에 한 시간씩 그렇게 했죠."

입으로는 설명을 이어 가는 중간중간 박사의 시선이 우리 둘 사이에 놓인 플라스틱 상자로 옮겨 간다. 마치 이 단순한 장치를 가지고 자신이 이룬 업적이 아직도 믿기지 않는다고 말하는 것 같다.

실험 직후 목격된 실험쥐 뇌의 변화는 너무나 놀라워서 실험을 주도한 당사자들조차 자신의 눈을 의심할 정도였다.

"우리가 관찰한 부위는 시각 정보를 처리하는 시각중추 피질이었는데요. 고작 한 시간 처치로 그곳에 있던 베타 아밀로이드 단백질의 양이 무려 40~50%나 줄어든 거예요."

예상치 못한 변화는 또 있었다.

"감마광 점멸 요법으로 활동성이 변하는 건 뉴런만이 아니었어요. 예상치도 않은 '미세아교세포'의 활동성까지 달라졌거든요. 특정 주파수의 감마광 처치가 미세아교세포를 원래 임무로 복귀시켰던 겁니다. 그래서 녀석들이 아밀로이드 단백질을 치워 내기 시작한 거고요!"

---

[*]　젊은 실험쥐에게 알츠하이머병 초기 상태를 유도했을 때는 뇌에서 아밀로이드 단백질이 만들어지긴 했지만, 늙은 쥐에서 관찰되는 것과 달리 단백질이 아밀로이드판으로 굳지는 않았다.

차이리훼이 박사는 미세아교세포가 그저 성실한 청소부로 돌아가기만 한 게 아니라고 설명한다. 아밀로이드 단백질이 새로 만들어지는 족족 그러모아 치우는 데에 더없이 능숙한 일솜씨를 보였다는 것이다. 그뿐만 아니라 예전부터 있던 베타 아밀로이드 단백질을 갈가리 찢어 먹어 치우기까지 했다.

"고작 한 시간 만에 유독한 아밀로이드 단백질의 '절반'을 청소했더군요. 뇌조직을 하나도 손상시키지 않고 말이죠."

이번에도 실험 대상은 초기 알츠하이머병을 일으킨 동물 모델이었다.

더 자세히 설명하면, 미세아교세포는 아밀로이드판을 청소하기만 하는 게 아니라 베타 아밀로이드 단백질 덩어리를 작은 부스러기로 쪼개기도 했다. 산산조각 난 아밀로이드 부스러기는 더 이상 아무 독성도 없어서 뇌에 해를 끼치지 못한다. 게다가 크기가 작아진 덕분에 키프니스 팀이 뇌수막 공간에서 최근에 발견한 면역세포 전용 림프관 터널을 통해 배출되기도 쉽다.

차이리훼이 박사는 이 발견이 '순전히 얻어 걸린 결과'임을 스스로도 인정한다. 그러면서 등을 곧게 펴고는 양손을 번쩍 들어 올려 기뻐서 어쩔 줄 모르겠다는 동작을 해 보인다. 나는 최고의 명성을 자랑하는 과학연구기관에서 서른 명의 두뇌집단을 통솔하는 수장이 이렇게 흥 넘치는 사람이라니 뜻밖이라고 혼자 생각한다.

"이런 게 바로 연구의 매력인 것 같아요. 과학이 나를 어디로 데려나줄지 절내로 알 수 없거든요."

그러나 실험 결과가 처음 나왔을 때 박사의 머릿속에 든 생각은 딱 하나, '과연 이게 재현성 있는 데이터일까' 하는 것이었다고 한다. 그날부터 사흘 밤을 꼬박 새운 것도 그런 이유에서였다.

"지금 내 눈 앞의 광경이 과연 진짜일지 심란해서 머릿속이 온통 뒤죽박죽되더군요. 계속 고민했어요. '이게 진짜임을 증명하려면 어떤 정보가 더 필요한지'를요. 그러다 이런 생각이 들었죠. '만약 분자 수준에서 정확히 어떤 사건들이 일어나는지 밝혀내고 모든 전후사정을 내 스스로 납득할 수 있게 되면 실험 결과에 더 확신을 가질 수 있을' 거라고요."

차이 박사팀은 곧바로 보충 실험에 들어갔다. 연구팀은 우선 실험쥐의 뇌 해마 조직을 염색했다. 미세아교세포만 형광을 띄어 더 잘 보이게 하기 위해서였다. 다만 이번에는 기존의 침습적인 뇌 자극기법인 광유전학을 활용하기로 했다. 그런 다음 레이저 광선을 쏜 뒤 실험쥐의 해마에서 일어나는 변화를 관찰했다. 그 결과, 연구팀은 절로 입이 벌어질 수밖에 없었다.

박사가 묘사하기로, 처치 전의 실험쥐 뇌에서는 미세아교세포가 신경독성이 있는 사이토카인만 계속 뿜어낼 뿐 꼼짝 않고 빈둥빈둥 놀기만 하고 있었다. 현미경에 비친 모습이 한눈에도 왜소하고 병약해 보였다는 것이다.

"그런데 딱 한 시간 광유전학 처치로 미세아교세포 수가 두 배나 불어나 있더군요. 심지어 하나같이 쌩쌩해서 열일하는 녀석들로만요! 고작 한 시간이 흘렀을 뿐인데 미세아교세포의 90%가 아밀로이

×
너무 놀라운 작은 뇌세포 이야기

드판 청소 작업에 매달리고 있었죠. 미세아교세포들이 다시 정신을 차리게 하는 데 불과 한 시간밖에 안 걸렸단 소리예요!"

다만, 이 실험 방법에는 커다란 걸림돌이 두 가지 있었다. 하나는 24시간 뒤 아밀로이드 단백질의 수치가 처음으로 돌아갔다는 것이었고, 다른 하나는 광유전학 기술을 쓰려면 두개골에 실제로 구멍을 내야 한다는 것이었다.

결국 차이 박사 팀은 비침습적인 GENUS 기법으로 되돌아가기로 결정한다. 이제부터는 조금 오래 걸리긴 해도 두개골을 뚫지 않기에 훨씬 안전한 감마광 점멸 요법이 아밀로이드판을 효과적으로 없앤다는 걸 증명해야 했다. 그래서 이번에는 나이가 더 든 실험쥐를 사용했다. 이미 뇌 안에 아밀로이드판이 잔뜩 덩어리져 있어서 꽤 진행된 알츠하이머병과 흡사한 조건을 갖춘 동물 모델이 필요했기 때문이다. 그런 다음 7일 동안 매일 한 시간씩 치료를 실시했다.

그 결과, 이번에는 처음 실험과 또 다른 효과를 새롭게 확인할 수 있었다. 우선, 감마광 점멸 요법을 장기적으로 실시한 뒤 상당히 진행된 알츠하이머병의 증거인 아밀로이드판이 확연히 줄어들었다.

또, 감마광을 일주일 동안 반복해서 쬐고 나니 미세아교세포의 성격이 완전히 달라졌다. 염증을 부추기고 유독한 화학물질을 뿜어내 멀쩡한 뇌세포까지 병들게 하던 난봉꾼이 죄다 뇌 건강의 일등 수호자로 돌아온 것이다.

그뿐만 아니라 세포가 놀랍도록 온순해져 있었다. 이제 미세아교세포는 실험쥐의 해마 안에서 염증을 억누르면서 신경을 보호하는 물질을 풀어 뉴런을 보듬고, 망가진 시냅스를 수선하고, 새 뉴런이 자라나도록 돕고 있었다. 더 중요한 사실은 이 모든 선행이 아밀로이드판과 매듭을 수색하고 청소하는 작업과 동시에 이뤄졌다는 것이다. 이번 실험의 결과는 지난번처럼 일시적인 게 아니었다. 길게는 일주일 내내 변화가 지속됐다.

이것은 뇌가 스스로 치유하기 시작한다는 증거였다.

차이리훼이 박사는 당시 심경을 꿈을 꾸는 것 같았다고 고백한다.

"누가 마법이라도 부린 것처럼 도저히 믿을 수 없는 데이터였으니까요. 하루 자고 일어나면 다시 현실로 돌아갈 것 같은 불안감이 들었어요. 그러면 이 모든 게 온데간데없이 사라지고 없는 거예요."

박사가 두 손바닥을 테이블 위에 내려놓으면서 숨을 크게 내쉬었다가 들이마신다. 그러고는 암갈색 눈동자를 반짝이며 다시 말한다.

"하지만 꿈이 아니더군요. 그래서 우리는 다음 단계로 넘어갔습니다. 바로 사람의 뇌에도 이런 효과가 있을지 알아보는 거였죠."

박사는 최초 연구 결과를 2016년에 〈네이처Nature〉에 그리고 후속 결과를 2019년에 〈셀Cell〉에 발표했다. 그러는 중간 다른 연구팀이 비슷한 동물연구 결과를 내놓기도 했다. 비침습적 초음파로 미세아교세포를 교화시켜 알츠하이머병 특유의 아밀로이드판을 청소하게 만들 수 있다는 내용이었다. 논문의 저자인 호주 퀸즐랜드 대학교의 퀸즐랜드 뇌 연구소 팀은 이 연구에서 실험쥐의 뇌에 초음파를 반복해 쏜 뒤에 아밀로이드판의 양이 75% 감소한 것을 발견했다. 초음파 치료를 받은 개체들은 사물 식별하기, 미로 탈출하기 등의 기억력 검사에서도 뚜렷하게 향상된 성적을 보였다고 한다.

차이리훼이 박사의 실험을 필두로 쏟아져 나온 관련 연구 자료는 학계에 완전히 새로운 인식의 전환을 불러오기에 충분했다. 이제 알츠하이머병은 뇌 면역계의 질환, 즉 미세아교세포에 문제가 생겨 걸리는 병이었다. 2018년, 차이 박사는 추가 논문을 발표하며 이례적인 행보를 보였다. LED 기반의 비침습적 광선 점멸장치인 GENUS의 사용법을 허심탄회하게 공개한 것이다. 박사의 설명으론, 과학자들이 감마광 점멸 요법을 잘 활용해서 알츠하이머병뿐만 아니라 자폐증이나 조현병 같은 뇌 장애 연구를 더욱 발전시켰으면 하는 소망에서였다고 한다.

"본래 미세아교세포의 존재 이유는 뇌에 쌓여 가는 아밀로이드판과 매듭을 치우는 겁니다. 그런데 무슨 이유에선지 알츠하이머병 환자의 머릿속에서는 녀석들이 완전히 손을 놓고 있어요. 오히려 말썽만 잔뜩 일으키면서 말이죠."

그렇다면 도대체 무엇이 천사 같던 미세아교세포를 난봉꾼으로 돌변시키는 걸까?

미세아교세포, 유전자, 그리고 알츠하이머병의 삼각관계

앞서 소개했넌 메릴랜드 대학교 마거릿 매카시 박사의 2016년 연구를 기억하는지 모르겠다. 당시 박사가 밝혀낸 내용을 간략하게 정리하면 이렇다. 미세아교세포가 염증의 징조들에 만성적으로 민감해지면 이 세포의 장기적 동태를 감시하는 유전자에 빈틈이 생긴다. 그러면 미세아교세포의 성질이 신경 염증을 쉽게 일으키는 쪽으로 변한다. 그뿐만 아니다. 신경 염증이 심하면 심할수록 미세아교세포는 폭주에 폭주를 거듭해 시냅스를 더욱 맹렬히 공격하고 더 많은 염증성 화학물질을 분비한다. 아밀로이드판과 매듭 제거 작업은 뒷전인 채 말이다.

한마디로 미세아교세포가 뇌 건강 지킴이에서 시냅스 파괴자로 돌변한다. 그리고 그 직접적인 원흉은 바로 유전자다. 미세아교세포에게 바른 길을 제시해야 마땅한 유전자가 무언가 —이 방아쇠는 스트레스 인자, 트라우마, 감염, 부상, 독소 물질 같은 환경적 요인과 각자의 선천적 소인이 뒤섞인 독특한 조합에 따라 개개인마다 달라진다— 에 홀려서 근본적으로 재프로그래밍되면서 완전히 다른 지시를 내리기 시작하는 것이다. 이런 유전자의 변화를 이른바 '후생유전학적 전환epigenetic shift'이라 한다. 후생유전학적 전환이 일어난 유전자는 시냅스를 약탈하고, 독성 화학물질을 분비하고, 뇌 안에서 쓰레기가 산처럼 쌓여도 모르는 체하게끔 미세아교세포를 교사教唆한다.

전문가들은 이처럼 알츠하이머 발병 위험을 크게 높이는 유전자를 여럿 찾아냈다. 그런데 그중에서 오직 미세아교세포에만 특이적으로 작용하는 것이 적지 않다. 미세아교세포만 갖고 있다는

TREM2라는 수용체 유전자도 그중 하나다.* 예를 들어 이 TREM2 유전자에 돌연변이가 생긴다고 치자. 그러면 아밀로이드판의 독성으로부터 뇌를 지키는 미세아교세포의 방어력이 줄어들게 된다. 실제로도 이 돌연변이가 있는 사람들은 알츠하이머병에 걸릴 위험성이 3배로 높다는 보고가 있다. 사람이 건강할 때는 아밀로이드판을 발견하는 족족 미세아교세포가 제 몸집보다 큰 촉수들을 길게 뻗어 깨끗하게 쓸어 담는다. 원래는 바로 이 청소 작업을 돕는 게 TREM2 수용체의 역할이다. 그런데 뇌 건강 상태가 좋지 않을 때는 TREM2 수용체가 미세아교세포를 보조하지 못한다. 그뿐만 아니라 유전자 변이로 성질이 변한 수용체는 미세아교세포를 부추겨 신경독소 물질과 염증 유발성 사이토카인을 자꾸 만들어 내게 한다. 그 결과 아밀로이드판 생성이 가속화되는 것이다.**

안타깝게도 우리가 이 사실을 알았다고 해서 당장 어떤 성과를 낼 수 있는 건 아니다. 차이리훼이 박사가 지적했듯, TREM2처럼 오직 미세아교세포만 건드리면서 이 중추 면역세포의 착한 성질과 나쁜 성질을 키우기도 하고 죽이기도 하는 유전자가 종잡아 수백 개는 되기 때문이다. 박사의 설명처럼, 이는 곧 '유전자 한두 개를 통제하는 것만으로는 뇌기능을 크게 회복시키지 못할 것'이라는 뜻이기도

---

* 거창한 정식 명칭은 '골수세포 2 단백에 발현된 방아쇠 수용체Triggering Receptor Expressed on Myeloid cells 2 protein'지만, 앞 글자만 따서 간단하게 TREM2라 부른다.

** TREM2는 수많은 예시 중 하나일 뿐이다. 미세아교세포에만 특이적으로 작용하면서 미세아교세포의 동태를 변화시키고 어떤 사람에게 언제 알츠하이머병이 발현될지 좌우하는 조절 유전자는 일일이 열거할 수 없이 많다. 심지어 이 유전자들 모두가 미세아교세포 안에 '발현되어' 있다.

하다.

박사는 미세아교세포가 하나의 거대한 전등 스위치와 같다고도 강조한다. 수많은 유전자 신호를 통째로 막기도 하고 통과시키기도 하는 중앙통제실인 셈이다.

"감마광 점멸 요법으로 이 스위치를 껐다 켰다 할 수 있어요. 우리는 그렇게 미세아교세포가 다시 제 할 일을 하도록 바로잡을 수 있을 거라 기대합니다."

알츠하이머병 지표물질을 찾아라

차이리훼이 박사의 연구가 세상에 공개되기 반년 앞서, 베스 스티븐스 역시 알츠하이머병 극초기에 미세아교세포가 보체 표지된 시냅스를 집어삼킨다는 내용의 논문을 발표한 바 있었다. 이 연구에서 스티븐스 교수가 발견한 것은 지루한 알츠하이머병 진행 과정에서 시냅스 소실이 초반부 중에서도 거의 출발선상에서 일어나는 사건이라는 사실이었다. 미세아교세포는 아밀로이드판이 생성되기 한참 전부터 건강한 뇌 시냅스를 불러 모아 없애 버린다. 이 전조는 병증이 겉으로 드러나기 무려 수십 년을 앞선다. 적어도 동물연구의 관찰 결과는 그렇다고 말한다. 시냅스가 사라지는 현상은 아밀로이드판과 매듭의 존재보다도 더 확실하게 훗날 인지기능 장애의 표출을 경고한다는 게 현재 전문가들의 해석이다.

어떤 면에서 이것은 연쇄반응과 같다. 미세아교세포가 흥분해 시냅스를 잡아먹는다. 그러면 뇌 안에 아밀로이드판과 매듭이 축적된다. 단백질 쓰레기가 예전처럼 시원스레 배출되지 못하고 태산같이 쌓여 간다. 베타아밀로이드판과 매듭의 존재는 다시 미세아교세포를 자극해 흥분시킨다. 예민해질 대로 예민해진 미세아교세포는 발길 닿는 곳마다 염증을 일으키고 더 많은 시냅스를 집어삼키면서 뉴런을 망가뜨린다. 이 과정에서 성상아교세포 같은 다른 아교세포들까지 동요해 신경독성 물질을 분비하기 시작한다. 그렇게 환자의 인지기능과 정신 상태는 빠른 속도로 무너진다.

얼마 뒤 나는 화상채팅 앱을 통해 연결된 스티븐스 교수에게 내내 궁금했던 걸 물었다. 감마광 점멸 요법 등으로 알츠하이머병을 치료하고 예방하고자 할 때 아밀로이드판과 매듭이 생기는 것보다 시냅스 손상이 먼저 일어난다는 사실이 왜 중요하냐고 말이다. 카페인 기운으로 머리를 굴려 설명을 내놓는 교수에게서 다소 조급한 기색이 엿보인다. 알고 보니 바로 다음 날 남편과 두 딸까지 합세하는 연구실 야유회 일정이 잡혀 있단다.

"지금 실험실이 좀 정신없죠. 내일 당일치기로 바닷가에 놀러 가기로 해서 그래요. 기사 딸린 버스를 대절했는데 가서 윈드서핑도 하고 요트도 탈 거랍니다. 요즘 우리 모두 이런 시간이 절실히 필요했거든요!"

(계속 하던 생각인데 이 순간 교수의 모험심, 다소 부스스한 곱슬머리, 과학을 향

한 열정이 어우러져 한 공영방송의 만화 캐릭터인 미스 프리즐이 또 떠오른다. 미스 프리즐은 늘 스쿨버스에 학생들을 한가득 태우고는 특이하고 기상천외한 곳만 골라 현장학습을 다니는 괴짜 과학 선생님이다.)

"아밀로이드판과 매듭은 여러 가지 면에서 뇌에 백해무익해요. 아밀로이드판은 생각보다 훨씬 초기에 형성됩니다. 또, 사람들이 보통 알츠하이머의 상징으로 여기는 인기지능 감퇴가 엄밀하게는 시냅스 소실 때문에 생기는데요. 해마에서 이 시냅스 소실이 일찍부터 시작된다는 증거가 많습니다. 흔히들 초기 증세로 알고 있는 임상증상들이 드러나기 한참 전에 말이에요. 그러니 만약 우리가 시냅스 소실이 일어나자마자 바로 감지할 수 있다면 상황은 지금과 확연히 달라질 겁니다."

교수가 막힘없이 설명을 이어 간다.

"아시는 것처럼, 통제 불능의 염증은 일단 시작되면 되돌릴 수가 없어요. 그런 까닭에 초장에 병의 기세를 꺾을 방법을 반드시 찾아야 한다는 얘기가 전문가들 사이에서 나오는 거죠."

교수의 목소리가 한층 진중해진다.

"그렇게 생각하면 지금껏 알츠하이머병 신약 후보의 임상시험들이 줄줄이 실패한 게 전부 치료 개입 시기가 여전히 늦기 때문이라고 볼 수 있습니다."

이 대목에서 스티븐스 교수는 암의 비유를 든다. 다 전이된 뒤에 항암치료를 시작해 봤자 너무 늦는다는 것이다. 그런 이유로 기초과학 연구가 다시 중요해졌다고 교수는 재차 강조한다.

"염증이 나타나기 훨씬 전에, '첫' 시냅스 가지치기의 순간을 감지하는 생체지표물질을 하루빨리 발굴할 필요가 있습니다. 그렇게만 된다면 알츠하이머병 예방이 거의 가능해질 거예요. 미묘한 조짐이 보이자마자 바로 치료에 들어갈 수 있으니까요."

교수가 알츠하이머병을 앞당기는 유전자 얘기를 꺼낸다. 이 유전자들 중 다수가 오직 미세아교세포에만 작용하는데, 그 말은 곧 미세아교세포가 알츠하이머 발병의 원인이 된다는 뜻이기도 하다는 해설이다. 그런데 차이리훼이 박사를 떠올리게 하는 발언이 교수의 입에서 바로 이어진다.

"하지만 유전자가 우리가 가진 유일한 열쇠는 아닐 겁니다. 그보다는 알츠하이머병을 보다 일찍 감지할 지표물질이 개발되고 이를 통해 병의 치료와 나아가 예방까지 가능해지는 미래로 우리를 인도할 여러 갈래 갈림길 중 하나로 여기는 게 옳겠죠."

문득 스티븐스 교수가 훗날을 한번 상상해 보라고 내게 제안한다. 미세아교세포의 행동을 통제하는 유전자들이 갑자기 미쳐서 잘못된 메시지를 내보내기 시작할 때 임상 현장의 의사들이 변화를 정확하게 알아챈다면 어떨까. 미세아교세포가 착실한 일꾼에서 무법자로 돌변하는 순간을 우리가 감지해 곧바로 조치를 취할 수 있다면? 타락한 미세아교세포가 시냅스로 몰려들기 전에 재빨리 손써서 뇌조직이 더 이상 털끝만큼도 망가지지 않게 할 수 있다면 말이다.

현재 브로드 인스티튜트는 미세아교세포에 특이적인 유전자가 파괴 명령을 내리기 시작하는 순간의 이런 초창기 신호들을 일심

열. 알츠하이머병의 미스터리가 풀리다

히 찾고 있다. 이곳에도 적을 두고 있는 스티븐스 교수는 이 프로젝트 덕분에 신기술이 여럿 개발됐다며 간단한 설명을 시작한다. 대표적인 예는 교수가 현대 유전공학의 승리라고 극찬하는 '오가노이드 organoid'라는 것이다. 교수는 이것을 '사람의 줄기세포를 뉴런, 아교세포, 미세아교세포 등으로 분화하도록 유도해 진짜 뇌와 흡사하게 만든 미니 뇌'라고도 정의한다. 오가노이드 뇌 모형을 사용하면 미세아교세포의 유전학적 성질(예를 들면, TREM2 유전자의 변이형)을 연구자 입맛대로 조작하는 게 가능하다고 한다. 그런 뒤에 계속 주시하면서 미세아교세포가 언제, 어떻게 말썽을 피우는지 살펴보는 것이다.

"정확히 시냅스 소실이 시작되는 순간으로 거슬러 올라가는 게 우리의 목표입니다. 어느 시냅스는 왜 다른 시냅스보다 더 잘 공격받는지, 건강한 미세아교세포를 흥분시키는 결정적인 스위치는 무엇인지도 알아낼 거고요."

스티븐스 교수가 계속해서 설명한다.

"지금은 미세아교세포의 흥분 상태에 여러 단계가 있다는 것까지 파악됐어요. 그중 몇몇은 뇌 건강에 유익하고, 나머지는 건강을 해치는 쪽으로 작용하죠. 가령 이런 식이에요. 미세아교세포가 막 변하기 시작할 때는 저희끼리 새로운 유형의 분자 신호를 주고받는데요, 이 물질교환을 우리는 미세아교세포가 신경 염증 유발자로 변해 간다는 증거로 간주할 수 있습니다. 그런데 만약 우리에게 이런 신호를 감지하는 기술이 있고 흥분 단계마다 각각 서로 다른 지표

너무 놀라운 작은 뇌세포 이야기

분자물질이 정해졌다면 어떨까요. 그러면 이 미세아교세포가 곧 무자비한 가지치기를 시작할 거라든가, 저 미세아교세포가 조만간 염증유발 물질을 분비할 거라고 귀신같이 예측할 수 있을 겁니다. 어떤 미세아교세포가 아밀로이드 단백질을 먹어 치워 청소해 줄 거라는 것도요."

언젠가 학계가 이 분자 지문을 다 찾아서 완벽하게 파악해 낼 날이 빨리 오기를 기대한다. 그러면 어떤 미세아교세포가 일을 벌일 참인지 미리미리 알 수 있을 테니 말이다.

한편, 액적 서열분석법droplet sequencing이라는 것도 있다. 간단히 Drop-seq라고도 적는 이 신기술은 주로 각 흥분 단계마다 미세아교세포의 성질이 어떻게 다른지 조사할 때 사용된다. 스티븐스 교수의 표현을 빌리면, 미세아교세포를 하나하나 포획해 작은 물방울에 가둔 뒤에 일종의 바코드를 새긴다. 바코드만 읽으면 바로 DNA 정보가 뜨도록 말이다.* 그런 식으로 미세아교세포 하나하나의 유전자 프로파일을 작성하고 이 미세아교세포에 어느 유전자가 동료 미세아교세포들에 비해 더 많이 발현됐는지 확인한다고 한다. 그런 다음 자료가 충분히 모였을 때 이 데이터베이스를 토대로 미세아교세포의 흥분 단계를 정확하게 세분화하는 것이다. 슈퍼마켓을 가면 상품

---

* 스티븐스 교수가 말하길, 미세아교세포 하나하나의 유전자 발현 프로파일 변화를 조사하고자 Drop-seq 기법과 단일세포 RNA 서열분석법을 활용하는 것은 현재 과학계에서 가장 혁신적인 신기술이라고 한다. 실제로, 실험쥐의 뇌 조직과 사망한 사람의 뇌에서 추출한 샘플에 존재하는 미세아교세포를 이 기법으로 분석하는 연구가 진행 중이다. 관계자들은 이 연구 기술이 질병을 이해하고 더 나은 치료법을 개발하는 데 크게 기여할 것으로 기대하고 있다.

바코드를 찍어 원산지, 성분, 유통기한 등을 바로바로 확인하지 않는가? 그것과 비슷하다.

"이런 신기술 덕분에, 미세아교세포가 불량해져 뉴런을 망가뜨리고 다니게 만드는 유전자나 반응 경로가 조만간 자세히 밝혀질 거예요."

그런 신호를 보고 근본적으로 어디가 어떻게 잘못된 건지 알 수 있을 거라고 스티븐스 교수가 덧붙인다.

"이 분자 지문을 인식하는 기술이 하루빨리 상용화되면 좋겠습니다. 살아 있는 사람의 뇌를 문자 그대로 바코드 읽듯 스캔해 미세아교세포가 천사에서 암살자로 돌변하는 순간을 감지하는 거죠."*

교수는 그런 날이 빠르면 10년 이내에 올 거라고 내다본다. 그때쯤이면 미세아교세포를 시냅스 파괴자로 타락시키는 분자 지문들이 거의 완벽하게 드러날 거라고 한다. 지표물질들의 성질을 정확하게 알고, 이런 지표물질 각각과 짝을 이루는 방사성활성 염료를 사람의 뇌조직에 안전하게 투입한다. 이 두 가지 조건을 만족하는 상황에서 환자의 머리를 PET 스캔으로 촬영한다. 그러면 뇌 회로 중어디에 이상이 있는지 단번에 알아볼 수 있을 것이다. 그 부분만 환히 빛나 보일 테니 말이다. (큰 맥락에서는 암 검사와 비슷하다. 종양을 찾고자

---

* 사실, 시냅스의 밀도와 소실 정도를 어렴풋이 정량하는 기술은 예일대의 한 연구팀이 이미 개발했다. 방법은 살아 있는 환자에게 특정 뇌 단백질만 빛나 보이게 하는 방사성 추적물질을 주입한 뒤 PET 스캔으로 뇌를 촬영하는 것이다. 아쉽지만 기술의 정밀도는 스티븐스 교수가 상용화하기에 적합하다고 여기는 미세아교세포 표지물질의 기준에는 한참 못 미친다. 그래도 첫발을 뗐다는 의미에서 중요한 연구임은 분명하다.

×
너무 놀라운 작은 뇌세포 이야기

할 때 일단은 의심되는 신체 부위에 CAT 스캔을 실시해 정확한 위치를 파악한다. 그런 다음 다시 국소 생검으로 종괴가 진짜 암인지 아니면 양성 덩어리인지 최종 진단을 내리는 것이다.)*

스티븐스는 잘만 하면 증상이 나타나기 수십 년 전에 미리 손을 쓰는 게 가능해질 거라고 기대한다.

"만약 우리가 아교세포와 뉴런이 얽힌 신경회로의 어디에서 언제부터 시냅스가 와해되기 시작했는지 간단한 뇌 스캔 검사로 감지할 수 있거나, 회로를 고장 낸 몇몇 아교세포만 딱 꼬집어 공략할 수 있다면 말이죠. 그럴 수만 있다면 게임의 승패가 뒤집힐 겁니다."

물론, 추적 가능한 방사성활성 성분의 염료를 뇌에 주입한 뒤 방사선을 쪼여 뇌 영상을 촬영하는 PET 스캔 기법을 모든 환자에게 기본으로 적용하기에는 무리가 있다. 알츠하이머병 증상이 전혀 없는 사람이라면 더더욱 득보다 실이 클지 모르고 말이다. 그러나 병증이 출현하기 무려 수십 년 전에 뇌의 변화가 시작된다는 것 자체는 분명한 사실이다. 그러므로 변이형 TREM2 유전자처럼 알츠하이머병의 발병 위험을 크게 높이는 유전자를 갖고 있으면서 가족력이 뚜렷하다는 조건을 건다면 조영제를 활용한 PET 스캔이 확실하고 유용한 진단 도구가 될 수 있을 것이다.

---

* 단, 알츠하이머병 치료는 여러 가지 면에서 암 치료보다 훨씬 복잡하다. 암의 경우, 수술로 종양과 주변 조직을 잘라 내거나 면역요법제를 혈관에 주입해 종양에 직접 작용하게 하는 게 가능하다. 그러나 알츠하이머병의 아밀로이드판과 매듭은 외과시술로 도려낼 수가 없는 것들이다. 게다가 생물학적 제제製劑를 뇌에 투입하는 것은 더더욱 어렵다. 중간에 혈액-뇌 관문이 떡하니 버티고 있기 때문이다. 그런 까닭에, 차이 박사의 발명품처럼 잠재력 큰 비침습적 중재술이 더 많이 나오는 게 그 어느 때보다 중요하고 권장된다.

한편, 현재 학계에서는 미세아교세포의 외형이나 기능이 변하기 시작할 때 이 세포에서 분비되는 특징적 물질을 찾으려는 노력이 불철주야 이어지고 있다. 동시에 혈액에 존재하는 그런 물질을 특이적으로 인식하는 방법도 계속 연구 중이라고 한다.[*]

"우리의 목표는 언젠가 병증이 정식으로 출현하기 전에 정신신경계 질환이나 인지장애를 미리 예측할 수 있도록 믿을 만한 정보를 담고 있는 생체지표물질을 개발하는 겁니다."

동네 병의원에서 간단한 혈액검사로 시냅스 소실 여부를 알 수 있는 날이 오려면 아직 한참은 더 기다려야 할 것이다. 그래도 우리가 그런 미래를 향해 가고 있다는 것만은 확실하다.

이 모든 기대가 실현된 가상의 미래를 상상해 볼까.

여기 중년의 여성이 있다. 그녀에게는 케이티와 마찬가지로 조모를 알츠하이머병으로 일찍 보내 드린 역사가 있다. 그런데 유전자 검사 결과, 그녀 역시 TREM2나 ApoE4 같은 몇몇 유전자 돌연변이가 양성이라고 나온다. 전부 조기 발현 알츠하이머병의 발병 확률을 높인다고 알려진 유전인자들이다. 유방암 가족력이 있는 사람이 중년에 들어서면 유방조영 검사를 정기적으로 받는 것처럼, 그녀는 뇌 속 미세아교세포의 상태를 감시하는 PET 스캔 검사를 해마다 받기 시작한다. 그런데 그녀의 나이 마흔다섯 무렵에 매년 찍는 이 뇌

---

[*] 미세아교세포의 뇌 속 활동패턴 변화를 감지하는 혈액검사법의 개발 연구가 어떻게 이루어지고 있는지는 열세 번째 단원에서 더 자세히 알아볼 것이다.

사진에서 이상 소견이 발견된다. 한구석이 유독 밝게 빛나 보이는데 아무래도 미세아교세포 조절 유전자가 고장을 일으키기 시작한 것 같다. 알츠하이머병을 예고하는 불길한 조짐이다. 해마 특정 부위의 시냅스 구조가 무너지고 있다는 신호가 분명하기 때문이다.

이상 소견을 발견한 진단방사선과 의사는 이 사실을 환자의 주치의에게 바로 알린다. 주치의는 예방 차원에서 감마광 점멸 요법을 처방한다. 어쩌면 행동요법 상담도 함께 주선할 것이다. 식단 조절과 운동을 병행하는 행동요법은 신경재생 효과가 일찌감치 증명된 보조치료법이니까. 게다가 그녀는 활동이 부족한 시냅스가 블랙리스트에 올라 십중팔구 가지치기 당한다는 사실을 이미 상식으로 알고 있다. 그래서 병원 치료와 별개로 외국어를 배우거나 숫자 퍼즐에 새로운 취미를 붙이거나 뜨개질을 시작한다. 그뿐만 아니다. 그녀는 평상시에도 환경오염물질, 병원균, 감염병, 스트레스 요인들을 피하려고 최선을 다한다. 전부 미세아교세포의 폭주를 부추기는 원인이니 본인이 알아서 조심하는 게 상책이다. 이런 세상이라면 뇌에서 생긴 아밀로이드판 부스러기가 뇌수막 림프관을 통해 보다 신속하게 배출되도록 돕는 비침습적 중재치료법 역시 여럿 나와 있을 터다. 이런 세상에서는 아무 부작용도 없이 미세아교세포만 정확하게 겨냥해 고치는 효과적인 약물치료조차 이미 현실일지 모른다.

심지어 이 치료법들은 서로 궁합이 잘 맞아 여럿을 조합해 동시에 활용하기에도 좋을 것이다. 증거도 있다. 2017년에 한 호주 연구팀은 생불학적 면역요법제(면역 반응으로 활성화된 뇌 속 염증을 항체를 활용해 가라앉히는 약제)를 치료용 초음파와 병행했을 때 면역요법제의 효과가 확연하게 커지고 아밀로이드판과 매듭이 줄어든다는 사실을 발견했다. 뇌에 광파를 쪼이면 아밀로이드판이 없어진다는 차이리 훼이 박사의 동물실험 결과와 정확하게 일치하는 내용이다.

이런 세상에서라면 케이티 같은 환자는 조급하게 굴 필요가 없다. 정기검진 일정에 맞춰 뇌 영상검사를 계속 받으면서 다양한 중재치료법을 한 번에 한두 가지씩 차례차례 시도하면 된다. 그러는 내내 환자는 주치의와 함께 어떤 치료법이 여러 가지 면에서 자신에게 가장 잘 맞을지 신중하게 의논한다. 이 1년의 유예기간 동안 의료진은 환자에게 딱 맞는 종합적 치료 처방을 체계적으로 찾아갈 것이다. 어떤 조합이 가장 효과적인지 실시간으로 추적 관찰하면서 말이다. 바로 이렇게 아무 준비 없이 병마에 속수무책으로 당하는 사태를 미리 막을 수 있다. 뇌 속 작은 불씨로 시작됐다가 들불처럼 커지고서야 알츠하이머병을 발견하는 일은 더 이상 없다.

그리고 언젠가는, 어쩌면 지금으로부터 한 10년 뒤쯤, 이런 날이 올 거라고도 기대해 본다. 어느 10대 청소년이 연례행사로 받아 온 정기검진을 위해 소아과를 찾는다. 해마다 피를 뽑아 미세아교세포의 활동성에 어떤 특징적 변화가 있는지 검사하는 것이다. 요즘 흔히들 하는 콜레스테롤 수치 점검과 거의 같다고 보면 된다. 그런데 이 검사에서 미세아교세포나 시냅스의 변화 정도가 건강 기준치를 벗어나게 나왔다고 치자. 그러면 청소년은 부모님과 상의해 다양하게 마련되어 있는 안전한 옵션들 가운데 하나를 골라 조기 중재 조치를 시작할 수 있다.* 바라건대, 아마 그때쯤이면 치료 면에서도 예방 면에서도 신경정신과 환자들을 위해 보다 많은 선택지가 준비되어 있을 것이다.

앨리스에 대한 기억

몇 주 뒤, 나는 새 정보를 알려 주려고 케이티와 만날 약속을 잡는다. 알츠하이머병의 위험인자인 우울증까지 있는데 외할머니를 보면 자신에게도 언제 갑자기 알츠하이머가 올지 모른다고 케이티가 입버릇처럼 말하던 걸 기억하기 때문이다. 그녀는 만약 할머니가 의학이 더 발달한 시대에 태어나셨다면 할머니의 인생이 어떻게 달라졌을지 한두 번 생각한 게 아니라고 얘기한다.

　우리는 유기농식품 전문점에서 점심을 포장해 나와서 뉴욕 도심 공원인 브라이언트 파크의 한 야외 테이블에 펼쳐 놓는다. 한 무리의 비둘기들이 빵 부스러기를 노리고 근처 잔디밭을 배회한다. 케이티는 할머니의 삶이 어떻게 나락으로 떨어졌는지 내게 설명하려고 옛날 기억을 있는 힘껏 짜낸다. 그녀는 40년 전 할머니의 사진을 아직도 휴대폰에 저장해 가지고 다닌다고 한다. 그 시절의 앨리스는

---

* 　어느 검사나 마찬가지지만, 관리 방법으로 약물을 쓰겠다는 결정에는 늘 신중해야 한다. 부작용이 독이 될 수도 있기 때문이다. 이 가상 시나리오 같은 상황에서는 일정 기간 뒤에 재검사를 해보고 부작용 없는 것으로 예방 조치를 시작하는 게 좋다.

밝은 인상에 사진이 잘 받는 중년 여성의 모습이다. 150센티미터를 간신히 넘는 아담한 체격에 외손녀에게 그대로 대물림한 흐릿한 금발은 어깨까지 내려온다. 앨리스는 깔끔하게 흰색칠된 단층 전원주택의 현관에서 아들딸과 손자손녀를 모두 거느리고 당당하게 서 있다. 현관 울타리를 쭉 따라 걸린 네모난 화분들을 보니 붉은 백일홍이 만개하는 계절이었나 보다. 케이티가 한 꼬마를 가리키며 이게 자신이라고 알려 준다. 다섯 살 케이티는 반바지에 파란색 운동화를 신었다. 대가족 사진에서 앨리스는 정중앙에 자리 잡고 있다. 여름 원피스를 차려입고 얼굴에 미소를 띠고 있는 앨리스의 두 눈동자에서는 내가 요즘 케이티에게서 종종 발견하는 생기의 빛이 느껴진다. 노란색 원피스 차림의 앨리스는 마치 작렬하는 태양의 축소판처럼 날카로운 광채를 발산한다.

"할머니는 피아노 선생님이었어요. 학생들이 할머니 집에 매일 들락거렸대요. 항상 사탕을 그득 채운 유리병을 피아노 위에 놓아두셨고요."

케이티가 다른 사진을 찾아서 내게 들이민다. 이번에는 앨리스가 두 자녀, 그러니까 케이티의 모친 제나와 외삼촌 폴과 함께 피아노 의자에 앉아 찍은 사진이다. 세 사람은 흑백의 건반 위에 세 쌍의 양손을 차곡차곡 포갠 채 눈부실 정도로 환하게 웃고 있다.

"그런데 이런 할머니는 제 기억엔 없어요."

케이티가 고개를 젖혀 호탕하게 웃고 있는 사진 속의 여인을 손가락으로 가리킨다. 그녀가 열두 살인가 열세 살 무렵, 앨리스는 그토록 생기 넘치던 본모습을 우울증, 강박장애, 크론병, 알츠하이머병 증상으로 이미 거의 잃은 상태였다.

"알츠하이머병이 본격화되자 전부 엉망진창이 돼 버렸어요. 탐욕과 광장공포증이 나날이 심해졌거든요. 집밖으론 한 발자국도 안 나가고, 물건도 못 버리게 했죠. 의사 말 안 듣는 건 기본이고요. 무언가가 심기를 거스르면 할머니는 바로 경찰에 신고 전화를 걸었어요. 도둑이 들어서 물건을 훔쳐 갔다고 확신하신 거예요. 그러니 동네 경찰들이 언젠가부터 할머니 말을 안 믿을 수밖에요."

그러다 앨리스의 크론병 증세가 발작하면 응급실에 가기 위해 제나가 119에 연락해 앰뷸런스를 불러야 하는 날도 있었다.

"매번 구급대원들이 집 안 곳곳에 산처럼 쌓인 신문이며 책 더미들을 치워서 들것이 지나갈 길을 직접 만들어 가며 들어가야 했어요. 할머니는 그걸 보고 남의 집에서 멋대로 뭐 하는 짓이냐고 고래고래 소리를 질렀고요."

케이티가 휴대폰 화면에 마지막 사진을 띄운다. 낡은 할머니 집 마당에서 쓰레기봉투들과 함께 찍은 것이다. 이제 흰색 페인트는 여기저기 벗겨지고 있고 현관은 엄청난 폐물의 무게를 못 이기고 활처럼 휘어 주저앉기 직전이다. 다 끊어져 아예 해체한 그네, 죄다 녹슨 접이식 의자, 고장 난 자전거, 못쓰게 된 가구 등 온갖 잡동사니가 천막으로 덮어 놓은 플라스틱 정리함들 옆에 빼곡히도 쌓여 있다. 오랜 세월 방치된 쓰레기더미 위로 언제였는지 소나뭇잎 비까지 내린 것 같다.

케이티 말로, 제나가 종종 들러 뭔가 내다 버리려고 하면 앨리스가 귀신같이 알아채서는 현관을 가로막고 못 나가게 하기 일쑤였다고 한다. 심할 땐 도둑년이라며 당신 친딸에게 삿대질까지 했다고. 케이티의 표정에 후회하는 기색이 점점 역력해진다. 그렇게 모녀는 지칠 대로 지쳐 노인네가 돼지우리를 애지중지하든 말든 모른 체하게 됐다.

"엄마가 계속 정기적으로 들러서 살폈어요. 할머니가 엄마를 못 알아보기 시작한 이후로도요. 매일 목욕과 식사를 챙겨 드릴 사람을 따로 쓰긴 했는데, 그래도 그런 기간이 길어지다 보니 할머니의 치매 때문에 엄마가 우울증에 걸리더라고요. 점점 심해지는 게 제 눈에 보일 정도였고요."

간병 중에 케이티의 모친이 얻은 병은 우울증 말고도 더 있었다.

"지금까지 엄마를 괴롭히는 자가면역질환 두 가지 모두 바로 이 시기에 생긴 거랍니다."

"할머니는 이 집에서 돌아가셨어요."

케이티가 휴대폰 액정을 톡톡 치면서 말한다.

"우리 집 근처 치매요양센터로 모시려고 계속 시도했지만, 엄마도 끝내 할머니를 설득하지 못한 거죠."

만약 앨리스의 노년이 다른 모습이었다면 어땠을까? 한번 상상해 보자. 앨리스는 아직 피아노 연주를 즐기고, 시골집 현관에서 밝은 노란색 원피스 차림으로 환하게 웃으며 어린 손자손녀들을 반갑

게 맞아 주는 젊은 할머니다. 그런 그녀가 어느 날 병원에 간다. 이 시나리오에서 의사는 관례대로 앨리스에게 간단한 영상검사를 받게 한다. 그 결과, 공교롭게도 아직 그럴 나이가 아닌데 뇌 시냅스가 빠르게 소실되고 있다는 걱정스러운 조짐이 발견된다.

그런데 시냅스 소실이 관찰된 부위가 마침 우울증과 알츠하이머병 모두와 연관된 곳이라고 한다. 이런 검사 결과를 바탕으로 의사는 알츠하이머병 예방을 위해서 감마광 점멸 요법을 그리고 우울증 관리를 위해서 경두개 자기자극법을 앨리스에게 추천한다. (물론, 식이요법, 운동, 수면관리 같은 생활 속 실천은 기본 중의 기본이다.)

만약 그랬더라도 여전히 앨리스가 친딸과 외손녀를 도둑 취급하고, 누군가에게 조종이라도 당한 듯 정신줄을 놨을까? 그리고 종국엔 쓰레기장 같은 자택에서 생을 마감하게 됐을까?

희망의 미래로 한 걸음 더

당장 어떤 확실한 알츠하이머병 치료법이 나오기는 어려울지 모른다. 하지만 과학자들이 맥없이 손 놓고 있어서 그런 건 아니다. 차이리훼이 박사는 오늘도 MIT 연구실에서 감마광 점멸 요법을 환자들에게 어둠을 밝히는 등불로 쓸 방법을 찾느라 갖은 궁리 중이다. 박사가 뜻을 함께 하는 몇몇 동료 연구자들과 손잡고 만든 코그니토 테라퓨틱스Cognito Therapeutics라는 이름의 생명공학 스타트업은 벌써 사람 참가자를 대상으로 하는 임상연구에 들어갔다는 소식이다.

박사는 더 궁금한 게 있으면 물어보라며 친절하게도 코그니토의 대표를 연결시켜 주었다. 잭 멀채노Zach Malchano는 차이리훼이 박사의 일명 '감각자극 기술'을 코그니토 사람들이 어떻게 생각하는지 한 마디로 정리한다.

"차이 박사님의 연구는 우리 회사가 하는 모든 일의 시발점이죠."

코그니토는 박사가 짠 프로토콜을 그대로 따라 임상연구에 등록된 소규모 환자 그룹에게 7일 동안 하루 한 시간씩 40헤르츠 감마파를 쪼는 실험적 시술을 시행한다.

"이 연구에서 가장 첫 번째로 알아볼 것은 참가자들이 감마파 치료를 견딜 수 있는가고요, 두 번째로 확인하려는 건 감마파 치료가 인지기능과 삶의 질 개선 측면에서 가시적인 효능을 발휘하는가 하는 겁니다."

연구는 맹검 조건에서 진행된다. 그 말은 곧 연구 참가자들이 자신이 진짜 치료를 받는지 아니면 아무 효과도 없는 가짜 치료를 받는지 모른다는 뜻이다. 코그니토 연구팀은 진짜 감마광 요법을 받는 그룹과 대조 그룹 모두를 12개월 동안 추적관찰한 뒤에 최종 결과를 비교할 것이다.

"일단은 인지장애 증상이 경미한 환자들로만 시작했습니다."

멀채노가 설명한다. 코그니토가 연구를 위해 영입한 자문위원들을 보면 입이 떡 벌어질 정도다. 베스 이스라엘 디커네스 종합병원과 하버드 의과대학 소속의 알바로 파스쿠알-레온만 봐도 비침습적 뇌 자극요법에 관한 한 자타공인 최고 권위자니까.

"병세가 상당히 진행한 알츠하이머병 환자에게는 주어진 선택지가 거의 없다시피 하죠. 그러니 혹시 병이 아직 초기일 때 아주 크지 않더라도 어느 정도든 치료 효과를 이끌어 낼 수 있다면 그 여파가 오래도록 남아 장기적인 결과에도 긍정적인 영향이 있을 거라는 게 우리의 기대입니다."

만약 첫 임상 결과가 긍정적으로 나온다면, 코그니토는 완전히 진행된 알츠하이머병까지 대상을 넓힌 더 대규모 임상연구에 바로 이어서 도전할 계획도 세워 두었다고 한다. FDA 승인 신청을 염두에 둔 큰 그림인 셈이다. 정말 그날이 온다면 비록 연구 안에서지만, 병세가 완연한 환자들이 조만간 감마광 점멸 요법으로 치료를 받게 될지 모른다.

"이 기술의 적용 범위가 알츠하이머에 그치지 않고 다른 신경퇴행성 질환과 신경발달 장애 같은 다양한 신경정신과 질환을 아우를 거라는 예측이 있는 건 사실이에요. 그러나 아직 섣부른 흥분은 자제할 필요가 있습니다."

멀채노가 당부한다.

"잠재력은 무궁무진하죠. 우리도 참고 기다리기 힘들 만큼요. 하지만 그럴수록 더 한 걸음 한 걸음 신중을 기하고 있습니다."

한편, 파스쿠알-레온은 또 다른 임상시험을 새롭게 준비 중이다. TMS와 마찬가지로 침습적이지 않은 뇌 자극기법의 일종인 '경두개 교류 자극법transcranial alternating current stimulation'이라는 기술이 있다.

줄여서 이른바 tACS라 부르는 이 기술로 알츠하이머병 환자들의 뇌 감마파가 진동 주기를 따르도록 만든다는 게 새 연구의 골자다. 앞서 파스쿠알-레온 팀은 알츠하이머병을 앓지 않는 대조 집단의 경우 이 기술로 '뇌 특정 부위를 자극해 그곳의 감마파 활동성을 키웠더니 기억력을 요하는 행동 과제 점수가 향상되더라는 결과'를 확인했었다.* 그래서 이번에는 알츠하이머병도 치료되는지 알아보려는 것이다. 만약 tACS가 미세아교세포의 활동성을 바꾸어(이것은 PET 스캔을 찍어 확인한다) 아밀로이드판과 타우 단백질을 감소시킨다면 환자들은 이 변화를 인지기능 개선으로 실감하게 될 것이다.

여담으로, 나는 차이리훼이 박사가 감마광 점멸 요법을 셀프로 시술한다는 얘기를 본인의 입으로 들었다. 묵혀 둔 질문 목록을 한 아름 안고 MIT를 찾아갔던 그날로 돌아가자. 박사가 자신의 발명품인 LED 점멸장치를 집어 든다. 그러면서 그걸 매일 한 시간씩 본인에게 사용하고 있다고 말한다. 게다가 자기도 치료해 달라며 교내의 동료들이 문밖에 장사진을 치는 날이 허다하단다. 그녀가 미소를 짓는다.

"앞으로 알츠하이머병 치료는 이런 쪽으로 가게 될 겁니다. 이게 미래예요."

---

* 이 연구는 하버드 의과대학의 신경학 교수이자 배런슨-앨런 비침습적 뇌 자극요법 연구소 Berenson-Allen Center for Noninvasive Brain Stimulation 소속 연구자이기도 한 에밀리아노 산타르네키Emiliano Santarnecchi 박사의 주도로 진행되고 있다. 미국 국방부 산하조직인 고등연구계획국 Defense Advanced Research Projects Agency(약칭 DARPA)이 연구비를 지원한다.

시냅스 소생 대작전

Desperately Seeking Healthy Synapses

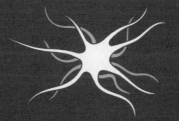

근래에 헤더 서머스는 수면 부족에 시달리고 있다.

"오후만 되면 낮잠의 유혹을 뿌리치는 게 아주 곤혹스럽네요."

격동의 지난 몇 달 일을 내게 브리핑해 주기로 하고 만난 자리에서 그녀는 울상이다.

"엄청 피곤해요. 학교에서 수업하는 게 힘에 부칠 정도로요. 제자들을 가르치는 데 모든 걸 쏟아붓게 하던 열정이 완전히 고갈됐나봐요. 이젠 내 식구들 밥 차려 주는 일에도 손가락 하나 까딱하기 싫어요."

그녀가 잠시 쉬었다가 다시 말을 잇는다.

"요즘 기분이 계속 우울하긴 해요. 그래도 제가 원래 우울한 인간인 건 아니랍니다."

최근 수업량을 줄이고 파트타임 근무로 돌린 헤더는 얼마 전에 딸을 만나러 제인이 다니는 대학교에 갔다 왔다고 한다.

"애가 우리 바람만큼 잘 지내지 못하더라고요. 상담도 받고 약도 먹고 있어요. 그런데도 공황장애든 불안증이든 차도가 전혀 없어요. 언제 무너질지 모를 살얼음판 위를 걷고 있는 심정이랄까요."

그날 그렇게 딸을 보고 돌아가는데, 헤더는 저도 모르게 딸애 걱정으로 인한 이런저런 고민에 온 신경이 빼앗겨 있는 자신을 발견했다.

"중간에 기차를 갈아타야 하거든요. 그런데 정신을 차려 보니 제가 엉뚱한 승강장에 서 있는 거예요. 허둥지둥 맞는 승강장 번호를 찾아 갔을 땐 열차가 이미 떠난 뒤였죠. 다음 차편은 아무리 빨라도 두 시간 넘게 기다려야 했고요. 온몸의 힘이 빠져서 냉골 같은 철제 벤치에 걸터앉았는데 그렇게 허망할 수가 없더라고요. 자식에 대한 걱정과 슬픔의 소용돌이에 휘말려 저라는 인격 자체가 땅속으로 가라앉아 버린 느낌이었어요. 결국 참지 못하고 흐느껴 울기 시작했죠. 사람들이 막 지나다니는 길 한복판에서 말이에요."

시간이 얼마나 흘렀을까. 아장아장 걷는 아이의 손을 잡은 한 젊은 엄마가 말을 걸어왔을 때도 여전히 헤더는 흐르는 눈물을 훔치던 중이었다. 여자는 헤더에게 여기가 뉴욕으로 가는 열차를 타는 승강장이 맞느냐고 물었다. 표지판을 헷갈려서 연결편을 놓쳤다는 것이다. 맞게 찾아왔다는 ─그리고 헤더 자신도 열차를 놓쳐서 기다리는 중이라는─ 헤더의 대답에 여자는 아이를 데리고 근처의 다른 벤치

×

너무 놀라운 작은 뇌세포 이야기

에 자리를 잡았다. 그런 다음 가방에서 책 한 권을 꺼내 아이에게 큰 소리로 읽어 주기 시작했다.

순간 헤더는 정신이 번쩍 들면서 멍청하기 짝이 없는 추태에 얼굴이 화끈거렸다고 한다.

"한심하게도 저는 자기연민에 빠져서 자신을 망가뜨리고 있었어요. 저기 젊은 애기 엄마도 주어진 환경에서 최선을 다하고 있는데 말이에요. 바로 그때 깨달았죠. 지금껏 제가 현실을 그대로 받아들이기보다는 있는 힘껏 부정하는 데 더 열심이었다는 걸요."

지금 우리는 제인이 다니는 대학 캠퍼스 근처의 어느 카페에서 캐모마일 티를 마시고 있다. 딸을 만나러 올 때마다 헤더는 볼티모어 부모님 댁에 머문다. 앞으로도 당분간은 자주 와서 며칠씩 지내다가 갈 생각이다. 제인도 제인이지만, 부모님이 인근 요양원에 입주하시는 날까지 살림살이 정리 같은 일들을 도와드려야 하기 때문이다.

헤더는 딸애 숙소에 있는 코딱지만 한 냉장고에 글루텐 프리 빵이며 수프며 각종 건강식품을 꽉꽉 채워 넣는다. 부모님 댁에도 똑같이 한다.

"제인에게 너무 부담 주지 않으려고 해요. 그런데 딸애를 담당하는 상담사 선생님과 정신과 의사선생님은 외지에서 학업을 제대로 마치려면 더 많은 지원이 필요할 거라고 하시네요."

헤더가 얘기하는 동안, 카페 유리창을 뚫고 그녀의 얼굴 반쪽으로만 집중적으로 쏟아지는 햇살이 마치 회색 눈동자에서 돋아난 듯

자연스럽게 이어지는 미간 주름을 부각시킨다.

우울증이든 불안장애든 10대 자녀의 정신질환은 가족 전체에게 딜레마가 아닐 수 없다. 우선, 10대 청소년 본인이 자신이 정신적으로 불안정한 상태라는 사실을 인정하고 타인에게 도움을 요청하려 하지 않는다. 만약 그랬다간 평생을 낙인찍힌 채 살아가야 한다. 이 것이 첫 번째 난제다. 두 번째 난제는 가족들이 느끼는 거부감이다. 이 사회는 이런저런 상장과 트로피, 명문대 합격 통지서 따위를 부모에게 한가득 안겨 주는 자식을 입이 마르게 칭찬하면서, 상장은 고사하고 침대에서 제 발로 걸어 나오는 것조차 힘들어하는 자식에 게는 혀만 끌끌 찬다. 그런 분위기에서 가족들이 당당할 수 있느냐 는 것이다. 게다가, 헤더 같은 엄마 역할은 그 와중에 세 번째 난제를 추가로 부담해야 한다. 아이가 온전치 않으면 늘 적어도 어느 정도는 엄마가 잘못 길러서 그렇게 된 거라는 문화통념 탓이다. 엄마가 너무 감싸고돌았다든지, 지나치게 엄했다든지, 간섭이 심했다든지, 둘 사이가 너무 가까웠다든지, 엄마가 이것저것 너무 억지로 배우게 했다든지, 자기 자식에게만 감정적이었다든지 등등 트집을 잡자면 한도 끝도 없다. 이 모든 난관을 이겨 냈더라도 부모의 숙제가 다 풀린 건 아니다. 이제부턴 또 자식에게 병을 잘 다스릴 방법을 찾아 주어야 한다. 효과가 있되 아이를 지나치게 밀어붙이지도, 너무 방관만 하지도 않는 것이어야 한다. 헤더는 이런 부모의 입장을 '가만히 있어도 어지러워 쓰러질 것 같은데 팽이 위에서 춤까지 춰야 하는 상황'에 비유한다.

나는 한꺼번에 몰려온 삶의 무게에 허덕이는 헤더를 바로 오늘 목격한다. 창가의 자연광에 한층 도드라져 보이는 지친 얼굴이 그녀가 말로 뱉지 않은 얘기까지 들려주는 듯하다. 성격 괴팍한 우리 사회가 통념이라는 명목으로 부리는 심술이 그녀의 자아상을 얼마나 위협적으로 뒤흔들고 있는지도 알 것 같다. 그것도 하필 어미가 새끼를 위해 누구보다도 굳세고 냉철해야 할 순간에.

헤더가 승강장에서 무너져 내린 건 처음부터 예견된 결과였던 셈이다.

헤더는 결국 지구력 싸움이라고 압축한다.

"딸애든, 남편이든, 친정 부모님이든 다 신경 끄고 싶은 마음이 굴뚝같아요. 내 인생을 남들 뒷바라지나 하는 데에 고스란히 바치고 있다는 게 화도 나고요."

이 말을 할 때는 한숨까지 내쉰다.

"'저 역시' 도움의 손길을 바라 마지않는 한 인간인걸요."

잠깐 생각하던 헤더가 다시 입을 연다.

"제 생각에 저에게 진짜 필요한 건 저의 시냅스를 고쳐 줄 의사인 것 같아요!"

이것이 바로 헤더가 미친 척하고 완전히 새로운 시도를 결심한 이유다. 원래 그녀 성격으론 있을 수 없는 일이다. 헤더가 지금 도전하려고 하는 TMS와 같은 최신 치료법들은 드러난 사실보다 앞으로 밝혀낼 정보가 더 많이 남아 있고, 아직 모든 전문가의 인정을 받은 것도 아니다. 뇌 건강과 미세아교세포와 시냅스의 관계가 활발히 연구되기 시작한 지 얼마 되지 않았기 때문이다.

그럼에도 헤더는 마크 트룰린저^{Mark Trullinger} 박사에게 검사 예약을 일찌감치 잡아 뒀다고 한다. 트룰린저 박사는 qEEG를 활용한 뉴로피드백 치료법의 최고 권위자로, 박사가 존스홉킨스 의과대학이나 메릴랜드 의과대학과 협력해 낸 이 치료법 관련 연구논문만 해도 한두 편이 아니다.

"당분간은 주기적으로 여기 왔다 갔다 할 거니까 그 김에 시간 내서 치료도 받는 게 좋을 것 같아서요."

헤더가 미주알고주알 설명한다.

개발된 것은 TMS, 즉 경두개 자기자극법보다 빨랐지만, 뉴로피드백이 의료계에서 신경치료의 일종으로 받아들여진 건 더 나중의 일이다. 관련 연구 역시 최근에야 본격화되었기에 사람에 빗대자면 이제 막 10대를 벗어나 청년기에 들어섰다고 말할 수 있다. 이렇게 발전이 뒤처진 것은, TMS와 마찬가지로, 뉴로피드백이 뇌를 변화시키는 기전을 완벽하게 이해한 사람이 그동안 아무도 없었던 탓이 크다. 그런 까닭으로 지금껏 내내 차세대 치료법 만년후보로만 머물렀던 것이다. 그러다 미세아교세포가 뇌 신경회로의 정상적인 형성과 기능에 매우 중요하다는 사실이 새롭게 밝혀지면서 마침내 전세 역전의 기회가 찾아왔다. 미세아교세포의 재부팅이 가능할지 모른다는 기대감은 뇌 해킹 기술을 바라보는 세상의 시각을 완전히 갈아엎었다. 특히, 최근 몇 년 새에 우리는 뇌를 하나의 면역장기로 이해하게 됐다. 이 면역장기에서 면역세포 역할을 맡아 시냅스의 건강을 감독하는 게 바로 미세아교세포였다. 그러니 활동이 저조한 시냅스를 되살리는 뉴로피드백에 학계가 큰 기대를 걸 수밖에.

존스홉킨스 의과대학 연구팀은 명상과 함께 뉴로피드백 훈련을 반복하는 연구를 실시했다. 그 결과, 연구 참가자들의 뇌 해마가 커진 것을 확인할 수 있었다. 또, 기능적 MRI[fMRI, functional MRI](혈류 변화에 중점을 두어 뇌 활동 정도를 영상화하는 MRI 기법_옮긴이) 스캔을 활용한 연구들에서는 연구 참가자들이 뉴로피드백 치료 프로그램을 마쳤을 때 집중력과 연관 있는 뇌 영역의 백색질과 회색질 양이 치료 전보다 늘어나 있었다. 그뿐만 아니다. 뇌진탕 후유증 환자에게 뉴로피드백 치료를 받게 했더니 대뇌피질 회색질이 자라나더라는 연구 결과도 여럿 나와 있다.

기억하겠지만, 이런 효과들은 폭주한 미세아교세포를 진정시킨 뒤에만 나타난다. 그 전에는 신경회로가 다시 켜져 정상적으로 가동할 수 없기 때문이다.

최근의 학계 소식에 의하면, 뇌의 물질량만 느는 게 아니라 환자의 증상 면에서도 개선 효과가 확인된다고 한다. 여덟 번째 단원에서 이미 소개했었는데, 우울증 환자들이 참여한 2018년 임상연구도 그런 증거 중 하나다. 연구에서 뉴로피드백 치료를 받은 환자들은 전체적으로 우울증 증상이 43% 감소했고 환자의 40% 가까이는 증세가 거의 완전히 사라졌다.* 주요우울장애 환자들이 등록된 또 다른 소규모 예비 임상연구도 비슷하다. 이 연구에서 참가자의 절반가량은 뉴로피드백 치료를 받은 뒤 주요우울장애 증세가 대부분 사라지는 성과를 얻었다. (이처럼 우울증 연구들에서 관찰된 뉴로피드백의 효과는 약물치료 후 상태가 호전됐다는 여러 우울증 치료제들의 기존 효능 자료와 비슷한 수준이다) 2016년 대규모 임상연구의 결과는 더 확연하다. 이 연구에는 PTSD 환자들이 모집됐는데, 스물네 차례에 걸친 뉴로피드백 프로그램 완료 후 무려 4분의 3이 더 이상 공식적 PTSD 환자 기준에 해당되지 않는 것으로 판정됐다. 뉴로피드백은 범불안장애에도 효과가 있었는데, 임상연구 다수에 의하면 치료 코스를 마친 환자들은 아무 치료도 받지 않은 대조 집단과 비교해 통계적으로 유의미한 증상 개선을 보였다.**

물론, 뉴로피드백이 효과 있다는 이런 임상연구들의 결론은 같은 조건의 대규모 환자 집단에서도 같은 결과가 재현됨을 확인함으

---

*   여기서 연구진은 여러 가지 뉴로피드백 기법 중 일명 rtfMRI-NF, 즉 '실시간 기능적 자기공명영상 뉴로피드백real-time functional magnetic resonance imaging neurofeedback'이라는 것을 사용했다. rtfMRI-NF는 환자가 치료받는 동안 환자의 뇌를 fMRI로 촬영해 그 안에서 무슨 일이 일어나는지 조사하는 기법이다. 그러면 이 정보를 활용해 환자의 뇌파 모양이 건강한 뇌의 견본 뇌파 패턴과 비슷해지도록 치료 내용을 조정할 수 있다.

**   그뿐만 아니다. 다른 한 연구에서는 난치성 강박장애를 앓는 참가자 상당수가 뉴로피드백 치료 후 인지기능과 기분조절 능력이 개선되고 불안 증세가 줄었다고 보고했다. 더불어, 만성질환 환자들에게는 불안증이 약해지고, 암 환자들에게는 피로도와 인지능력이 개선되고, 외상성 뇌 손상 환자들에게는 인지검사 점수가 향상되는 효과도 있었다. 또, 치료 배정 내용을 참가자들이 모르게 한 상태에서 섭식장애 환자를 대상으로 수행된 다수 임상연구에 의하면, 뉴로피드백이 거식증과 폭식증을 모두 완화하는 데 도움을 준 것으로 나타났다. 심지어 이 효과는 치료를 마치고도 3개월이나 더 지속됐다. 주의력 결핍 문제가 있는 학생들이 등록된 임상연구들의 결과도 비슷해서, 치료 후에 ADHD 증상이 개선된 것으로 분석됐다.

로써 추가 검증을 거쳐야 한다. 지금까지는 연구 대상 집단이 대개 너무 작았기 때문이다. 그런 이유로 의료계는 상담 치료, 인지행동 요법, 명상훈련 등 전통적인 치료기법들에 추가한 보조치료로 뉴로 피드백을 활용하는 게 가장 좋다는 입장을 여전히 고수한다.

그럼에도 헤더 같은 환자라면 최신 연구 결과들을 바탕으로 뉴로피드백에 어느 정도 기대를 걸어도 좋을 것 같다. 게다가 뉴로피드백은 TMS보다 저렴하다. 뉴로피드백이 보상 범위에 포함되어 있는 건강보험 상품이 상대적으로 많아 환자는 소정의 자기부담금만 내면 되기 때문이다. 남매의 대학 등록금 부담에 더해 의료비 지출이 매달 적자를 아슬아슬하게 면하는 헤더 같은 서민에게 보험이 되고 안 되고는 천지 차이의 문제다.

헤더는 합리적인 가격이 심리적 차원에서도 중요하다고 강조한다.

"쌍둥이에게 들어가는 돈이 한두 푼이 아닌데 나 자신에게 거금을 투자하기가 쉽지 않아요. 내 치료 때문에 가족들이 경제적인 여유를 못 누리는 일은 없었으면 좋겠어요. 무엇보다 제가 딸아이에게 평생 흔들림 없는 버팀목이 되어 주려면 일단 제 문제부터 알아서 해결해 보여야죠. 이젠 그걸 알아요."

나는 다음 날 그녀가 새 의사에게 처음 진료를 받으러 갈 때 동행하겠다고 제안한다.

헤더의 뇌파 그래프

헤더와 나는 메릴랜드주 루터빌에 위치한 마크 트룰린저의 클리닉에 지금 막 도착했다. 온 벽면이 흰색으로 도배된 대기실은 장식도 거의 없이 아주 깔끔한 분위기다. 의사이기도 한 트룰린저는 뉴로피드백 장치를 활용한 인지기능장애와 정신건강 중재치료를 주제로 심리학 박사를 딴 뒤에 동업자이자 인생 파트너인 아내 딥티 프라단Deepti Pradhan 박사와 함께 '뉴로스라이브NeuroThrive'라는 이름의 이 클리닉을 열었다. 뇌진탕, 인지기능장애, 주의력장애, 혹은 다양한 정신과 질환을 앓는 많은 환자들이 치료를 받으려고 박사 부부를 찾아온다. 대기실에 있는 목재 테이블 위에 〈뉴롤로지 나우Neurology Now〉, 〈하퍼스 바자Harper's Bazaar〉, 〈아메리칸 사이콜로지스트American Psychologist〉, 〈볼티모어스 차일드Baltimore's Child〉 같은 잡지들이 어지럽게 널려 있다. 큰 활자본 십자말풀이 책도 보인다. 과연, 온갖 연령대와 관심사의 사람들이 이곳을 드나드는 게 확실하다.

헤더가 프런트에서 접수를 한다. 펜을 내려놓는 그녀의 오른손이 작게 바르르 떨린다.

"피곤한 건지 아니면 관절염이 도진 건지 잘 모르겠네요. 둘 다일 수도 있고요. 손가락 마디마디가 어떻게 이리 쑤실까요."

그녀는 얘기하면서 연신 손가락을 주무른다.

"이런 지 여러 달 됐답니다."

몇 분 뒤, 헤더의 차례가 돌아온다. 금발을 짧게 치고 둥글둥글한 얼굴에 큼지막한 안경을 걸친 트룰린저가 헤더와 마주앉는다. 가장 고민되는 걱정거리와 증상이 뭐냐고 그가 묻자, 헤더는 병력과 함께 그녀를 평생 괴롭혀 온 집안 문제들을 술술 풀어놓는다.

"제가 살아온 지난날을 자꾸 되돌아보는 습관이 현재 제 삶의 질에 영향을 주는 것 같아요. 저 나름대로 온갖 대응기술을 총동원하면 잠깐은 도움이 되죠. 하지만 곧 감정이 비어져 나와요. 완벽하게 메우기엔 이미 구멍이 너무 크게 뚫린 거예요. 그렇게 감정이 차오르면 주체할 수가 없어요. 요즘 생각엔 제가 가족들 뒷바라지하면서 살아온 게 외상 후 스트레스 장애가 된 것 아닌가 싶어요."

헤더가 얘기를 이어 가는 동안 트룰린저 박사는 자주 고개를 끄덕여 가며 중간에 끼어들어 뭔가를 더 묻거나 노트에 메모를 한다. 그런 다음 헤더에게 설명한다. 활동 중인 뇌의 지도를 그리기 위해 이제 곧 그녀의 두피에 센서를 붙일 거라고 말이다. 이 센서는 지금 박사가 앉아 있는 작은 이동식 책상에 놓인 컴퓨터와 모니터에 연결된다.

하산 아시프 박사가 케이티 해리슨에게 그랬던 것처럼, 트룰린저도 헤더의 머리에 전극 열아홉 개가 달린 노란 모자를 씌우더니 연결이 잘됐는지 확인한다. 그런 다음 헤더에게 몇 가지 규칙을 알려 주면서 뇌 qEEG 스캔을 시작한다.

뇌파 패턴을 추적할 때 박사는 sLORETA라는 프로그램도 사용한다. sLORETA는 표준화 저해상도 전자기단층촬영의 줄임말이다. 이 프로그램을 사용하면 역동적 뇌 스캔 데이터를 바탕으로 3차원 뇌

지도를 만들 수 있다.

이 역동적 뇌 스캔은 뇌 특정 영역의 전자파 패턴이 건강한 사람들과 어떻게 다른지 보여 준다. fMRI 영상 기반의 다수 연구에 의하면, 이 차이가 정신과 질환과 인지장애 증상들에 밀접하게 연관되어 있다고 한다. 뇌 해마의 비정상적 감마파 활성이 기억력 문제나 알츠하이머병을 암시하는 것과 똑같이 말이다. 가령, 우울증을 앓고 있거나 감정 조절에 어려움을 겪고 매사에 의욕이 없는 사람들은 좌뇌 전전두엽 영역에서 비정상적으로 낮은 알파파 활동성이 목격되고 좌측 편도체와 전전두엽 피질 사이의 신경 연결이 몹시 약하다고 한다. 또, 헤더 같은 범불안장애 환자들은 후두엽에서 알파파와 세타파가 비정상적 패턴을 보이는 경우가 많다.

둘 다 뇌파 활동성을 변화시킨다는 공통점이 있지만, qEEG 뉴로피드백을 활용한 치료는 여러 가지 면에서 TMS 치료와 뚜렷하게 구분된다. qEEG 뉴로피드백의 경우, 작업자가 여러 가지 뇌 훈련법을 활용해 건강한 뇌파를 만들어 내도록 뇌를 지도하고, 지시를 잘 따른 뇌에게는 적절한 보상을 제공한다. 보상 방법은 상황에 따라 다른데, 뇌파 패턴이 바람직한 방향으로 변할 때마다 환자에게 기분이 좋아지는 영상을 보여 주는 경우도 있고 귀를 즐겁게 하는 소리를 들려주는 경우도 있다.

반면, TMS는 두개골을 거쳐 뇌 안으로 자기자극을 쏘아 보내는 방식의 치료법이다. 목표는 뇌와 미세아교세포의 활동성을 변화시키는 것이다. 뉴로피드백과 TMS는 함께 병행되는 경우가 흔하다.

트룰린저 박사는 위치를 조금씩 옮겨 가며 헤더의 뇌파 데이터를 계속 모은다. 눈을 떴을 때의 뇌파와 감았을 때의 뇌파도 따로 기록한다. 여기에만 거의 한 시간이 걸린다. 스캔이 완료되고 헤더의 머리에서 장치를 떼어 낸 박사는 몇 가지 추가 요청을 한다. 이날 저녁, 헤더는 시간을 좀 내서 인터넷으로 꽤 긴 설문지를 작성해야 한다. 그녀가 평소에 정신적으로나 감정적으로 어떻게 버텨 가고 있는지 보다 정확하게 파악하기 위한 절차다. 오늘 한 기초면담과 뇌 스캔에 더해 이 정보까지 모이면 다음 진료 때 더 정교한 치료 계획을 짤 수 있을 것이다.

며칠 뒤, 다시 트룰린저 박사의 클리닉이다. 박사는 qEEG 스캔 영상에서 유독 밝은 두정엽 부위를 가리키며 여기서 알파파가 너무 많이 나온다고 헤더에게 말해 준다.

"습관적으로 과거에 매여 있는 것이나 세상 돌아가는 일을 있는 그대로 넘기지 못하는 것이 다 이 뇌파와 관련 있을 겁니다."

박사가 설명하길, 흔히 알파파 과잉 상태에서는 스트레스에 효율적으로 대응하기가 힘들기 때문에 그렇다는 것이다. 한편 헤더의 뇌 지도에는 두정엽 알파파 말고도 또 다른 특징 하나가 눈에 띈다. 편도체에서 나오는 뇌파가 좀 특이한데, 편도체는 바로 투쟁과 도피 기전을 관장하는 부위다.

뇌파 모양이 이렇다고 해서 환자가 스트레스라고 여기는 것들이 죄다 가짜라는 뜻은 아니다. 그래서 박사는 헤더에게도 누구든 지금 그녀 같은 상황이라면 그녀가 고백한 고민들로 엄청난 부담감에 허우적대는 게 마땅하다고 강조한다. 다만, 뇌파 패턴을 볼 때 그녀가 유독 작은 일에도 필요 이상으로 동요하고 자책하는 듯하다는 것이다.

"뇌파 패턴이 이런 분들은 신체반응과 통증 감도도 보통 사람들과 다른 경우가 많습니다. 배앓이를 자주 하고 관절통이 심하다고 하셨죠? 그게 아마 그래서일 거예요."

이 대목에서 박사는 이런 신체증상들 역시 환상이 아닌 진짜라고 다시 한번 덧붙인다. 류머티스 관절염은 원래 통증이 있는 병이다. 단지 헤더의 경우 그 통증을 더 크게 느낄 뿐이다.

여기까지 설명한 트룰린저 박사는 매일같이 불안감과 반성에 빠져 있는 헤더의 상태를 '기분 조절만 어려운 게 아니라 몸의 통증과 자가면역질환의 신체증상으로까지 표출되는 총체적 난국'으로 묘사한다. 그런데 박사의 지적은 여기서 그치지 않는다. 헤더의 뇌에서는 델타파 역시 상당히 느리단다. 무엇보다 원래 뇌 더 안쪽에서 나온다는 세타파가 그녀의 영상에서는 보이지 않는다. 이것은 해마가 비정상적으로 침묵한다는 신호였다.*

박사가 해설하길, 세타파가 이렇게 느릴 때는 십중팔구 정보처리와 기억에 이상이 있는 거라고 한다. 기억력 문제야 불안장애 탓에 많이 산만한 편이라고 헤더가 앞서 실토한 터라 짐작했던 바지만, 정보를 처리하는 인지기능까지 삐걱대고 있을 줄은 두 사람 모

---

* 이것은 두뇌 표면의 뇌파를 직접 측정하기보다 qEEG 컴퓨터 프로그램 sLORETA로 작성한 뇌 지도를 읽어서 나온 소견이다.

두 예상치 못했다. 그러나 스캔 영상의 증거는 더없이 명백하다.

"정보인지, 주의집중, 작업기억 기능의 문제가 생각보다 심각해 보이네요."

박사는 헤더를 위해 앞으로의 계획을 차근차근 설명하기 시작한다.

"이제부터 우리는 헤더의 머리가 더 잘 집중하면서 들고 나는 작업기억을 더 효율적으로 처리할 수 있게 변하도록 뉴로피드백으로 도와주려고 해요. 그러면 헤더의 자아인식이 강화되고 마음의 눈이 뜨여서 큰 충격 없이도 세상일들을 바로바로 직시하게 될 거예요."

뉴로피드백으로 이렇게 뇌가 회복되면 다시 사건 사고나 스트레스 상황이 닥쳐도 지금보다 잘 헤쳐 나갈 수 있을 거라고 박사가 덧붙인다. 말하자면 인생 자체는 변하지 않지만, 사는 게 훨씬 '수월하게 느껴질' 거라는 소리다. 느낌상 통증도 약해지는 효과는 덤이다.

헤더가 손가락을 빗 삼아 짧은 머리를 쓸어 넘기며 묻는다.

"그게 전부 가능하다고요? 제 말은, 이런저런 테라피에 요가며 명상 등등 제가 안 해 본 게 없거든요. 그런데도 제 머릿속은 여전히 엉망진창이잖아요. 그래서……."

트룰린저가 대답한다.

"뉴로피드백이 그런 훈련법들을 대체하는 건 아니랍니다. 우리가 하려는 건 알파파를 억누르고 세타파를 살리는 쪽으로 헤더의 뇌를 훈련시키는 거예요. 이를 통해 과거에 얽매이던 습관을 지우고 집중력, 정보처리력, 작업기억력을 키우려는 거죠. 그렇게 달라진 뇌는 상담과 명상 같은 방법이 더 잘 먹히는 조건을 갖추게 됩니다. 바로 이 시점에 그런 치료를 병행하면 최대 효과를 뽑아낼 수 있는 거죠."

박사가 이렇게 장담하는 데에는 이유가 있다. 쭉 지켜보니 인지행동요법, 변증법적 행동 치료, 상담 치료로 가장 큰 효과를 본 환자들은 모두 '뉴로피드백을 병행한 경우더라'는 것이다.

트룰린저가 미소를 지으며 다시 말한다.

"본디 사람의 뇌는 스스로 조직하고 더 잘 기능하려는 습성이 있습니다. 그러니 우리는 알아서 가속도가 붙도록 거기다가 자리만 깔아 주면 되는 거예요."

박사는 총 24회 내지 36회 정도면 치료가 대강 마무리될 것으로 어림잡는다.

헤더의 모험이 그렇게 시작됐다.

미세아교세포의 통신망을 해킹하는 치료기술

뉴로피드백이 미세아교세포를 진정시키고 환자의 고통을 덜어 주는 정확한 원리는 뭘까? 궁금증을 해결하고자 나는 자타공인 최고의 qEEG 뉴로피드백 전문가 제이 군켈먼Jay Gunkelman에게 전화 면담을 요청했다. 국제 뉴로피드백연구학회International Society for Neurofeedback and Research의 회장을 지낸 군켈먼은 일찍이 1996년에 qEEG 분석가

자격증을 최초로 취득한 인물이다. 그때부터 지금까지 그가 분석한 뇌 지도는 50만 장이 넘는다. 그런 그의 친절한 해설 덕에 나는 뉴로피드백의 기본 개념을 미세아교세포와 연결해 깔끔하게 정리할 수 있었다. 군켈먼은 뿔뿔이 흩어진 점들을 이어 큰 맥락의 얘기로 풀어냈다. 즉, 뇌파에는 베타파, 세타파, 감마파, 알파파를 비롯해 여러 가지 유형이 있다. 이 뇌파들은 모두 진동수가 작고 주파수가 낮은 전기신호에 의해 조절된다. 그런데 이 신호는 모든 뇌에 풍경처럼 깔려 있는 직류전기장에서 쉬지 않고 만들어져 발산된다.

주변에서 적당한 물건 두 개를 찾아 마구 비비면 하나의 표면에 전자가 몰리는 걸 알 수 있다. 바로 이때 직류전기장이 만들어진다. 건조한 날 밤중에 이불에서 불꽃이 튀거나 머리에 풍선을 문질렀다 떼면 머리카락이 딸려 올라가는 게 다 이 전기장 때문에 생기는 현상이다. 우리에겐 정전기라는 이름으로 더 익숙한 이 직류전기장은 지구 대기층에 늘 존재한다. 어쩌다 특히 세지면 천둥이 치는 것이고 말이다.

군켈먼이 설명하길, 뇌 안의 직류전기장을 조절하는 것은 아교세포의 활동성이라고 한다.

직류전기장은 뇌의 건강상태를 가늠하는 지표도 되는데, 뇌의 동력이 되는 직류전기가 제대로 생성되지 않으면 뇌파도 어그러지기 때문이다. 더불어 미세아교세포가 절도 있게 행동하지 않을 때도 직류전기의 모양새가 이상해질 수 있다.

누차 언급했듯, 흥분한 미세아교세포는 시냅스 통신을 방해하고 신경회로를 파괴한다. 그런데 군켈먼에 의하면 배경의 직류전기장에서 나오는 뇌파의 패턴을 보고 신경회로 손실 여부를 알 수 있다고 한다.

"뉴로피드백처럼 안전하게 직류전기장을 변화시키는 기법을 활용하면 미세아교세포의 활동성 정도를 조절하는 게 가능합니다. 그러면 기분조절장애 환자나 인지기능장애 환자의 증상 개선에도 도움이 되겠죠."

그런데 뉴로피드백으로 어부지리를 얻을 만한 사람들이 더 있다. 바로 통증에 민감한 헤더 같은 분들이다.

미세아교세포와 통각

통증은 신경과 미세아교세포와 정서 경험이 모두 얽혀 일어나는 복잡한 신체반응이다. 류머티스 관절염을 앓는 헤더의 경우를 예로 들어 보자. 염증이 생긴 관절은 화끈거리면서 퉁퉁 붓고 아플 정도로 쑤신다. 본래 통증 신호는 문제 관절을 되도록 쓰지 말고 쉬라는 일종의 방어기전이다. 하지만 큰 신체 부상을 입거나, 아픈 몸에 무리하거나, 자가면역질환이 겹치거나 해서 통증이 장기화되면 통증 감각에 훨씬 예민해지게 뇌 신경회로의 구조 자체가 변하기 시작한다. 아니나 다를까, 이번에도 미세아교세포 탓이란다.

2015년에 미국 캘리포니아 주립대학 어바인 캠퍼스[UCI, University]

of California Irvine와 캐나다의 연구팀은 신경 손상과 만성 통증 감각이 미세아교세포에 존재하는 수용체를 자극한다는 사실을 밝혀냈다. 그러면 뇌신경에 작용하는 물질의 분비가 유도되는데, 문제는 이 물질이 우리 몸이 지금 건강하다는 소식을 전신에 안내방송하는 역할의 정상적인 신호를 차단하고 그 대신에 통각회로를 활성화시킨다는 것이다. 그렇게 통각회로가 비정상적으로 발달하면 통증 신호가 무더기로 송출되는 사태로 이어진다. 만성 통증은 이런 신경계 변화를 장기적으로 누적시키고 결국 똑같은 상처에도 남들보다 훨씬 큰 아픔을 느끼는 체질이 되어 버린다. 그런데 몸이 통증을 감지할 때마다 뇌에서는 자꾸 더 많은 통증 신경회로가 켜진다. 즉, 이것이 불쏘시개 역할을 해 지금도 과한 통각을 갈수록 예민하게 만드는 것이다.

같은 해, 하버드 의과대학 부속 병원에서 수행된 연구도 참고할 만하다. 연구진은 만성 요통 환자들에게 건강한 사람과 구분되는 미세아교세포 활성화의 증거가 있는지 조사했다. 그 결과, 만성 통증 환자는 미세아교세포 활성화를 암시하는 단백질의 수치가 훨씬 더 높게 측정됐다. 그런데 연구진의 보고로는 뇌 PET만으로도 사진의 주인이 통증 환자인지 건강한 사람인지 금세 구별됐다고 한다.

신경과학자들이 연구로 알아낸 사실은 또 있다. 보고에 따르면 잔뜩 달아오른 미세아교세포가 뇌의 통증감각경로를 부추기고 그 반응으로 뇌 쾌락 중추를 조절하는 도파민 등의 신경전달물질 분비가 억제된다고 한다. 그런데 이 신경전달물질들은 통증뿐만 아니라 기분도 조절하기에 일이 복잡해진다. 즉, 미세아교세포가 단결해 뇌의 통증조절 기능을 붕괴시키면 뇌 쾌락 중추의 보상 경로가 줄줄이 뒤틀리게 된다. 그리고 그 결과는 사람이 쾌락과 즐거움에 둔감해지는 것이다. 이처럼 통증, 쾌락, 기분을 모두 관할하는 뇌 중추에 미세아교세포가 염증을 일으켜 통증을 고착화시킨다는 사실은 헤더 같은 만성 통증 환자들 가운데 우울증과 불안장애 환자가 왜 그렇게 많은지 잘 설명한다. (덤으로, 만성 통증을 오래도록 지병처럼 달고 사는 사람들이 자살하기도 쉽다는 통계 역시 이 사실과 무관하지 않을 것이다)[*]

2015년, 일본에서도 비슷한 맥락의 증거가 발견됐다. 케이티의 모친이나 헤더처럼 자가면역성 류머티스 질환을 앓는 사람들을 조사한 어떤 연구에서 뼈 관절 이상으로부터 시작된 전신 염증이 뇌로 신호를 올려 보내 미세아교세포를 도발한다는 게 증명된 것이다. 이 변화는 신경 염증의 도화선이 되어 훗날 알츠하이머병에 걸릴 가능성을 크게 높인다. 헤더의 할아버지나 케이티의 할머니도 아마 이런

---

[*] 신체통증과 감정이 어떻게 긴밀하게 얽혀 있는지 잘 드러내는 임상연구 하나를 더 소개할까 한다. 참가자들을 두 무리로 나눈 연구진은 한 그룹에게 진통제인 아세트아미노펜(두통, 치통, 생리통 등의 다양한 신체통증에 가장 널리 사용되는 진통제. 타이레놀의 약효 성분이 바로 이것이다.)을 주고 다른 한 그룹에게는 위약을 복용하게 했다. 참가자들은 자신이 먹는 약이 진짜인지 가짜인지 알 수 없었다. 그렇게 3주가 흘렀다. 참가자들은 화상채팅을 통한 공 주고받기 놀이를 하고 설문지를 작성했다. 설문지 작성 방식은 가령 "오늘, 놀림을 당해서 마음에 얼마나 상처를 받았습니까?"와 같은 문항을 읽고 마음속에 느껴지는 감정통증의 정도를 점수로 매기는 것이었다. 그 결과, 아세트아미노펜 그룹의 참가자들은 공 던지기 놀이에서 따돌려지거나 놀림을 당할 때 감정통증이 훨씬 덜한 것으로 나타났다. 아세트아미노펜으로 통증을 억눌렀더니 신체통증만 줄어든 게 아니라 소외감과 그에 따른 마음의 상처까지 약해진 듯했다. (그렇다고 무절제한 아세트아미노펜 사용을 권하지는 않는다. 절대로 그래서는 안 된다. 아세트아미노펜은 위장관계 부작용을 일으킬 수 있고 과량 복용 시 간부전을 일으키기 때문이다. 게다가 아세트아미노펜이 공감력을 둔화시킨다는 연구 보고도 있었다. 사람이 공감력이 부족해서야 좋을 거 하나 없다.) 요점은 이것이다. 뇌의 통증 경로와 감정 경로가 얼마나 복잡하게 얽히고설켜 있는지 우리가 완벽하게 파악하려면 여전히 갈 길이 한참 멀다.

경우였을 것이다. 관절 염증이 뇌 염증을 불러오고 폭주한 미세아교세포가 내뿜은 염증신호 화학물질들이 다시 몸통의 물리적 통증을 심화시키는 악순환에 빠진 셈이다.

⌒⌒∞⌒⌒

여기까지 조사하고 나니 나는 궁금했다. 본인도 온전히 건강하지 않은데 오직 그녀만 바라보며 의지하는 식솔들 때문에 고강도 스트레스에서 한순간도 벗어나지 못하는 헤더 같은 환자에게 뉴로피드백이 인생의 전환점이 될 수 있을까? 트룰런저 박사의 말처럼 여러 가지 정황상 헤더의 말년이 편치 않으리란 건 이미 불 보듯 뻔하다. 이런 형편에 과연 뉴로피드백이 그녀의 뇌 안에 어떤 영구적인 변화를 이끌어 낼 수 있을까? 현재의 스트레스 요인들은 쉽게 없앨 수 있는 게 아닌지라 앞으로도 계속 그녀를 안팎으로 괴롭힐 텐데도?

궁금증을 한 보따리 안은 나는 또 다른 정상급 뉴로피드백 전문가인 세베른 피셔Sebern Fisher에게 연락을 넣었다. 피셔는 뉴로피드백에 관심 있는 임상의들의 네트워크인 옵티멀 뇌 인스티튜트Optimal Brain Institute의 설립자이자 업계 최고의 지침서 《뉴로피드백으로 치료하는 발달외상 Neurofeedback in the Treatment of Developmental Trauma》의 저자이기도 하다. 내가 뉴로피드백이 뇌를 영구적으로 변화시키는 비밀을 묻자 그녀는 '사람 목숨을 좌지우지하는 편도체가 생각보다 그리 똑똑하지 않기 때문'이라고 간단하게 정리한다.

"편도체는 자신이 위험으로 감지하는 자극에 무조건 반응합니다. 중간에 돌이키는 일은 거의 없어요."

스트레스와 트라우마가 심한 사람일수록 특히 더 그렇다는데, 피셔의 해설에 따르면 편도체의 위험 센서에 계속 불이 들어와 있어서 이번 위기가 지나면 다음 위험, 그리고 그다음엔 또 다른 위험 이런 식으로 감시를 쉴 틈이 없기 때문이란다.

"일명 PAG라고, 편도체와 긴밀하게 연결된 수도관주위회색질 periaqueductal gray이라는 부위가 있어요. PAG는 뇌간 근처에 자리하는데 사람이 만성적으로 스트레스를 받을 때 편도체를 계속 심하게 굴리는 작용을 합니다. 중추신경계가 분주하지 않은 날이 없으니 미세아교세포의 성격이 변하고 뇌의 면역반응도 달라지는 거죠."

어린 시절에 트라우마나 안 좋은 일을 겪은 사람들의 머릿속을 들여다보면 주요 뇌 기능구역들 사이의 통신망이 온전하지 않은 경우가 대부분이다. 그러니 중요한 정보가 오고 가는 의사소통이 불안정한 건 당연하다.

이때 뉴로피드백이 '편도체에게 지금 안전한 상황임을 인식시키고 뇌에게 조용히 쉬는 방법을 다시 가르칠 수 있다'고 피셔는 강조한다. 어릴 때의 트라우마에 오래도록 갇혀 살아온 사람이 뉴로피드백 치료를 받으면 주요 뇌 기능구역들이 다시 서로 원활히 소통하게 된다면서 말이다.

이 대목에서 피셔가 최근의 경험담을 풀어놓는다. 세계적으로 유명한 명상 전문가들과 여러 차례 협업하면서 그녀는 조만간 뉴로피드백이 일종의 '새로운 법문(法門. 불교에서 말하는 깨달음으로 가는 문_옮긴이)'이 될 수도 있겠다는 인상을 강하게 받았다고 한다.

뇌의 건강이 '화학보다는 신경회로'의 문제라는 사실을 현대 서양의학이 점점 더 깊게 이해하면서, 뉴로피드백은 빠른 속도로 주류 의학에 편입되는 분위기다.

"나쁜 습관으로 굳어 버린 뇌 신경회로의 잘못된 발화 방식. 이걸 고치는 게 바로 뉴로피드백이 하는 일입니다."

그녀가 덧붙인다.

"뇌에게 최적의 기능 상태를 유지하는 것보다 중요한 일은 없어요. 또 그래야만 하고요. 마음이나 몸에서 어떤 증상이 보인다면 그건 뇌에서 신호전달 오류가 나고 있다는 증거예요. 뉴로피드백은 기적의 치료가 아닙니다. 그저 제가 아는 그 어떤 방법보다 조금 나을 뿐이죠."

나는 뉴로피드백이 어떤 치료이며 어떤 원리로 효과를 내는지 헤더에게 자세히 설명한다. 헤더는 내 얘기를 다는 이해하지 못하겠다고 솔직하게 고백한다. 하지만 정말 뭔가 달라지는지 기꺼이 치료를 받아 보겠다고 말한다. 마크 트룰린저 박사의 진료실에 적게는 스물네 번, 많게는 서른여섯 번이나 다녀야 하는데도 말이다.

"이미 나와 있는 약들 중에도 어떤 건 어째서 효과가 있는지 혹은 왜 가끔씩 끔찍한 부작용이 나는지 여전히 모르잖아요."

헤더는 신이 난 눈치다.

"원리는 이해 못 해도 상관없어요. 최소한 부작용은 전혀 없다는 거 잖아요. 그러니까 하겠어요!"

재부팅된
우리 집 원더우먼

Rebooting the Family Fixer

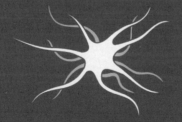

발레리나는 어떻게 제자리돌기를 몇 바퀴나 하고서도 태연할까? 프로 피아니스트는 어떻게 눈을 감고도 그 어려운 곡들을 음 하나 틀리지 않고 완벽하게 연주할까? 하지만 발레리나도 피아니스트도 처음부터 그런 능력을 타고난 건 아니다. 뇌 신경회로가 긴 세월에 걸쳐 서서히 변해서 예전 같으면 감당 못 했을 일들을 해낼 수 있게 됐을 뿐이다. 말하자면 뇌가 오랜 훈련을 통해 보통 사람들과 다르게 작동하는 법을 익힌 셈이다.

뉴로피드백도 이와 비슷하다. 뇌를 새로운 방식으로 재훈련하고 자기조직화시키고 업그레이드한다는 점에서다.

헤더의 치료 첫날

뉴로피드백 치료를 시작하기에 앞서 마크 트롤린저 박사가 헤더에게 아주 간단한 지시를 내린다.

"삐 소리가 들릴 때마다 속으로 '잘했어!'라고 말씀하세요."

박사가 설명하길, 삐 소리가 들린다는 건 뇌파가 이상적인 모양에 점점 근접해 간다는 뜻이라고 한다. 알파파는 작고 세타파는 클수록 좋은데, 인지기능과 집중력이 더 좋다는 뜻이란다.

"헤더가 소리를 많이 들을수록 헤더의 뇌가 우리의 의도대로 잘 학습하고 있다는 걸 알 수 있어요. 헤더가 스스로 잘했다고 칭찬할 때마다 뇌의 올바른 기능을 강화하는 데 도움이 됩니다. 그래도 헤더, 무리할 필요는 없어요. 그냥 등을 기대고 편안하게 누워 계세요. 댁에서 TV를 보다가 꾸벅꾸벅 졸 때처럼요. 다만 진짜 잠들지는 말고 귀를 계속 열어 두는 거죠. 주시하다가 삐 소리가 들리면 속으로 잘했다고 말하세요. 집중하더라도 숨 쉬는 거 잊지 마시고요."

치료받는 동안 헤더가 해야 할 일은 이게 다다.

그녀는 단자 스티커를 머리 여섯 군데에 붙인 채 긴 의자에 편하게 누워 있다. 단자에서 뻗어 나온 전선은 트롤린저 박사의 컴퓨터로 연결된다. TMS 치료를 할 때는 실시간으로 뇌 스캔을 동시에 진행하는 게 보통이다. 자기자극을 주기 전에 기본 뇌 활동성이 과잉 상태인지 아니면 결핍 상태인지 알아야 하기 때문이다. 반면에

qEEG 뉴로피드백 치료의 경우, 치료할 뇌 병소 근처에만 전극을 붙이면 된다. 그래서 보통은 단자 여섯 개 중 하나만 사용해도 그날 목표로 정한 부위를 충분히 살필 수 있다.

박사가 뇌파 모니터링을 위해 컴퓨터 앞에 앉고 얼마 뒤, 낮고 짧은 신호음이 5~10초 간격으로 들리기 시작한다. 내 귀에는 마치 초미니 강아지가 아주 작은 소리로 왈왈 짖는 것 같다. 그러자 이게 짖어서 도둑(헤더의 경우엔 나쁜 모양의 뇌파가 도둑에 해당하겠다)을 쫓아내도록 한 다음 잘했다고 칭찬하는 개 훈련과 굉장히 비슷하다 싶은 생각도 든다.

다른 점이 있다면 헤더의 연습이 더 정교하다는 것이다. 박사는 세타파(집중을 요하는 작업을 할 때 나오는 뇌파)를 키우고 알파파(공상 따위를 할 때 나오는 뇌파)를 줄이게끔 헤더를 계속 유도한다. 시간이 지날수록 박사의 컴퓨터 화면에 그려지는 두 뇌파의 높이가 점점 비슷해진다. 박사는 적절한 순간에 보상으로 신호음을 추가로 발생시킨다. 헤더는 이 신호에 맞춰 칭찬의 말을 한 번 더 생각하겠지. 박사는 세타파와 알파파의 차이가 줄어들수록 신호음의 높낮이가 달라지거나 보상 신호음을 더 자주 나도록 쉬지 않고 조정한다. 이 과정을 수십 번 반복하면서 뇌가 서서히 재건된다고 한다.

"간단히 말해, 특정 신호음으로 일정한 패턴을 계속 그리도록 뇌파를 가르치는 거죠."

트룰린저 박사는 뇌가 이 소리를 곧 상이라고 기억하게 된다고 설명한다. 소리가 늘릴 때마다 헤녀가 반복해서 칭찬을 했기 때문이다. 그녀 역시 신호음을 자꾸 들어야 뇌파 모양이 좋아진다는 걸 알기에 내심 이 소리를 더 많이 듣고 싶어 할 터다. 매번 치료가 끝난 뒤 뇌파 그림의 전후 변화를 비교해 보여 주면 환자들의 이런 욕심은 몇 배로 부풀어 오른다고 한다. 증상 개선까지 몸소 실감하면 더 말할 것도 없다.

박사는 지폐의 비유를 든다.

"100달러 지폐에 아무 값어치도 없다면 흔해 빠진 종잇장에 불과할 겁니다. 신호음이 평범한 소음에 지나지 않는 것처럼요. 그런데 이 지폐가 많으면 많을수록 인생이 얼마나 풍요로워지는지 깨달아요. 그땐 종잇장이 아니라 상이 되고 보물이 됩니다. 마찬가지로, 무의미했던 신호음이라는 대상에 어떤 맥락을 부여하고 반복적으로 훈련하면 사람은 그 상황에 적응하게 되어 있어요. 신호음을 보상으로 인식시키는 원리가 순전히 조작적 조건 형성(만족스러운 결과가 뒤따르면 그 행동이 일어날 확률이 계속해서 높아지고, 처벌이 뒤따르면 행동이 약화된다는 학습 유형_옮긴이)만 따르는 건 아닙니다. 사회 학습(인지학습의 일종으로, 조건화 같은 강화가 없어도 사람과 사람 간 상호작용 과정에서 모방과 관찰을 통해 자신의 행동을 수정해 가는 것을 말한다_옮긴이)과 연합 학습(행동학습의 일종으로, 자극과 반응을 반복적으로 경험하면서 특정 행동을 학습하게 되는 것을 말한다_옮긴이)도 동원되고요. 고전적 조건 형성 기전(일단 조건화가 성립되면 자극이 있을 때마다 반드시 행동하게 되는 학습 유형으로 파블로프의 개 실험이 대표적 사례다_옮긴이)도 일부분 녹아 있어요."

예를 하나 들어 보자. 울창한 산속에서 길을 잃은 당신은 서둘러

×
너무 놀라운 작은 뇌세포 이야기

출구를 찾아야 한다. 그런데 뭔가 이상하다. 걷고 또 걸어도 자꾸 헛도는 느낌이다. 유독 한 방향으로만 발자국이 점점 깊고 또렷해지는 걸 보니. 한참을 헤맸더니 언젠가부터 다른 길은 눈에 들어오지 않는다. 이성적으로는 이 길이 정답이 아니라는 걸 알면서도 말이다. 하지만 더 나은 다른 보행로는 분명 있다. 당신의 뇌가 바른 길 찾기 요령을 학습하기만 하면 된다. 그때부터는 그런 길을 새로 발굴하고 탐험하는 게 갈수록 쉬워진다. 길 찾기에 능숙해지면 능숙해질수록 보다 좋은 길들이 더욱 선명하게 눈에 들어올 것이다. 뉴로피드백 치료도 똑같다. 뉴로피드백은 당신의 뇌가 스스로 새 지도를 채워 가면서 기능과 건강을 회복해 가도록 도울 수 있다.

바로 그런 이유로 트룰린저 박사는 헤더의 뇌가 더 나은 길을 찾을 때마다 칭찬하는 신호음을 들려주고 있다. 30분쯤 지났을까. 신호음이 갑자기 달음질치더니 순간 뚝 끊긴다. 마침내 헤더의 첫 번째 치료가 끝났다.

"여기 알파파와 세타파가 여러 차례 교차하면서 점점 가까워지는 거 보이시죠?"

트룰린저가 헤더에게 설명한다.

"바로 이곳 알파파와 세타파가 서로 스쳐 지나가는 순간에 우리가 헤더의 뇌에 보상 신호를 주는 거예요."

그가 우리 두 사람에게 기다란 물결무늬 두 개를 포갠 듯한 영상 하나를 보여 준다. 첫 번째 물결의 마루 하나가 올라갈 때 두 번째 물결의 마루는 내리막을 그리면서 서로를 가로지르고 있다. 전체를 대충 보면 막 그린 애벌레 같기도 하다.

헤더가 박사를 향해 묻는다.

"그래서 이게 무슨 뜻인데요?"

"출발부터 순조롭다는 뜻이지요. 다음 시간들이 더 기대될 정도로요."

─────

치료 여섯째 날

─────

여섯째 날, 치료를 끝내고 트룰린저 박사의 진료실을 나온 우리는 차 한잔하려고 카페로 들어간다. 헤더는 여전히 근심걱정 부자지만, 그녀 말로는 그래도 미묘한 변화가 있다고 한다.

"미세하지만, 뭔가 달라지고 있다는 걸 알겠어요."

그녀는 제인과의 관계가 그 증거라고 설명한다.

"딸애를 상대하는 게 늘 최악의 긴장요인이었거든요. 그런데 둘이 같이 있는데도 제가 평정을 유지한다면 더 이상 확실한 증거가 없지 않을까요."

지난주의 일이다. 제인이 연휴를 맞아 다니러 왔는데, 무려 목발을 짚고 나타났다고 한다. 어디서 발목을 삐었다는데 다 나으려면 한참이라 아파 죽겠다고 울상이었다. 헤더는 급히 동네 정형외과에 예약을 잡아 둔 상태였다.

"실은 며칠 전에 애가 저더러 자기 대신 의사에게 몇 가지를 물어

봐 달라고 부탁했었어요. 그때가 중간고사 기간이라 낮에 오래 통화하기가 좀 그렇긴 했죠. 그래도 전 분명 빠짐없이 다 전달한 것 같거든요. 그런데 얘는 엄마가 제대로 알아보지 않았다면서 성질을 부리더라고요."

그녀가 한숨을 내쉰다. 그러고는 이마를 간질이던 머리카락을 뒤로 넘기던 양손 손가락을 이용해 연속 동작으로 관자놀이를 마사지하듯 문지른다.

"어쩌면 통화하던 당시 제가 무슨 얘길 하고 있는지 모를 정도로 무지하게 지쳐 있었을지도 몰라요. 정확히는 기억 안 나요. 아무튼 딸애한테 한소리 하고 싶은 걸 꾹 참고 혼자 곰곰이 생각했어요. 그러다 알았죠. 자기도 걱정되니까 또 애꿎은 저에게 투정한 거예요. 그래서 두려움이라는, 딸애의 감정 상태를 속으로 인정하고 다독였어요. 이제 곧 의사 선생님을 만나지 않느냐고, 진료를 받고 나면 모든 궁금증이 풀릴 거라고 말이에요."

그런데 그다음 전개가 종전과 달랐던 모양이다.

"그러고 나서 전 딸애 옆에서 말 한마디 없이 가만히 앉아만 있었어요. 딸애를 기운 나게 할 레퍼토리가 달리 떠오르지 않았거든요."

헤더가 말을 잇는다.

"근무할 때도 각양각색의 학생들과 서먹한 정적 속에서 한 공간에 있어야 하는 일이 많은데요. 불편했던 적은 지금까지 한 번도 없어요. 침묵을 견딜 수 없는 건 오직 제인이랑 있을 때뿐이었죠. 제인에게는 늘 격려와 칭찬을 쏟아 내기에 바빴어요. 그러면 모든 게 좋아질 거라고 믿었던 것 같아요. 그런데 지난주에 처음으로 입을 닫아 보니 비로소 알겠더군요. 제 마음이 한결 '평온하다'는 걸요. 같은 상황에 있어도 평소 같으면 십중팔구 안절부절못했을 걸 이제는 끄떡없더라니까요."

먼저 말을 걸어온 건 딸 쪽이었다. 제인은 엄마가 왜 아무 말도 안 하느냐며 퉁명스럽게 물었다. 헤더가 대꾸했다.

"딱히 보탤 게 없거든. 내가 지금 네 옆에 있고 오늘 치료받는 동안에도 끝까지 같이 있을 거니까."

한때는 제인의 침대에 나란히 누워서 온갖 시시콜콜한 수다로 시간 가는 줄 모를 정도로 모녀 사이가 좋았다고, 헤더는 회상한다.

그랬던 딸이 이젠 엄마의 면전에서 고함을 지르고 있었다.

"그럼 그냥 가면 되잖아! 엄마가 같이 있어 준다고 달라지는 것도 없다고요!"

그 말에 헤더는 씩씩거리는 딸에게 입을 맞춘 뒤 자리를 떴다.

"보통은 딸애와 말다툼을 하고 나면 저도 굉장히 언짢거든요. 그런데 이번엔 음…… 이상하리만치 속이 편안한 거예요. 제가 할 수 있는 건 다 했다는 생각에 그랬던 것 같아요."

그 길로 귀가한 헤더는 개를 산책시키고 와서 다시 장을 보러 갔다.

"마트 안을 천천히 돌아다니면서 혼자 생각에 빠졌어요. 그동안 제인이 폭발해서 자신의 고통을 내게 전가시킬 때마다 나는 그걸 몇 시간이 걸리든 며칠이 걸리든 어떻게 씻어 냈는지 말이에요. 만약

너무 놀라운 작은 뇌세포 이야기

그때 내가 다르게 말하거나 행동했다면 상황이 지금보다는 나아졌을까 궁금해하면서요. 그러다 깨달았어요. 저는 지금껏 화살을 받아내기만 했을 뿐 뽑아 버린 적이 단 한 번도 없다는 걸요."

그녀가 허리를 뒤로 펴며 자세를 고쳐 앉는다.

"속이 시끄러웠던 게 요즘 확실히 줄었어요. 여섯 번의 치료로 벌써 도발에 대처하는 태도가 달라졌죠. 이제는 제인이 제 앞에서 긴장하거나 화를 내도 꽤 무덤덤할 수 있어요. 한 발 뒤로 물러나 더넓게 보는 법을 깨우쳤는지도 모르죠."

치료 아홉째 날

"기계는 거짓말을 하지 않나 봐요."

수화기 너머로 헤더의 목소리가 흘러나온다.

"아니면 인간이 기계를 속이는 게 불가능하거나요."

지금 그녀는 최근에 받고 온 치료의 성과를 내게 보고하는 중이다. 천천히 심호흡을 하면서 신호음이 들릴 때 속으로 자신을 칭찬하는 요령은 그대로였다. 다만 이날은 그녀가 마음을 잡지 못했다. 개인적으로 심사를 어지럽히는 일이 있었기 때문이다.

헤더는 위아래로 가족을 돌보는 데 시간을 더 쏟기 위해 올해부터 아예 시간제 근무로 돌렸다. 그래서 만약 짬이 난다면 겸사겸사 줄곧 막연하게만 품고 있던 방과후 프로그램 아이디어 하나를 구체화하자는 결심도 했다. 그녀는 특히 소셜 미디어가 10대 청소년에게 미치는 부정적인 영향에 관심이 컸다. 이 문제의 해결책을 찾는 것은 그녀의 오랜 숙원이었기에, 헤더는 다른 학교들도 채택할 만큼 실효성 있는 프로그램을 꿈꾸고 있었다. 이동거리가 꽤 되기 때문에 기차 안에서 일정이나 계획의 초안을 짜려고 맘먹으면 충분히 그럴 시간 여유는 있었다. 하지만 그녀는 그러지 않았다. 본인 표현으로 '그런 걸 하는 훈련이 전혀 안 되어 있었기' 때문이었다.

"제가 뭐든 하나를 진득하게 붙잡고 앉아 있는 위인이 못 된다는 걸 뒤늦게 깨달았지 뭐예요. 뉴로피드백 치료로 불안증이 조금씩 나아지고 껍질이 한 꺼풀씩 벗겨지면서 제 진짜 모습이 점점 드러나는 것 같아요. 사실은 저도 제가 얼마나 산만한지 이번에야 알았답니다."

처음에 트룰린저 박사가 면담 내용과 뇌 영상검사 소견을 보고 그녀의 집중력 문제를 지적했을 때, 솔직히 헤더는 박사의 진단을 한 귀로 흘려들었다고 한다.

"그런데 선생님이 옳았더라고요. 이젠 저도 제가 산만하고 충동적이라는 걸 인정해요. 한시도 가만히 못 있는 것 같아요. 제 추측엔 스트레스 받을 일들을 생각하지 않으려는 회피기전이 더 이상 효과도 없으면서 습관으로 굳어 버린 게 아닌가 해요."

전화기 너머에서 그녀가 한숨을 땅 꺼지게 쉰다.

"전보다 덜 흔들리긴 하지만, 일들의 우선순위를 정하고 적절하게 시간 안배해서 실천까지 잘해내는 게 제겐 여전히 몹시 힘든 일이에요. 남들 뒤치다꺼리로 자기 자신을 너무 희생하지 않고 줏대를 지키려니 만만치가 않네요."

이번에 그녀의 치료를 방해한 건 반복되는 한 가지 상념이었다.

"머릿속에서 목소리가 계속 속삭였어요. '너 왜 기획안 작성을 시작하지 않는 거야? 파트타임으로 돌린 게 이것 때문이기도 하잖아. 네 아이디어가 결실을 맺는 걸 보기 싫어? 그래, 건강이 안 좋은 식구가 여럿 있는 게 힘든 상황이긴 하지. 맞아, 그들에겐 네가 필요해. 하지만 너 지금 너 자신에게 집중한다며. 그런데 왜 안 하고 있는 건데?'"

헤더는 당시의 심신 상태가 흡사 비몽사몽 중과 흡사했다고 기억한다.

그녀가 말하길, 치료가 끝나고 트룰린저 박사가 건넨 결과지를 보니 그래프 모양이 다른 날들과 확실히 다르더란다. 이날만큼은 서로 교차하는 두 물결선이 만드는 귀여운 애벌레가 온데간데없었다.

나는 속도가 붙는 날이 있으면 쉬어 가는 날도 있는 거 아니겠냐고 헤더를 다독인다. 신경정신과 치료는 알프스 산맥 횡단과 비슷하다. 오르락내리락을 하릴없이 반복하지만, 한참 뒤에 돌아보면 내가 가는 방향이 옳다는 걸 알게 된다. 헤더도 그렇다.

치료 열넷째 날

헤더와 나는 미리 약속한 대로 그녀가 열네 번째 치료를 받은 목요일 오후에 유선으로 만난다. 그녀는 얼마 전 볼티모어에 있는 요가 스튜디오에서 딸과 데이트를 했던 얘기를 들려준다. 수업 후 제인은 몹시 허기져 있었다.

"그날따라 교통 체증이 심했는데 음식점들은 또 죄다 문을 닫은 거 있죠. 애가 가시가 돋을 대로 돋을 수밖에요."

그래서 헤더는 이중주차라도 해서 차를 잠깐 세울 테니 네가 뛰어 들어가 너 먹고 싶은 거 대충 사 오면 어떻겠냐고 딸에게 물었다고 한다.

하지만 제인은 그러고 싶지 않았다. 주정차금지 구역에 엄마더러 보초를 서라고 한 채 가게에 혼자 들어가는 게 너무나 불안했던 것이다.

그래서 제인은 당황스럽고 긴장될 때마다 늘 나오는 행동을 또 시작했다. 바로 엄마에게 버럭 소리 지르는 것이다.

"예전 같으면 그 비명이 비수가 되어 절 또 한 번 난도질했을 거예요. 그런데 이번엔 따끔한 느낌도 없더라고요."

헤더가 말한다.

"집의 누구든 상태가 안 좋을 때마다 제 속이 뒤집히는 그 느낌을 너무 잘 알거든요. 그러면 바로 화장실로 달려가곤 했죠. 하지만 요즘엔 심호흡을 크게 한 번 하고 속으로 다짐해요. 너무 개입하지 말자고, 곧 사그라질 거짓 불길이라고요. 기다리면 제풀에 꺾일 거라고요. 지금 잠깐 이러는 거라고, '그뿐'이라고 말이에요."

"속 아프던 건 이제 괜찮아요?"

내가 묻는다. 처음 만난 날, 위장이 예민해서 속이 쓰리고 심심하면 설사하는 바람에 아주 곤혹이라고 했던 걸 또렷하게 기억하기 때문이다. 그녀 말로는 일상생활이 방해될 정도라고 했었다.

그런데 요즘은 그러지 않는다는 반가운 소식이다.

"좋아지고 나서 최근에 든 생각인데요. 옛날엔 위장 증세가 제 온 일상을 훼방 놓는데도 한마디 엄살조차 안 떨었어요. 하지만 사람들에게 알려야 했던 시기는 바로 그때였던 것 같아요. 아마 불안장애가 있는 사람들 십중팔구는 소화기 계통도 안 좋지만, 말을 안 할 뿐일걸요."

헤더가 설명을 계속한다.

"매일매일 정신적으로도 육체적으로도 효과가 체감되는 치료법은 많지 않아요. 그런 치료법은 삶의 에너지를 정확한 균형점으로 다시 가져다주죠."

이 대목에서 헤더가 소박하게 웃는다.

"상담 치료만 해도 그래요. 저 같으면 억지로 말하거나 듣느라 중간에 지쳐서 관둘 거예요. 반면에 뉴로피드백은 단점이 하나도 없어요. 굳이 흠을 잡자면 효과가 조금씩 서서히 쌓인다는 것뿐이죠."

치료 열여덟째 날

치료가 얼마나 잘되고 있는지를 실전에서 테스트할 기회는 전화 한

통과 함께 예기치 않게 찾아왔다. 연락한 사람은 제인이 다니는 대학의 보건실장이었는데, 근래에 학생이 심한 공황발작을 여러 차례 일으켰다며 부모님이 아셔야 할 것 같다는 내용이었다. 헤더가 확인차 통화했을 때 제인은 한결 진정된 상태였다. 하지만 모녀는 그래도 일단 얼굴을 직접 보는 게 좋겠다는 데 합의했다.

헤더는 코네티컷주부터 직접 차를 몰고 가기로 결정했다. 볼티모어에는 늦은 오후가 되어서나 도착할 수 있었다.

"아이를 보자마자 있는 힘껏 안아 주었어요."

그녀에겐 그날이 어제처럼 생생하다.

"전과 다르게 제 머릿속이 맑고 명료하더라고요. 지금 제가 할 일은 이 아이에게 안정감을 주는 것 하나라는 인식이 더없이 또렷했죠."

그러면서 헤더가 현재의 자신을 과거와 대비시킨다.

"옛날엔 딸애의 심리상태에 그대로 감응했었어요. 실제로 일어나지도 않은 수많은 가상 시나리오들, 딸애가 필요로 하지만 내 능력 밖인 것들, 내가 놓치고 있을지 모를 딸애의 감정 따위로 머릿속이 뒤죽박죽되기 일쑤였죠. 아니면 입으로는 딸에게 이런저런 좋은 말들을 지껄이면서도, 속으론 혹시 내가 뭘 잘못 말하는 게 아닌가 못 미더워하거나요. 그런데 이번엔 내 임무가 뭔지 확실히 알겠더라고요. 지금 급선무는 제인이 안전하다고 느끼게 하는 거였고 그래서 제가 애를 꽉 안은 거예요."

이날, 제인은 정말 오랜만에 엄마 품에 안겨 원 없이 울었다고 한다.

헤더가 잠시 숨을 고른다.

"뉴로피드백 치료를 시작한 지 고작 9~10주밖에 안 됐잖아요. 그런데도 벌써 신세계가 펼쳐지고 있어요. 이젠 스트레스 상황이 닥쳐도 살짝 옆으로 비켜서서 다 지나갈 때까지 그럭저럭 버틸 수 있어요."

덕분에 상대방 말을 잘 들어 주게 된 그녀를 찾는 사람들이 요즘 부쩍 늘었다는 소식이다.

"일희일비하는 게 없어지니 상대방 얘기가 귀에 잘 들어올 수밖에요."

헤더 얘기로, 알고 보니 또래 사이에서 10대부터 20대 초반 자녀 문제로 고민하는 엄마가 그녀만은 아니었단다.

"하하호호 가볍게 떠들 수다거리는 분명 아니죠. 그렇지만 제 친구 몇몇은 이제 제게 이런 고민을 정말 가감 없이 털어놔요. 그래서 저도 걔네들하고는 제 얘기를 편집하거나 미화하지 않고 편하게 할 수 있게 됐고요. 얼마나 좋은지 아세요? 내가 내 생각만 하는 게 아니라 상대방의 얘기를 진심으로 경청하고 반추할 줄 아는 사람이라는 그 기분 말이에요."

그녀가 몇 박자 쉬었다가 다시 입을 연다.

"전 지금의 제가 맘에 들어요."

헤더에게 찾아온 긍정적인 변화는 또 있었다.

"집중력이 좋아졌어요. 이제는 소소한 걸 결정 못 해서 시간 낭비하는 일이 없어요. 예전엔 딸애를 보러 갔다 오는 외출 일정이 긴박하게 잡혔을 땐 항상 갑작스레 짐을 싸느라 온 집 안을 난장판으로 뒤집어 놓고, 그러고도 몇 가지는 꼭 빠뜨렸거든요. 언젠가는 기차표를 놓고 나간 적도 있다니까요. 그래 놓고 야무지지 못하고 머리 나쁜 저 자신을 한참 원망하곤 했죠. 그런데 지금은 뭔가를 직전에 결정하는 게, 음, 훨씬 쉬워요. 그렇게 부담스럽지 않아요."

잠시 말을 고른 그녀가 한마디를 덧붙인다.

"영혼이 탈탈 털리는 것 같던 소모감이 훨씬 덜하달까요."

증거로, 요즘 그녀는 자신의 일을 스스로 결정하고 사람들에게 설명하면서 일을 맡기는 것에도 점점 능숙해져 간다. 일례로, 얼마 전 제인이 숨넘어가는 목소리로 울면서 전화했을 때 헤더는 두려운 속마음을 숨기고 남편을 대신해 자신이 전부 알아서 처리하겠다고 나서지 않았다.

"그 대신 남편에게 말했어요. 지금 상황이 이러이러하다, 나는 지금 몹시 걱정되고 그래서 당장 제인에게 가 봐야겠다, 그러니까 당신이 내 대신 우리 강아지 먹이 챙겨 줄 사람을 알아보고 은행에 고지서를 가져가서 우리 아들 학비를 내고 오면 좋겠다, 볼티모어에 도착하면 전화하겠다고 말이에요."

헤더의 목소리가 사뭇 아련해진다.

"옛날엔 저도 힘들다는 걸 사람들이 먼저 알아주길 바랐던 것 같아요."

그녀가 멋쩍은 듯 소박하게 웃는다.

"그때의 제겐 괜찮지 않다는 걸 모두에게 보여 줄 방법이 나무 집에 숨는 것뿐이었던 거예요. 하지만 지금은 달라요. 그냥 말하면 되는걸요. '있잖아, 나 좀 도와줄래?'라고요."

치료 스물둘째 날

"지금은 가끔만 쑤셔요."

오늘 대화는 손 얘기로 시작한다. 헤더는 지난 몇 주에 걸쳐 전반적으로 통증이 점점 좋아지는 게 느껴졌다고 한다.

"손글씨 쓰기, 컴퓨터 자판 치기, 개 목줄 걸기, 요리하기 등등…… 지금껏 손이 아파 못 하던 일들이 이렇게 많았는지 정말 몰랐어요. 그런데 이제는 다 제가 직접 한답니다."

부부는 최근 두 번째 반려견을 새로 입양했다.

"내내 마음은 굴뚝같았지만, 도저히 강아지를 키울 체력이 안 될 것 같아 단념하고 지냈거든요. 그런데 이젠 할 수 있을 것 같아서요. 예전만큼 몸이 아프지 않아요. 강아지를 돌보다니. 뉴로피드백 치료를 시작하지 않았다면 꿈도 못 꿨을 일이죠."

무엇보다, 헤더는 혼자서 감당하기 버거운 일들을 조금씩 놓는 연습도 하고 있다고.

"제가 모두에게 만능 해결사가 돼 줄 순 없다는 사실을 받아들이려고요."

얼마 전 친정 부모님에게 짐 정리를 도와줄 전문가를 쓰는 게 좋겠다고 선언한 것도 그래서였다. 모든 걸 그녀 혼자 처리하는 건 가능하지도 않을뿐더러 그리고 싶지도 않았기 때문이다. 결국, 두 어르신은 업체를 불러 문제를 해결했다. 덕분에 헤더의 일거리가 확 줄었다고 한다. 이제는 가끔 들러서 분류를 도와주기만 하면 된다.

"제가 무슨 마법사도 아니고 말이에요."

그녀가 또 긴 한숨을 내뱉으며 얘기를 이어 간다.

"특히 제인이 가장 심해요. 애가 힘들어할 때 옆에 있어 주고 기분을 맞춰 줄 순 있어요. 그치만 제게 걔 머릿속의 비뚤어진 생각까지 끄집어낼 재주 따위 있을 리 만무하잖아요. 그건 본인이 스스로 해야 하는 거죠. 물론 우리가 전력을 다해 돕겠지만, 근본적으로는 '그 애의 몫' 아니겠어요?"

얼마 전, 헤더는 뉴로피드백 얘기를 자연스럽게 꺼내면서 제인을 슬쩍 떠봤다. 다행히 반응은 우호적이었다. 그래서 제인도 봄방학 때 짬을 내 함께 검사를 받으러 가기로 했단다.

"제가 좋아지는 과정을 바로 옆에서 지켜봤으니 느낀 바가 있었겠죠. 저 자신을 구원하려고 시작한 치료인데, 딸애에게 희망을 보여 주는 보너스 효과까지 얻어 가네요."

마지막 치료

헤더네 정원의 마스코트였던 나무 집이 마침내 철거됐다.

"네, '바로 그' 나무 집이요."

헤더는 따뜻한 머그잔을 감싸 시린 두 손을 녹인다. 오늘의 회동 장소는 우리 집이다.

"안 그래도 오랫동안 방치돼서 허물어지기 직전이었는걸요. 지난여름에 제가 잠깐 사용한 것만 빼고요."

몇 주 전 그녀는 종종 정원 일을 도와주는 사람에게 연락해 작업을 의뢰했다. 그리고 바로 다음 날, 나무 집은 세상에서 영영 사라져 버렸다.

"처음엔 작게 고별식 같은 거라도 하려고 했었거든요. 그런데 그날 이상하게 일이 많더라고요. 소셜 미디어 프로젝트 건으로 교무부장 선생님과 회의가 잡혀 있었고, 같이하기로 한 동료 교사 한 분과도 만나야 했고요."

그런 사연으로 역사적인 순간에 정작 집에 식구는 아무도 없었다고.

"하필 다들 밖에 있었어요. 아무도 현장을 못 본 거죠. 나무 집에 추억이 참 많은데. 그런 걸 그렇게 속절없이 한 무더기 먼지 더미로 보내 버린 거예요."

헤더의 시선이 우리 집 주방에 난 창문 너머로 멀어진다.

"이제 나무 집은 없어졌어요. 솔직히, 그게 없으니까 정원이 훨씬 예쁘긴 해요. 일종의 시각적인 깨달음도 있고요. 저 어린것들을 언제 다 키우나 한 게 엊그제 같은데 세월 참 무상하네 뭐, 그런 거요. 뒷마당의 나무 집과 그네, 텐트를 치고 하던 전쟁놀이, 댄스 경연대회, 자전거 경주, 롤러스케이트 타기……. 아이들이 그러고 놀면서 온 집 안을 헤집고 다니던 나날은 다 지나간 거예요. 육아의 부담도 그만큼 덜긴 했지만요."

오늘에야 헤더는 그동안 자신이 남매의 어린 시절을 감정적으로 너무 붙들고 있었던 것 같다고 고백한다.

"요샌 거울 앞에 서면 현재의 내가 어떤 사람인지, 내가 원하는 게 뭔지 딱 보여요. 그러면 알 수 있죠. 지금의 나는 과거를 놓을 준비가 되어 있다는 걸요."

그녀가 반가운 소식을 하나 더 전한다. 여학생들을 위한 소셜 미디어 관련 방과후활동 기획이 잘될 것 같은 모양이다.

"요즘 청소년 정신건강에 관심이 높은 교육관계자들과 협업 중인데 진짜 그럴듯한 프로그램이 만들어지고 있답니다."

그녀의 기대가 얼마나 큰지는 조금 전과 확 달라진 목소리의 톤으로도 벌써 짐작이 간다.

"일단은 지도교사 교육을 먼저 시작하려고요. 이건 준비가 거의 다 됐어요. 요즘은 정말 오랜만에 머리가 제대로 돌아가는 느낌이랍니다."

그 밖에 자잘한 신변의 변화도 생겼다.

"덩치만 컸지 연비가 형편없던 고물 SUV를 팔고 중고 하이브리드 승용차를 장만했어요. 진짜 옛날 옛적부터 차를 바꾸고 싶었는데 드디어 저질렀죠."

나는 그녀에게 지금의 자신이 트룰린저 박사의 클리닉을 다니기 전과 비교해 어떻게 달라졌는지 설명해 줄 수 있겠냐고 부탁했다. 그러자 헤더가 흔쾌히 입을 연다.

"이젠 더 이상 미안하다는 말을 입에 달고 살지 않아요. 나 자신을 더 존중할 줄 알게 됐으니까요. 이젠 우왕좌왕하던 것도 덜하고요. 제 삶의 목표와 목적만 보고 직진하고 어떻게 해야 그걸 이룰 수 있을까 열심히 궁리하죠. 또, 자기관리에 더 신경 쓰고 있어요. 늦어도 밤 10시면 잠자리에 들고 매일 명상을 해요. 시간을 정해 산책하고 개들과도 놀아 주죠. 새로 바꾼 차는 운전하는 손맛이 일품이에요. 이 모든 일상들에 진심으로 즐거움을 느낀답니다. 원래 저는 어린 시절부터 아무리 신나거나 기뻐도 감정을 드러내는 게 익숙지 않았어요. 하지만 지금은 달라요. 혼자 생각엔 자존감이 몇 단계 올라간 것 같아요."

최근에는 새 좌우명도 생겼다며 자랑이다.

"뭐냐면요. 지금 당장 내게 —혹은 내 주변 사람들에게— 아무 일이 없다면 사서 걱정할 필요 없다는 거예요."

마지막으로 헤더는 의미심장한 소감을 남긴다.

"가끔 트룰린저 선생님께 전화해서 여쭤보고 싶답니다. 도대체 저에게 무슨 짓을 한 거냐고요. 사람이 이렇게 갑자기 확 달라질 수가 없거든요."

×
열둘. 재부팅된 우리 집 원더우먼

나중에 나는 헤더와 나눴던 얘기를 적당히 추려 트롤린저 박사에게 귀띔했다. 그러자 박사는 헤더가 신경과학적으로도, 시적인 의미에서도 변화를 겪고 있는 것 같다고 말했다.

"시간이 흐르니까 헤더의 알파파와 세타파가 잔잔한 물결을 그리면서 자연스럽게 번갈아 나오기 시작했어요."

원래 그게 정상적인 패턴이라는 게 박사의 설명이다.

"예전에는 고함만 지르던 편도체의 활동성이 이제는 속삭임 수준으로 잠잠해진 셈이죠. 그런 한편 해마는 기능을 되찾아서 점점 힘이 세지고 있어요. 소심하게 웅얼대는 게 아니라 대등하게 대화를 주고받는 수준으로 말입니다."

이 대목에서 헤더의 성격을 일부러 고치거나 따로 뉴로피드백 치료를 한 건 아니라고 박사가 강조한다.

"이렇게 해석해야 해요. 뇌가 제 기능을 못 할 때는 이 사람, 그가 만나는 모든 이, 그가 살아가는 세상의 본질이 이 사람 눈에는 하나도 보이지 않게 돼요. 진짜가 가짜로 가려지는 거죠. 그래서 항상 우리는 뇌기능 오작동 상태를 극복하고 환자의 뇌가 본래의 온전한 모습으로 다시 조형되도록 돕는 걸 목표로 삼습니다."

나는 최근에 헤더가 한 얘기가 생각났다.

그녀는 시선을 뒷마당에 고정한 채 쉬고 있었다. 그런데 한때 애들 놀이집의 기둥 역할을 했던 나무에 햇살이 내리쬐면서 누가 마법 가루라도 뿌려 놓은 것처럼 무성한 나뭇잎들이 반짝반짝 빛나더란다. 음침한 나무요새를 허물기 전엔 상상도 못 했던 명장면이다.

"이젠 아침마다 나무 집 따위로 도망치지 않아요."

헤더가 말했다.

"제 안에 완전히 새로운 무언가를 짓고 있거든요."

우리 머릿속의 소방관

In Search of a Fire Extinguisher for the Brain

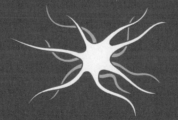

미국 샌프란시스코 재향군인종합병원에서 신경내과 과장직을 맡고 있던 앨런 페이든Alan Faden은 1991년에 일생일대의 결단을 내린다. 그는 벌써 16년째 환자들을 치료하면서 꾸준히 연구도 병행해 온 베테랑 의사였다. 머리에 외상을 입거나 척추신경이 손상됐다가 그의 손길로 호전된 재향군인 환자가 발령지를 다 합치면 수백은 된다. 젊은 시절엔 민간 종합병원의 응급실에서 파트타임을 뛰기도 했다. 그는 응급의학 특유의 매력을 좋아했다. 하지만 더 큰 이유는 상당한 후유증이 불가피한 외상 환자들을 돕는 데 군의관으로서 그의 경험이 특히 유용하다는 것이었다.* 그럼에도 외상 치료는 여전히 심적으로 힘든 분야였다. 환자가 머리나 척추신경을 다쳐서 오면 후유증 때문에 앞으로 얼마나 힘든 세월을 보내게 될지 뻔히 보이는데도 의사는 그들에게 해 줄 수 있는 게 거의 없다.

15년 넘게 신경내과 전문의로 명성을 쌓아 가던 그가 오직 연구에만 전념하겠다고 전격 선언한 게 바로 그런 계기에서다. 그렇게 페이든은 조지타운 대학교의 연구교수 신분으로 새 출발을 했다. 그리고 다시 18년이 흐른 2009년에는 메릴랜드 대학교에 새로 생긴 연구소의 수장이 되었다. 일명 STAR라는 별칭으로 불리는 이 쇼크, 트라우마, 마취학 연구소Shock, Trauma and Anesthesiology Research Center 는 미국 최초로 오직 외상과 합병증 그리고 그 예방법만을 탐구하는 연구기관이다.

나는 페이든을 그의 집무실에 딸린 개인 회의실에서 만났다. 그는 자신이 단순한 이유로 연구자로 전향했다는 얘기를 가죽 덧댄 의자 하나를 골라 앉으면서 다 풀어낸다. 실제로 실험이 이루어지는 공간은 집무실에서 그리 멀지 않은데, 건물 두 채로 나뉜 구역들을 다 합쳐 200평이 넘을 정도로 상당한 규모를 갖추고 있다. 연구원과 보조기술자를 통틀어 총 서른다섯 명이 불철주야로 이곳의 불을 밝힌다.

---

* 창립멤버로서 미국 군의관의과대학USUHS, Uniformed Services University of the Health Sciences의 신경학 부학장과 신경생물학 연구과장을 겸임하기 전에, 젊은 시절의 페이든은 월터 리드 군사연구소 Walter Reed Army Institute에서 신경학자로 근무하며 경력을 쌓았다. 당시 가장 많이 연구한 주제는 쇼크 트라우마와 척수손상이었다.

너무 놀라운 작은 뇌세포 이야기

"뇌진탕 같은 약한 외상성 뇌손상을 주제로 한 연구들을 보면 어느 하나 바탕 기전을 비중 있게 다루는 게 없습니다. 정작 장기적으로 악영향을 초래하는 건 그것인데 말이에요. 40년간 현장에 몸담았던 제 경험으로는 퇴원 '후' 환자들을 정확히 어떻게 도와야 하는지 의사들도 모르는 게 예나 지금이나 마찬가지인 것 같아요."

그러면서 페이든은 자신의 일터를 대표 사례로 든다.

"우리 메릴랜드 쇼크 트라우마 센터는 외상 환자들의 관리 경과가 좋기로 세계적으로 정평 나 있죠. 그런 우리도 같은 치료를 받는데 왜 어떤 환자에게는 인지기능 감퇴나 기분장애 같은 장기적 후유증이 남는지 아직 설명하지 못해요."

그의 지적으로는, 두부손상 후 신경기능이상을 일으키는 세포 경로가 현대의학에서 너무 오래 미지의 영역으로 남아 있었다고 한다. 작은 머리 부상으로도 인생이 극적으로 달라지는 환자가 왜 그렇게 많을까. 이 오랜 수수께끼를 해결하기 위해서는 보다 적극적인 관심과 투자가 필요하다는 게 페이든의 의견이다.

생각을 실천으로 보여 주려는 것처럼, 선봉장을 자처해 외상성 뇌손상 연구를 이끌어 온 지난 30여 년 동안 그의 연구팀이 이룬 성과는 눈이 부시다. 곧 전 인류가 그의 덕을 보게 될 거라고 단언해도 좋을 정도다.

외상성 뇌손상 하면 우리는 격렬한 몸싸움을 하는 운동선수나 선상의 군인을 가장 먼저 떠올리곤 한다. 언젠가 미식축구 선수

×
열셋. 우리 머릿속의 소방관

의 뇌를 부검하면 99%에서 퇴행성 뇌 질환이 발견된다는 뉴스 기사가 나온 적도 있다. 일명 만성 외상성 뇌병증CTE, chronic traumatic encephalopathy이라는 이 병은 머리에 큰 충격을 습관적으로 받을 때 걸리는데 기억 상실, 우울증, 혼란 상태, 치매가 남들보다 몇 년 일찍 찾아온다고 한다.* 그러니까 차량 폭파 사고로 뇌진탕을 겪은 헤더의 남편 데이브도 언젠가 이렇게 될 위험성이 큰 셈이다. 실제로, 전장에 파견된 전·현직 군인의 20% 이상은 외상성 뇌손상에 반복적으로 노출된다는 보고다.

다양한 버전의 전기 기록에 따르면 세기의 작가 어니스트 헤밍웨이Ernest Hemingway 역시 수십 년 전 반복해서 겪은 뇌진탕 탓에 말년에 와서 기억력 저하, 분노조절장애, 두통, 편집증으로 고생했다고 전해진다. 처음은 제1차 세계 대전 중에 운전병으로 복무하던 시절이었고, 그다음은 기자로 활약하던 제2차 세계 대전 중 런던 대공습 때였다. (게다가 그의 취미까지 하필 권투였다.)

페이든은 "사실 뇌진탕은 보통 사람들에게, 특히 노년층에서 훨씬 잦지만, 언론이 이 현실을 왜곡시키고 있다."라고 주장한다. 자꾸 스포츠 스타들의 만성 외상성 뇌병증 투병 소식이나 퇴역군인들의 외상성 뇌손상 통계만 운운하는 탓이라는 것이다. 그의 설명으로, 평범한 민간인의 뇌진탕 사고는 미국에서만 해마다 400만 건 가까

---

* 역사상 반복적 두부 충격 후 발생하는 인지기능 저하가 처음 기록된 것은 1920년대로 거슬러 올라간다. 권투선수들에게서 유독 흔히 목격된다는 이유로 '권투선수 치매dementia pugilistica'로 명명됐다.

이 발생한다고 한다.

"대개는 모르시는데, 이 정도나 됩니다."

상상해 보자. 중학생이 매일 방과 후에 축구나 라크로스 훈련을 한다. 동네 꼬마는 자전거 혹은 스케이트보드를 배우느라 수도 없이 넘어지고 자빠진다. 어른들은 지붕을 고치러 올라갔다가 굴러 떨어지거나 크리스마스 장식을 하려고 밟고 있던 사다리에서 균형을 잃는다.

결코 가볍게 넘길 일이 아니다. 생활 속 뇌진탕 한 번이 사람의 일생을 180도 뒤집기도 하기 때문이다. 페이든은 "뇌나 척수가 손상될 정도의 부상은 뇌에 염증을 일으키는데, 이 염증은 수개월 내지 수년까지도 지속되면서 뇌세포를 계속 죽이고 뇌조직을 파괴한다."라고 말하며 연구 자료를 증거로 든다. 이 얘기를 하는 동안 그가 한 손을 무릎에서 살짝 위로 들더니 작게 부채질을 해 보인다. 마치 설명을 들으면서 점점 겁먹는 상대방을 달래기라도 하려는 것 같다.

뇌진탕을 연구하는 다른 전문가들이 내린 결론도 여기서 크게 벗어나지는 않는다. 일례로 보통 수준의 외상성 뇌 손상 단 한 번에 사람의 인지기능이 서서히 감퇴하거나, 우울증이나 기분 변화가 찾아오거나, 기억력이 나빠지는 경우가 허다하다고 한다. 특히 어린이와 여성은 뇌 부상 후 불안장애, 공황발작, 우울장애가 더 잘 생기는데, 무려 13년 —일단 추적관찰 시행 기간 안에서는 이게 가장 긴 잠복기였다— 이 지나고서 후유증이 시작된 사례도 있다. 또, 뇌진탕 환자들의 뇌는 생물학적 나이보다 다섯 살 정도 빨리 늙는다. 환자

23만 5,000명의 병원 기록을 분석한 최근 연구에 의하면, 약한 뇌진탕을 딱 한 번 겪었을 뿐인데 나중에 자살을 시도할 가능성이 다른 사람들에 비해 높아졌고 사고 후 9년이 지나도 이런 성향차가 계속 목격됐다. 페이든은 흔한 뇌진탕 환자들 가운데 40% 이상이 4년 뒤 상당한 신체기능장애를 호소한다고도 지적한다.

그런 맥락에서 페이든이 의료계에 새롭게 제안한 용어가 있다. 바로 '만성 외상성 뇌 염증CTBI, chronic traumatic brain inflammation'이다. 취지는 만성 외상성 뇌병증CTE과 달리 CTBI는 치유 가능하다는 사실을 강조해 평범한 두부외상에 뒤따르는 흔한 이차 현상들을 CTE와 구분하자는 것이다.

뇌 손상과 광란의 미세아교세포

머리에 받은 순간의 충격이 어떻게 사람의 정신을 통째로 뒤흔드는 걸까? 게다가 후유증이 평생 지속된다니 그게 어떻게 가능할까?

전문가들은 외상성 뇌 손상 이력이 있으면서 나중에 다른 이유로 사망한 사람들의 뇌 부검 자료에서 그 답을 찾는다. 이 환자들의 뇌를 분석했더니 미세아교세포의 활동성이 정상 범위를 벗어나 있더라는 것이다. 그러나 흥분한 미세아교세포가 진행성 뇌 손상의 결정적 요소라는 걸 아는 이가 그리 많지 않다며 페이든은 안타까워한다.

페이든 팀이 이 주제를 정식으로 파고든 연구가 있다. 뇌에 중간 강도의 타격을 입힌 실험쥐의 뇌를 MRI로 촬영한 연구인데, 미세아교세포의 과잉활동 상태가 사고 후 길게는 1년까지 지속되는 걸로 확인됐다. 추가 특이 소견으로는 뇌 해마의 신경퇴행 현상이 목격됐고 그에 걸맞게 신경 염증 생체지표물질의 양 역시 정상보다 유의미하게 늘어나 있었다.

나는 연구 책임자였던 페이든의 입으로 직접 자세한 설명을 들었다.

"우리는 여기서 미세아교세포가 어느 부분에 기여하는지가 궁금했습니다. 그래서 조사했더니 놀랍게도 녀석들의 입김이 한두 군데 작용하는 게 아니더군요. 하는 일에 따라 미세아교세포를 여러 집단으로 나눌 수 있을 정도였으니까요. 미세아교세포는 착한 놈 아니면 나쁜 놈으로 단순하게 양분할 수 있는 대상이 아니었습니다. 신경독성 수용량에 따라 그 안에서도 종류가 또 여러 갈래로 갈리죠. 그중 다수는 뇌 안에서 대참사를 일으키는 쪽이고요."

페이든을 비롯해 이처럼 미세아교세포를 중요한 연구 소재로 인정하는 과학자들이 빠르게 느는 추세다. 덕분에 최근 들어 뇌진탕 연구는 그야말로 날개를 달고 비상하고 있다.

앞에서 여러 번 언급했는데, 폭주한 미세아교세포가 시냅스를 잡아먹기도 하고 염증성 화학물질 폭탄을 투하해 신경 염증을 일으킨다는 베스 스티븐스의 연구를 기억하는지 모르겠다. 페이든이 뇌진탕과 미세아교세포의 연결고리에 주목한 연구를 시작한 것은 스티븐스 교수가 이 논문을 들고 나와 학계를 들썩이게 한 지 몇 년 안 되었을 때였다.

현재 페이든은 미세아교세포가 못된 성격을 각성하는 것이 CTBI 발현의 결정적 방아쇠일 거라고 짐작하고 있다. 일단 방아쇠가 당겨지면 십중팔구는 CTBI의 상징인 뇌세포 소실과 뇌기능 이상으로 이어진다. 본래 미세아교세포는 뇌를 보호하고 복구하는 일을 해야 한다. 그런데 머리 부상이 이 성실한 일꾼들을 염증 화학물질을 뿜어내면서 여기저기 염증을 퍼뜨리는 방화범으로 돌변시킨다. 흥이 넘치다 못해 폭주한 미세아교세포는 덩치가 커지고 생김새까지 우락부락해진다. 현미경 렌즈로 투영된 모습이 흡사 잔뜩 뿔난 독거미를 연상시키는 녀석들은 시냅스를 무차별적으로 먹어 치운다. 그 결과는 기억 상실, 집중력 저하, 사고력 감퇴, 기분조절 장애 등이다.

미세아교세포의 불놀이가 계속되는 동안 누군가가 중간에 개입하지 않는다면 미세아교세포는 신나서 더 크고 넓게 불을 지르고 다닐 것이다. 그러면 조만간 CTBI가 발병할 게 뻔하다.

머리 손상 후의 미세아교세포 항진 상태가 만성화되는 것은 드물지 않은 현상이다. 하지만 과학계가 너무나 오래 이 사실을 간과해 온 까닭에 임상현장의 의사들은 여전히 환자를 앞에 두고도 결정적 연결고리를 보지 못한 채 우왕좌왕하고 있다. 예를 들어 볼까. 축구공에 맞아 기절한 적이 있는 한 중학생이 고등학교에 들어간다.

이 무렵 소년은 우울증 내지 공황장애로 고생하거나 학업부진으로 몹시 힘들어한다. 하지만 모든 게 과거의 머리 부상에서 시작됐을 거라고는 미처 짐작하지 못한다.

그런 맥락에서 페이든의 가장 최신 연구는 큰 의미와 놀라움을 안겨 준다. 2017년, 그는 외상성 뇌손상을 입은 실험동물들의 경우 특별한 어떤 물질의 혈중 농도가 건강한 개체들에 비해 높은 현상을 발견했다. 그래서 이 물질이 어디서 나왔는지 추적했더니 출처가 다름 아닌 미세아교세포였다. 뇌에 부상을 입을 때 미세아교세포는 평정을 잃고 흥분한다. 그러니 다친 지점에서 멀리 떨어진 곳을 포함해 뇌 전역에 이 물질을 퍼뜨려 더 광범위한 조직손상을 일으킨다는 건 충분히 짐작 가는 바다. 그런데 놀랍게도 일부 입자가 뇌를 탈출해 몸통의 혈류로 흘러 들어간 것이다.

무서운 얘기다. 하지만 잘만 활용하면 오히려 이 정보를 유용하게 써먹을 길이 있다.

스티븐스 교수가 밝혔던 희망사항을 기억하는지 모르겠다. 앞서 그녀는 천사에서 암살자로 변하기 시작할 때 미세아교세포가 분비하는 화학분자들을 정확하게 측정하는 분명한 생체지표물질이 있으면 좋겠다고 말했었다. 지금 뇌 속 미세아교세포들이 시냅스에 무슨 짓을 하려는지 간단한 혈액검사만으로 파악할 수 있도록 말이다.

이 염증 유발 분자들을 채혈 한 번으로 간편하게 측정하는 검사법이 언제든 나온다면, 미세아교세포가 토해 낸 생체지표물질을 근거 삼아 뇌진탕 치료 경과를 모니터링하는 게 가능해진다. 가령 어떤 여성이 교통사고로 머리에 경미한 외상을 입는다고 치자. 그러면 의사는 간단한 피검사를 통해 뇌 염증이 어느 정도인지, 뇌진탕이 얼마나 심한지 바로 확인할 것이다. 앞으로의 치료 경과를 관리하는 데에도 기본적인 혈액검사면 충분하다. 만약 미세아교세포에서 나온 이 물질의 혈중 농도가 여전히 높다면 환자는 당분간 치료와 검진을 더 받아야 할 것이다. 다행히 혈중 생체지표물질 농도가 빠르게 떨어진다면 의사는 환자가 곧 쾌차할 거라고 안심할 수 있다.

페이든 팀이 새롭게 알아낸 정보는 이것만이 아니다. 페이든의 설명에 의하면, 지금까지의 연구들은 죄다 척추 손상과 뇌 기능의 관계를 간과해 왔지만, 사실 둘은 긴밀하게 얽혀 있다고 한다. 척추 손상이 뇌 전역에 염증 반응을 유발해 뇌세포 손실, 인지기능 감퇴, 우울증 증상을 초래한다는 점에서다. 그리고 이런 난장 사태가 벌어지는 결정적인 계기는 바로 척추 부상을 감지한 미세아교세포의 흥분이다.

뇌척수액에 잠긴 뇌수막 림프관망을 통해 미세아교세포와 말초 면역계 사이에서 쉬지 않고 일어나는 이 양방향 통신은 소문과 달리 뇌와 몸이 서로를 엄청 신경 쓰는 관계라는 사실을 부각한다.

2017년, 연구 중심 고등교육기관인 스웨덴 카롤린스카 인스티튜트Karolinska Institute가 역학연구 한 건의 결과를 공개했다. 성인 8만 명의 의료기록을 분석한 뒤 연구진이 내린 결론은 10대 시절 뇌진탕을 딱 한 번 경험했던 사람들은 그런 경험이 없는 사람들에 비해 나중에 다발경화증에 걸릴 확률이 22% 더 높다는 것이었다. 뇌진탕 경험이 여러 번인 사람은 다발경화증에 걸릴 상대적 확률이 150%까지 올라갔다. 몸통 면역세포와 뇌 미세아교세포가 끊임없이 대화하면서 몸과 뇌 사이에 양방향 피드백이 이뤄진다는 점을 고려할 때 이것은 그리 새삼스러운 통계가 아니다.

여기서 잠깐. 머리 부상이 어쩌고, 뇌진탕이 저쩌고 하는 얘기에 누군가는 잔뜩 겁에 질렸을지 모르겠다. 나 역시 한동안 그랬으니까. 나는 지병인 자가면역질환 문제 말고도 뇌진탕을 두 번이나 겪은 사람이다. 25년 전으로 거슬러 올라가 남편과 사귀던 시절 우리는 데이트를 하러 영화관에 갔다. 시간이 촉박했기에 남편이 주차하는 동안 표를 사 놓기로 하고 내가 먼저 차에서 내렸다. 그런데 핸드백 끈이 변속기 스틱에 걸린 줄도 모르고 남편이 액셀을 밟았고 나는 그대로 머리를 차체에 찧고 말았다. 그때는 그저 머리에 멍이 들었다고만 생각하고 넘어갔다. 두 번째 사고는 16년 전이었는데, 당시 나는 친구가 운전하는 차를 타고 어디를 가고 있었다. 그러다 내리막길에서 블랙아이스에 바퀴가 헛돌면서 우리는 방향을 잃었다. 미끄러진 차는 전신주와 정면충돌했고 나는 조수석 차창유리에 머리를 세게 부딪쳤다. 붓기는 심하지 않아서 얼음찜질을 며칠 하니 다시 멀쩡해졌다. 그리고 두 번째 뇌진탕을 입은 바로 그해 말에 나는 길랑바레 증후군을 얻었다. 길랑바레 증후군은 발병 기전 면에서 다발경화증과 매우 흡사한 자가면역질환이다. 이 대목에서 나는 궁금한 게 있다. 혹시 머리 부상과 이 병이 어떻게든 연결된 게 아닐까? 글쎄, 현재로서는 알 수 없다. 하지만 분명한 사실 하나가 있다. 바로, 뇌에 외상을 입고 나면 염증이 만성화될 수 있고 그 결과로 몸과 정신 모두 엉망진창이 될 수 있다는 것이다. 재수 없으면 피해가 당사자인 나만이 아니라 내 자녀에게 대물림되기도 하고 말이다.

나는 대중에게 이 모든 내용이 무섭게 들릴 수 있다는 걱정이 들어 페이든에게 토로했다. 내가 독자라도 이 책을 읽을수록 스트레스만 커져 중간에 집어 던지고 싶어질 것 같았기 때문이다. 그는 충분히 그럴 수 있다고 맞장구 친 뒤, 이내 밝은 목소리로 다시 말했다.

"'핵심'은 이거예요. 만성으로 굳은 외상성 뇌병증은 완치될 수 없어요. 하지만 심하지 않은 뇌진탕은 '분명' 완치가 가능해질 겁니다. 이게 무엇보다 중요해요."

생각만 해도 신나는지 그는 손가락으로 허공을 찔러 가며 열변을 토한다. 염증 치료를 비롯해 뇌 부상과 그 후유증의 갖가지 치료법 연구에 페이든이 바친 시간이 거의 반평생이었다. 그런 그가 뇌진탕의 후유증을 최소화할 해결책을 찾았다고 이렇게 확신하는 것이다.

그의 연구 경력은 뇌진탕과 미세아교세포가 밀접하게 얽혀 있다는 사실이 밝혀지기 훨씬 전으로 거슬러 올라간다. 그때부터 지금까지 페이든과 동시대 연구자들은 수많은 신약 후보의 흥망성쇠를 지켜보면서 기대와 좌절을 밥 먹듯 반복해 왔다. 대표적인 예가 몇몇 항암제, 갑상선자극호르몬과 프로락틴의 분비를 유도하는 일명

TRH라는 호르몬, 글루타메이트 차단제 등이다.

머리를 다친 후 빠르면 몇 분, 늦어도 며칠 이내에 이 약제들을 투여할 경우 신경기능이 망가지고 뇌세포가 죽는 후유증이 눈에 띄게 줄긴 했다. 문제는 이런 약제 상당수의 특허가 이미 만료돼 제약회사들의 반응이 시큰둥했다는 것이다. 돈이 되지 않을 게 뻔한데 어느 회사가 투자하겠느냐는 것이다.

"안타깝지만 실험실 안에서는 큰 잠재력을 보인 이 약제들 중 어느 하나도 임상연구 단계로 넘어가지 못할 겁니다."

그렇다면 대신에 기대를 걸 만한 치료법으로는 어떤 게 있을까?

재차 강조하지만, 현재 이 분야의 모든 미래 전망은 미세아교세포를 겨냥하는 추세다. 그 가운데에서도 페이든은 새로 개발된 기술과 비침습적 기법 여럿을 조합해 병행하는 전략에 주목한다. 폭주한 미세아교세포를 진정시키는 데 탁월한 효과가 있다는 확신에서다. 특히 이 전략은 머리를 다친 지 이미 여러 주 혹은 여러 달이 지난 경우에도 통하기에 보다 많은 환자들에게 혜택이 돌아간다는 엄청난 장점이 있다.

현재 페이든 팀은 간단하고 진입장벽이 낮은 세 가지 기법을 조합하는 전략의 효과를 조사 중이다. 여기서 세 가지 기법이란 바로 '유산소 운동', '간헐적 단식 같은 식단 조절', 그리고 '컴퓨터를 활용한 뇌 훈련'이다.

얼마 전, 캘리포니아 주립대학 로스앤젤레스 캠퍼스[UCLA, University of California Los Angeles]의 연구진은 운동을 하면 뇌 속에서 미세아교세포의 과잉활동성을 억제하는 화학물질의 양이 증가한다는 연구 결과를 발표했다. 그런 가운데 페이든 팀의 이번 시도에는 유산소 운동과 병행하는 간헐적 단식 다이어트가 환자들의 머릿속에 뇌를 보호하는 물질의 양을 증가시키는지 아닌지를 데이터로 보여줄 최초의 연구라는 의미가 있다. (일단 외상성 뇌손상을 입은 동물을 이용한 실험에서는 간헐적 단식 후 긍정적인 변화가 관찰됐다) 페이든은 이 두 가지에다 인지기능 회복을 돕는 컴퓨터 뇌 훈련법까지 더하면 효과가 극대화될 거라고 첨언한다.* 현 시점에 이 삼중 전략은 실험쥐를 이용한 동물실험 단계에 머물러 있지만, 진짜 환자가 참여하는 임상연구도 곧 가능할 거라고 한다.

"앞으로 새로운 방향의 연구 자료가 충분히 모이면 확실한 단서가 나올 겁니다. 그러면 오래전에 입은 부상인데 이 중재치료로 어떻게 그렇게 큰 호전을 보이는지 이해할 수 있겠죠."

페이든을 비롯한 전문가들이 오늘날 주목하는 새로운 치료전략들에는 모두 미세아교세포를 겨냥한다는 공통점이 있다. 더 자세히 설명하자면 일단 치료 초반에 옛날 미세아교세포들을 착한 놈이든 나쁜 놈이든 가리지 않고 거의 다 없앤다. 그렇게 빈자리는 새로 태어나는 젊은 미세아교세포들이 채운다. 그런데 이 녀석들은 조상들처럼 신경회로를 망가뜨리는 게 아니라 타고난 사명대로 보호한다.

---

*   뇌진탕이나 머리 부상을 입은 사람이 운동, 단식 식이요법, 뇌 훈련법, 뉴로피드백 중 어느 하나라도 고려 중이라면 그 치료가 내게 맞는지, 그렇다면 언제 시작하는 게 좋을지 반드시 의사와 먼저 상의해야 한다. 의사가 추천하고 관리감독하지 않는 한 이 치료기법들을 환자가 임의로 시작하는 일은 없어야 한다.

"이즈음엔 잔혹한 암살자 미세아교세포가 자취를 거의 감춘 뒤입니다. 오직 천사만이 우리의 뇌를 수호하죠. 치료를 마치고 한 달 뒤에 다시 측정했는데 못된 미세아교세포의 기세가 확연히 움츠러든 그대로더군요."

내게 차근차근 설명하는 페이든의 목소리가 기대감으로 가득하다.

한마디로, 컴퓨터를 포맷해서 재부팅하는 것과 비슷하다고 이해하면 쉽다. 코드키를 입력해 내용 전체를 영구삭제한다. 그러고서 바이러스도 에러도 하나 없는 온전한 형상으로 운영체계를 다시 세우는 것이다.

다만 한 가지, 뇌에 난 불을 끄는 일종의 소방관에 비유되는 이 소염제가 진가를 발휘하려면 아직 한참 더 기다려야 한다는 건 아쉽다. 상용화는 고사하고, 임상연구 단계에 오르는 데에만 몇 년은 족히 걸릴 듯하기 때문이다. 그래도 뇌진탕과 뇌 손상의 경우는 예외다. 이런 환자들은 조금 더 조바심을 내도 좋을 것 같다.*

"만약 우리가 이 같은 중재전략을 동시다발적으로 펼쳐서 미세아교세포로 인한 염증의 크기를 조절할 수 있다면, 뇌 손상 환자의 후유증을 보다 쉽게 다스릴 수 있을 겁니다."

페이든이 밝게 말한다.

"많이 가까이 왔어요."

---

*　어느 신약이나 그렇듯 이 치료제 역시 반드시 임상시험 단계를 통과해야 한다. 유효성, 안전성, 부작용 등이 반복적으로 재현성 있게 입증되어야만 시장에 제품으로 나올 수 있다.

가장 빠른 치료법?

The Fast-er Cure?

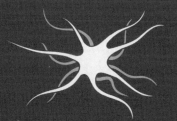

라일라 셴의 집에서 그녀와 나는 목재 식탁 위에 놓인 상자 하나를 뚫어져라 노려본다. 흰색 상자는 꼼꼼하게도 포장돼 있다. 믿음직한 택배회사 덕분에 지금 막 현관에서 안전하게 전달받은 물건이다. 상단에는 세련된 서체의 녹색 글씨로 '프로론PROLON, 건강과 장수를 모두 선사합니다'라는 문구가 박혀 있다. 라일라는 프로론 다이어트에 도전할 참이다. 듣자 하니 미국 서던캘리포니아 대학교가 개발한 이 단식 모방 식이요법FMD, fasting-mimicking diet이 면역계 건강을 지키고 뇌 기능까지 강화한다며 인기인 모양이다. 라일라의 경우, 프로론 다이어트를 결심하게 된 가장 큰 동기는 지병인 크론병이다. 요즘 그녀는 두뇌 기능 불능과 기억 단절이 점점 심해진다며 걱정이 이만저만이 아니다. 크론병 발작기엔 특히 더 심하다고 한다.

×
열넷. 가장 빠른 치료법?

라일라가 최근 일화 몇 가지를 풀어놓으며 친구인 내게 하소연한다. 보통 그녀가 '뇌가 방귀 뀌는 짓'이라고 부르는 일들이다.

"냉장고 문을 열고는 뭘 꺼내려고 했었는지 까맣게 잊어버리는 정도면 깜찍하지."

한껏 오므린 입술의 작은 틈새로 긴 한숨을 천천히 내쉬며 라일라가 말한다.

"그런 실수는 누구나 해. 하지만 난 거의 재앙 수준이야. 프라이팬이나 주전자를 불에 올려놓고 태워 먹는 게 일상이지. 오죽하면 남편이 먼저 나서서 전기포트, 전기밥솥, 슬로쿠커를 사 왔을까. 요리할 땐 불 위에 뭘 올려놓고 다른 걸 시작하기 전에 반드시 타이머를 켜야 해. 안 그러면 또 깜빡하고 다른 데서 딴짓만 하다가 집을 홀라당 태워 먹을 게 뻔하거든. 그런 식으로 진료예약을 잡아 놓고 병원에 못 가고, 차를 주차한 다음에 시동을 계속 켜 놓고, 강아지를 마당에 내버려 두고 비행기 타러 공항으로 출발한 게 몇 번인지 몰라."

라일라의 직업은 한 소규모 비영리재단의 매니저다. 사무실의 그녀 자리에 가면 오색 메모가 덕지덕지 붙은 화이트보드부터 눈에 들어온다. 모두 잊어버리지 말라고 현재 업무들을 시간, 장소, 내용까지 꼼꼼하게 적어 둔 것이다. 그런 화이트보드가 두 개나 된다. 그럼에도 부쩍 실수가 잦아진 것 같아 매 순간 조마조마하다.

기부 행사만 열렸다 하면 어떻게든 목표를 달성하는 것으로 명성이 자자한 그녀이기에 웬만해서 잘릴 일은 없다. 하지만 라일라는 요즘 고민이 많다.

너무 놀라운 작은 뇌세포 이야기

"누가 뭘 얼마나 기부했는지 기억도 못 하거나 행사장에서 귀빈의 이름이 생각나지 않게 돼도 과연 내가 이 부서에 계속 있을 수 있을까?"

그러면서 〈부통령이 필요해〉를 볼 때마다 맘이 심란하다고 내게만 슬쩍 고백한다. 이 시트콤의 주인공은 허점투성이 여성 국회의원이다. 그녀는 접견 중인 대상이 어떤 인물인지, 지금 다루는 안건의 주요 내용이 무엇인지 귀엣말로 알려 주는 똘똘한 보좌관들 덕분에 매번 용케도 위기를 넘긴다.

"요즘 딱 그 모양으로 나도 우리 팀원들에게 갈수록 의지하게 돼. 아주 민망해 죽겠어."

가뜩이나 신체기능이 하향곡선을 그리는 나이에 라일라는 그나마도 아등바등 간신히 버티는 기분이다. 집중력을 유지하는 것, 일에 몰두하는 것, 기억해야 할 것을 바로바로 기억해 내는 것……. 이런 일들이 지금의 자신에겐 마치 '바셀린이 덕지덕지 발린 창문으로 바깥의 나뭇잎들과 구름을 보려고 애쓰는' 것과 다르지 않다고 그녀가 말한다.

아무리 생각해도 소화관에 발병하는 자가면역질환인 크론병이 자신의 인지력, 기분, 집중력까지 흐트러뜨렸다는 확신이 점점 짙어진다. 같은 병을 앓는 다른 환우들도 종종 그런다니까.

실제로 미세아교세포의 보편적 질병 이론은 정확히 이런 상황이 라일라 같은 환자들에게 벌어지고 있다고 설명한다. 몸통에서 일련의 신경생물학적 사건들이 연쇄적으로 일어난다. 이런 염증 반응의 속닥거림은 저 멀리 뇌에 사는 미세아교세포의 귀에까지 흘러들고 이 윗동네 면역세포를 동요시킨다. 그렇게 양방향 신경 염증에 불이 붙는다. 바로 그때부터 머릿속에 안개가 자욱한 듯한 느낌, 조각조각 끊기는 기억, 강박적 걱정 근심, 발작적으로 밀려오는 슬픔 등이 시작되는 것이다.

신체 면역계의 흥분한 대식세포와 뇌의 미세아교세포가 한시도 쉬지 않고 통신한다는 게 만약 사실이라면, 마음을 진정시키고 평정을 찾게 하는 수련법들이 마음은 물론이고 몸의 건강에도 유익해야 마땅할 터다. 그리고 실제로, 그렇다는 증거도 많다. 우리 몸의 신경계는 스트레스 반응으로 "맞서 싸우거나, 도망치거나, 아니면 제자리에서 꼼짝 말라."라고 명령하는 유독한 염증성 화학물질들을 허구한 날 뿜어내는데, 다수 연구에 의하면 다양한 전략을 활용해 스트레스가 되는 생각과 기억을 다스릴 때 그런 물질들의 분비량이 줄어든다고 한다. 사실 라일라도 평소에 이런 심신수련법을 잘 써먹고는 있다. 신체부위 곳곳에 신경을 집중하는 명상 바디스캔, 이미지 훈련, 심호흡, 독백을 활용한 정신 조절, 최면요법, 체력을 키우는 운동, 회복을 위한 요가, 자연 속에서 하는 산책 등등. 누적된 스트레스를 씻어 내고 날이 바짝 선 면역계를 조금이라도 달래기 위해서라면 안 해 본 게 없다.

하지만 라일라 정도 되는 사람들에게는 요가나 명상 따위로는 간에 기별도 가지 않는다. 게다가 나이를 먹어 가면서 더한 것 같다. 아랫동네 소동이 윗동네를 계속 도발하는 한 말이다. 대식세포를 필두로 몸통에서 폭주한 면역세포들이 소란을 멈추지 않으면서 머리 꼭대기의 미세아교세포를 계속 부추긴다.

"이봐, 거기 친구들! 여기 아래쪽에 문제가 생겼어! 그러니까 너희도 미리 조심하는 게 좋을 거야!"

경고를 받은 미세아교세포는 잔뜩 긴장해 애꿎은 시냅스에 염증을 일으키고 망가뜨린다. 그렇게 라일라는 점점 더 흐리멍덩하고 잘 잊어버리고 집 안의 냄비란 냄비는 죄다 새까맣게 태우는 사람이 되어 간다.

아, 정말 이런 결말을 맞고 싶지는 않다.

라일라가 내내 고심해 온 게 바로 그래서였다. 과부하가 걸린 미세아교세포에 할 수 있는 조치가 뭔가 더 없을까 지금껏 계속 찾아헤맨 것이다. 뉴로피드백과 TMS가 괜찮아 보이지만, 그녀가 가입한 보험으로는 보조를 받을 수 없단다. 게다가 의료비 지출은 이런저런 명목으로 이미 예산 초과 직전이다.

이런 상황에서 라일라가 몸의 염증과 신경 염증을 한 방에 해결할 방법은 없는 걸까? 번거롭게 전문가의 손을 빌리지 않고 혼자 알아서 실천할 수 있는 것으로 말이다.

그래서 체내 물리적 염증과 신경 염증을 동시에 해소할 수 있는 DIY 기술을 이 자리에서 소개한다. 바로 단식 모방 식이요법FMD이다. 과학에 기반을 두고 체계적이면서 안전하게 설계된 이 식이요법은 발터 롱고Valter Longo 박사가 개발했다. 그는 서던캘리포니아 대학교 장수 연구소University of Southern California's Longevity Institute에서 단식 모방 식이요법이 면역계 건강과 수명을 어떻게 개선하는지만 20년 세월을 뚝심 있게 연구한 인물이다.[*]

롱고 박사는 현재 40대 후반이지만, 족히 10년은 젊어 보인다. 약간 소년 분위기 나게 커트한 짙은 머리카락이 셔츠 칼라에 닿을락 말락 하는 길이로 내려와 있다. 나는 FMD, 신체의 염증, 미세아교세포가 일으키는 신경 염증이라는 세 퍼즐 조각을 어떻게 맞춰야 할지 잘 모르겠으니 알려 달라고 그에게 도움을 요청한다. (그는 이 나라의 서쪽 끝, 나는 동쪽 끝에 살고 있기에, 우리는 직접 만나지 못하고 전화나 화상채팅으로만 연락을 주고받았다)

롱고 박사가 UCLA에서 대학원을 다니던 시절 얘기를 꺼낸다. 당시 효모로 실험하던 그는 어느 날 특이한 점을 발견했다. 성장 유전자에 특정 돌연변이가 생긴 효모 개체는 일반 효모보다 무려 다섯 배나 오래 살았던 것이다. 곧장 그는 비슷한 동물연구 논문들을 뒤졌다. 그 결과, 똑같은 성장 유전자 돌연변이가 있는 실험쥐 역시 더 장수한다는 걸 알 수 있었다. 보아하니 이 동물들의 체내에서는 알 수 없는 이유로 성장인자 생성량이 현격하게 줄어 분자 수준의 어떤 변화가 일어나는 것 같았다. 그런 까닭으로 수명이 크게 늘어났고 말이다. 박사의 표현을 빌리자면, 효모와 정확히 똑같이 실험쥐도 '결과

---

[*]   어떤 프로그램이든 거의 굶는 식이요법을 의사의 조언 없이 함부로 시작하는 것은 절대 금물이다. 지금 우리 이야기의 논점은 섭식장애가 아니라는 점을 여기서 꼭 짚고 넘어갈 필요가 있을 것 같다. 더더욱 10대와 20대 사이에서 섭식장애가 급증하는 현 시점에 오해의 소지도 있고 하니 말이다.

적으로 수명을 늘리는 일종의 강화 보호 모드에 들어가는' 셈이었다.

박사는 사람에게도 비슷한 유전자 변화가 일어나는지 조사하기 시작했다. 얼마 뒤, 그는 실험동물에게 무병장수를 선물했던 것과 똑같은 성장 유전자 돌연변이가 안데스 산맥지대에 사는 한 에콰도르 부족에게 대대손손 전해 내려온다는 정보를 입수했다. 이 유전병을 앓는 사람들의 몸속에는 성장 호르몬의 수용체가 전혀 없었다. 그뿐만 아니라 이들은 암, 당뇨병, 노화에 따른 인지기능 감퇴 따위를 평생 모르고 살았다. 이들은 뇌도 다른 사람들보다 훨씬 젊어서, 같은 유전자 변이가 없는 비슷한 나이의 친척이나 이웃들에 비해 확실히 더 총명했다.[*]

비밀은 이들이 제대로 식사해도, 몸은 여전히 쫄쫄 굶고 있다고 착각한다는 데 있었다. 돌연변이 유전자 때문에 말이다.

"아무리 잘 먹어도 몸은 영원히 기근 모드에 갇힌 듯했다."

롱고 박사가 술회한다. 그렇게 몸도 머리도 나이 들지 않고 멈춰 버리는 것이다.

신기하긴 해도 충분히 납득 가는 현상이라고 롱고 박사는 열정적으로 설명한다. 이탈리아 억양이 희미하게 묻어나는 말투다.

"박테리아 같은 미생물을 굶기면 녀석들이 사람 몸속의 온갖 쓰레기들을 청소해 준다는 건 오래전부터 알려진 사실이죠. 그런데 동

---

[*] 처음에 이 에콰도르 부족을 연구 대상으로 삼은 것은 내분비학자 하이메 게바라-아기레Jaime Guevara-Aguirre였다. 성장 호르몬 수용체가 없어 평생 왜소한 몸으로 살아가게 되는 이 희귀질환을 라론 증후군Laron syndrome이라 부른다.

물 실험을 했더니 거기서 그치지 않고 간이나 췌장 같은 장기 손상이 있을 때도 굶는 방법으로 치유가 되더라는 겁니다."

그래서 박사는 궁금해졌다. 보통 사람들의 장수 유전자를 깨우는 데에도 간헐적 단식이 도움이 될까? 간이나 췌장 같은 국소 손상을 복원하는 데서 그치지 않고 체내 면역계 전체를 회복시키도록 말이다.

답을 찾기 위해 박사는 생명연장 유전자 돌연변이가 '없는' 실험쥐를 가지고 새로운 동물 실험에 들어갔다. 그는 다발경화증과 흡사한 자가면역질환에 걸린 한 무리의 실험쥐에게 일주일에 사흘 동안 FMD를 시켰다. 또 다른 실험쥐 무리에게는 대조군 삼아 보통 사료를 공급했다. 그리고 3주 뒤, 두 그룹을 비교했더니 FMD군에서 염증 유발성 사이토카인의 양이 크게 줄어 있었다. 그런데 더 놀라운 변화가 있었으니, FMD가 단백질과 지방을 주성분으로 하고 신경섬유를 둘러싸 절연체 역할을 하는 미엘린의 재생을 촉진했다는 것이다. 신경섬유는 척추를 거쳐 뇌까지 이어지는데, 체내 면역세포가 이곳을 공격할 때 나타나는 신경계 질환이 바로 다발경화증이나 길랑바레 증후군 등이다. 박사의 이 연구 결과는 2016년에 논문으로 발표됐다.

"체계적인 방법으로 안전하게 굶으면 사람 몸속에 들어 있는 모든 게 약간씩 쪼그라듭니다. 면역계도 포함해서요. 이렇게 연료가 바닥났다고 믿게끔 몸을 속이면 면역계에 작동 버튼을 껐다가 다시 켤 짬을 줄 수 있습니다. 재부팅된 면역계는 망가진 면역세포들을 치우는 청소 작업에 바로 착수하죠. 얼마 뒤에 영양분 보급이 재개되면 그때 대대적인 재건축 작업이 시작됩니다. 다만 이번에는 세포

쓰레기를 다 치우고 주변정리를 끝낸 말끔한 환경에서 온전한 종자 세포가 건강한 세포집단으로 성장한다는 게 다릅니다. 최소한 동물 실험 결과는 그랬어요. 갓 태어난 건강한 일꾼세포들은 바로 곳곳의 수리보수 작업에 투입되고요."

망가진 미엘린도 그렇게 재생된 것이다.

롱고 박사의 연구에 의하면, FMD군 개체들의 경우 (대조군과 비교해) 몸속의 염증성 대식세포와 뇌 안의 염증성 미세아교세포 모두 현저히 감소해 있었다. 즉, 몸과 머리 모두에서 다시 시작하기 버튼 이 작동했다는 뜻이다.

일명 생물노인학이라는 이 신흥 연구분과는 안 그래도 요즘 한창 뜨는 추세다. 미국 국립노화연구소National Institute on Aging 신경과학 연구실을 이끌면서 존스홉킨스 대학교 신경과학 교수로도 재직 중인 마크 맷슨Mark Mattson 박사는 이런 움직임의 선봉에 선 인물이다. 맷 슨 박사는 동물 질병 모델을 활용한 연구를 통해 간헐적 단식 식이요 법을 하면 뇌 뉴런들이 시냅스 가지치기와 염증 발현에 더 잘 저항하 게 된다는 사실을 밝혀냈다. 효과가 확실히 입증된 병명만도 알츠하 이머병, 파킨슨병, 헌팅턴병, 뇌졸중 등 한둘이 아니다.* 박사의 2018

---

* 단식 모방 식이요법FMD과 흡사한 식이요법으로 간헐적 단식 다이어트intermittent-fasting diet와 시 간 제한 단식 다이어트time-restricted fasting diet라는 것도 있다. 바로 앞 단원에서 앨런 페이든 박 사가 뇌 손상 환자의 최신 치료 전략으로 즐겨 병행하던 것들이다. 간헐적 단식은 일명 5 대 2 프로그램이라고도 하는데, 일주일에 닷새는 영양가 있는 음식을 평소처럼 먹고 나머지 이틀만 열량 섭취를 500~600칼로리 정도로 제한한다. 한편 시간 제한 단식의 경우는 정해진 일정을 따르는데, 하루 중 8시간 동안에는 먹고 싶은 대로 먹고 나머지 16시간(보통은 오후 7시부터 다음 날 오전 11시까지로 한다) 동안에는 금식하는 식으로 진행한다.

년 연구에 의하면 간헐적 단식이 인지 기능과 기분조절장애를 개선시키는 것으로도 확인됐는데, 미세아교세포를 매개한 감염의 발생이 억제되고 그 결과로 스트레스 상황에서도 뉴런이 쉽게 상하지 않고 망가진 신경회로가 바로 재생됐기 때문이라고 박사는 해석한다.

이즈음, 아이디어 하나가 선명하게 떠올라 롱고 박사의 머릿속을 계속해서 맴돌았다. FMD가 '병든 면역계를 바로잡는 자연계의 가장 원시적이면서 가장 확실한 본능'을 깨울 거라는 생각이었다. 준비된 FMD라면 '부작용이 거의 없이 우리 몸의 재생과 자가치유 기능'만 켤 게 분명했다. 그렇게 롱고 박사는 자신의 평생 경력을 이 연구에 걸기로 결심했다.

하지만 사람은 실험쥐와 다르다. 따라서 임상연구에서도 같은 결과가 나올지는 섣불리 장담할 수 없다. 롱고 박사는 사람에게 필요한 최소한도의 에너지가 공급되도록 식단을 짜는 게 FMD 개발의 관건이라고 생각했다. 그래야 사람들이 병원이 아니더라도 장소에 구애받지 않고 안전하게 식이요법에 도전할 수 있을 테니 말이다. 그래서 박사는 우리 몸이 굶고 있다고 착각하기에 충분하게끔 칼로리 섭취량을 확 줄였다. 그러면서도 재생에 필요한 필수 영양소와 비타민이 모두 들어가도록 메뉴를 구성했다. 물론, 먹는 음식이니 맛도 포기할 수 없었다. 단식의 장점은 다 가지면서도 새는 영양소가 없게 해야 했다. 식이요법 때문에 기절하거나 극심한 허기에 시달리거나 박탈감에 기분 상하는 일이 생기면 안 될 테니 말이다.

박사는 곧장 자료 조사부터 들어갔다. 어떤 영양소가 면역세포의 기능에 어떻게 영향을 주는지, 그래서 자가면역질환과 뇌 관련 질환들에 얼마나 중요한지 세세하게 파악했다. 그런 다음, 전 세계의 온갖 다이어트 식단을 모으고 수명 연장이나 인지기능 향상에 효능이 있어 보이는 것들을 걸러 분석했다. 주민들 사이에 유독 병치레가 없고 사람들이 늙어도 총기를 잃지 않는다고 소문난 지역이 있으면 직접 찾아가기도 했다. 일본 오키나와가 대표적인 예다. 생선과 채소 위주의 식습관 덕에 사람들이 무병장수하기로 유명한 곳이다. 이곳의 노인들은 같은 연령대의 미국인보다 암과 심장병에 덜 걸렸고, 치매 발생률은 무려 절반 수준이었다. 지구상에서 노인들이 몸도 마음도 건강하게 장수하는 곳은 더 있었다. 가령 롱고 박사 조부모의 고향인 이탈리아 사르데냐와 칼라브리아 역시 그런 곳 중 하나다. 이 장수마을의 비밀은 바로 채식의 비중이 압도적인 지중해식 식단이었다.

만반의 준비를 마친 박사는 드디어 서던캘리포니아 대학교 부속 병원에서 사람을 대상으로 하는 FMD 임상시험을 시작했다. 연구를 위해 100명의 지원자가 최종 선발됐다. 연구 참가자들이 할 일은 한 달 중 딱 5일 동안만 박사가 고심해 설계한 채식 위주 저칼로리 식이요법을 실행하는 것이었다. 그렇게 석 달을 하면 됐다.

연구 결과는 기대 이상이었다. FMD 그룹의 참가자들은 체중 대비 근육량이 증가하고, 혈압이 낮아지고, 콜레스테롤 수치가 떨어지는 등 다방면에서 긍정적인 생물학적 변화를 보였다. 연구 등록 전에 당뇨병 경고를 받았던 참가자들은 혈당 수치도 정상 범위로 돌아와 있었다. 그뿐만 아니었다. 마지막 면담 시간에 참가자들은 학습 능력과 기억력이 좋아지고 정신이 맑아진 데다가 전체적으로 활기가 생겼다고도 고백했다.

한마디로 FMD가 동물 연구에서처럼 인체에서도 똑같이 효과를 발휘했다는 뜻이라고 롱고 박사는 설명한다. 그는 FMD가 망가진 세포를 분해하거나 고장 난 부분을 수리한다고 추측했다. 또, FMD가 죽은 세포 찌꺼기를 치우고 빈자리에 건강한 새 세포를 채우며, 혈관을 타고 떠도는 줄기세포의 양을 늘려 적재적소에서 복구와 재생 작업이 이루어지도록 했다고도 짐작했다.

사실, 적당한 단식이 비만율을 낮추고 당뇨병, 암, 심혈관계 질환, 신경퇴행성 장애의 위험인자를 줄인다는 연구 결과는 수년 전부터 꾸준히 나오던 차였다.

이때 마침 서던캘리포니아 대학교 장수 연구소에서 롱고 박사의 체계적인 임상연구가 실시된 것이다. 연구 성공의 여세를 몰아 박사는 FMD 프로그램을 상품화해 시장에 내놨다. 덕분에 이제는 각 가정에서도 클릭 몇 번이면 제품을 편하게 받아 볼 수 있다.

"뇌 속 미세아교세포에 정확히 어떤 변화가 일어나는 건가요? FMD를 하는 동안에요."

내가 롱고 박사에게 묻는다.

"고작 며칠 굶었다고 어떻게 악당 미세아교세포들이 우르르 물러나고 그 대신 착한 미세아교세포가 복귀해 뉴런과 시냅스가 재생되는 게 가능하죠?"

박사는 신경세포 손상의 직접적 원인이 미세아교세포의 활동성이 필요 이상으로 넘치는 거라고 지적하면서 설명을 시작한다.

"바로 이 미세아교세포에 FMD가 영향력을 발휘합니다. 그래서 FMD를 하면 곧장 뇌 염증이 줄면서 인지기능이 개선되는 거고요. 동물 실험에서 밝혀진 것처럼요."

박사가 잠시 멈췄다가 다시 입을 뗀다.

"FMD가 미세아교세포의 활동성을 변화시키는 구체적인 기전이 뭔지는 아직 더 조사해야 하지만 말이에요."

요즘 롱고 박사의 최대 관심사는 단식이 알츠하이머병에 어떤 효과가 있는가이다. 곧 이 주제로 임상연구에도 들어갈 거라고 한다. 그는 FMD를 특정 약제와 결합하면 여러 가지 만성질환에도 상당한 건강개선 효과가 있을 거라고 내다본다. 현재 이탈리아에서 다발경화증 환자들을 대상으로 진행 중인 다수 임상시험이 전부 그런 맥락의 연구들이다. 이들 연구 각각에서 박사는 FMD를 서로 다른 방식으로 면역계를 겨냥하는 다섯 가지 약물과 조합해 시험하고 있다.

"고장 난 면역세포를 약물로 공략한 뒤에 FMD를 시작합니다. 그렇게 망가진 조직을 재생시키고 세포들을 건강하게 되살리는 게 목표죠."

약물치료만으로는 건강한 세포가 새로 태어나게 할 수 없다고,

박사는 거듭 강조한다. 하지만 FMD를 병행할 때는 사정이 다르다. 예를 들어, 일단 항암제로 암세포를 적당히 죽인다. 그런 뒤에 FMD를 추가로 시작한다. 그러면 항암제의 암세포 제거 효능이 배가될 뿐만 아니라 곧 건강한 세포들이 차오른다고 한다. 관련해 최근에 괄목할 성과가 하나 있었다며 박사가 덧붙인다. 기존 약물치료는 듣지 않는 암세포들이 주기적으로 굶는 식이요법을 하면서 속속 백기를 드는 경향이 확인됐다는 것이다. 흑색종, 유방암, 결장암 등등 그 종류도 다양했다.

미세아교세포와 장내미생물총의 은밀한 공조

거의 굶는 식이요법이 뇌 건강에 어떤 영향을 미치는지 이해할 수 있는 또 하나의 방법은 장 건강과 뇌 건강이 밀접하게 연결된다는 사실을 이용하는 것이다. 실제로, 장내미생물총의 부정적인 변화가 우울증을 비롯한 여러 기분장애로 이어진다는 연구 자료가 셀 수 없이 많다. 일례로 18세에서 56세 사이 여성들을 조사한 연구가 있다. 이 연구에 의하면 장내미생물총의 구성 면에서 주요우울장애 환자들이 확연한 차이를 보였는데, 구체적으로 16가지 장내 박테리아의 비중이 건강한 사람들에 비해 훨씬 높았다. 불안장애, 비만, 거식증, 파킨슨병, 다발경화증 등 다양한 정신질환과 신체질환을 앓는 환자들의 경우도 마찬가지다. 이들의 장내미생물총을 구성하는 박테리아의 종류는 건강한 사람들과 다른 양상을 띤다고 한다.

만성적 스트레스는 염증성 면역반응을 유도한다고 가장 잘 알려져 있지만, 장내미생물총 조성을 변화시키는 원인이기도 하다. 사람이 스트레스에 계속 노출되는 환경에서는 장내 유해 균주들이 세력을 키우고 유전자 발현 과정에까지 간섭한다. 그 결과로 중추신경계에 염증이 증가하고 결국 기분과 행동장애가 출구 없는 무한 순환 루프에 갇히고 만다.* 그뿐만 아니다. 세로토닌 같은 뇌 속 신경전달물질의 양 또한 장내미생물총의 입김으로 달라질 수 있다. 심지어는 장내 미생물이 신경전달물질을 직접 만들어 우리 뇌 시냅스들과 몸통부 신경계 사이의 긴밀한 소통에 혼선을 야기하기도 한다. 이처럼 장내미생물총이 신경망을 통해 사람의 중추신경계와 교류하며 얽히고설키는 관계를 학계에서는 '장관-뇌 축gut-brain axis'이라 부른다.

장관-뇌 축을 바로잡는 전략의 잠재력은 존스홉킨스팀의 2018년 연구가 잘 보여 준다. 연구진은 정신과 환자들에게 프로바이오틱스 제제를 복용하게 한 다음 면역기능과 정신신경계 증상의 변화를 관찰했다. 이때 요주의 관찰대상은 조증으로 입원했던 이력이 있는 양극성 장애 환자들이었다. 이미 잘 알려져 있듯, 양극성 장애 환자의 경우 조증 에피소드가 나타나는 동안에는 흔히 염증성 사이토카인

---

*　최근 UCSF 연구팀이 소화관의 3차원 축소판 모형을 재현하는 데 성공했다. 이 모형을 활용한 연구에 의하면, 소화관 내막 세포층에 발현된 수용체들이 아드레날린 같은 스트레스 호르몬을 인식한다고 한다. 이 호르몬들은 복잡한 신경망 경로를 거쳐 뇌가 말초로 내려보낸 것이다. 이렇게 스트레스 호르몬의 신호를 접수한 소화관 세포들은 다시 신경섬유와 상호작용한다. 그러면 뇌에서 신경회로의 시냅스 활동이 활발해졌을 때 만들어지는 것과 비슷한 물질들이 말초에서도 분비된다.

수치가 상승하기 때문이다. 6주 후, 평소 약들과 함께 프로바이오틱스를 복용한 환자 그룹에서는 조증 에피소드로 인한 재입원 사례가 약물치료만 지속한 환자 그룹에 비해 75%나 적었다.

이런 차이를 만든 것은 아마도 장내미생물총이 올려 보내는 메시지의 성격 변화일 것으로 짐작된다. 그래서 뇌 미세아교세포의 활동까지 확연하게 달라진 것이다. 가령 스트레스, 부상, 영양가 없는 고도가공식품 등에 의해 장내미생물총 환경이 변하면 날이 바짝 선 장내 미생물들이 대식세포를 도발하라고 장내 면역세포들을 자꾸 부추긴다. 그렇게 대식세포가 다량의 염증성 사이토카인을 토해 내기 시작하면 결국 몸통과 뇌를 잇는 면역계 통로 전체에 염증 유발 화학물질이 급증하게 된다. 이 사태를 감지한 미세아교세포는 뇌 속에서 빠른 속도로 덩치와 머릿수를 불려 간다. 그 최종 결과는 앞서 누차 언급했던 과도한 시냅스 가지치기다. 이와 대조적으로, 염증 유발 성질이 약한, 온화한 녀석들로만 장내미생물총이 구성될 경우 뇌 속에서도 미세아교세포가 염증에 불을 붙이는 일이 드물다.

우리 몸에 뇌가 두 개라고 생각하면 이해하기가 한결 쉽다. 중추신경계를 관장하는 진짜 뇌와 소화관을 지배하는 두 번째 뇌가 있는 것이다. 두 개의 뇌는 흡사 모스 암호 같은 메시지를 저희끼리 주고받으며 쉴 새 없이 수다를 떨고 토론을 하고 협상을 벌인다. 미세아교세포는 전달받는 메시지의 성질에 따라, 어떨 땐 온순해지기도 하고, 또 어떨 땐 잔뜩 흥분하기도 한다.

이때 우리가 며칠 단식한다고 치자. 그러면 미세아교세포를 통제하고 정상 궤도로 복귀시키는 게 어느 정도 가능할 것이다.

여러모로 볼 때 미세아교세포가 시냅스 수리공이 될지 아니면 시냅스 파괴자가 될지를 판가름하는 데 장내미생물총이 결정적인 입김을 발휘하는 게 확실해 보인다. 만약 이게 사실이라면, FMD야 말로 장내미생물총과 뇌 미세아교세포 모두를 바람직한 길로 선도하는 일타쌍피의 해결책일지 모른다.

라일라의 셀프 테스트

프로론은 원래 환자들의 치료 보조용으로 개발된 식이요법이다. 그렇기에 프로론의 제조사인 L-뉴트라L-Nutra는 구매 의향이 확실한 라일라 같은 고객에게 먼저 병력 정보를 빠짐없이 적어 제출할 것을 요구한다. 제출된 서류는 현직 간호사가 검토하고 다음 단계로 넘긴다. 이때 건강 상태에 아무 문제도 없는 신청자는 추가 절차 없이 회사 홈페이지를 통해 제품을 구매할 수 있다.*

---

* 단식 다이어트가 내게 효과적인지 알아보겠다고 굳이 제품을 하나하나 다 사 먹어 볼 필요는 없다. 일반인이 (물론 주치의와 상담한 후에) 시도할 만한 간헐적 단식 다이어트 상품들의 건강증진 효과는 비슷비슷하다는 연구 결과가 이미 나와 있기 때문이다. 그런 면에서는 간헐적 단식 다이어트(일주일에 이틀만 연속해서 섭취 열량을 500칼로리로 제한하는 방법)도, 시간 제한 단식 다이어트(하루 중 8~10시간 동안에는 자유롭게 먹고 잠자는 시간을 포함해 14~16시간 동안에는 금식하는 방법)도 다 같은 부류에 속한다. 비슷하게, 맷슨 박사는 "매달 딱 닷새만 연속해서 하루에 700칼로리만 —당연히 양질의 식단으로— 섭취할 경우 몸에서 대사 적응이 일어나 건강 상태와 인지기능이 똑같이 좋아진다."라고도 말한다. 어느 프로토콜을 따르든, 큰 규칙은 하나다. 반드시 사전에 담당 의사에게 간헐적 단식을 하기에 본인의 건강 상태가 적당한지 확인받자. 또, 제품의 사용지침서도 꼼꼼히 숙지해야 한다.

그러나 건강 상태가 좋지 않은 사람이 제품을 구매하려면 반드시 의사의 처방전이 있어야 한다. 현재 임상연구 자료가 많지 않아 자가면역질환 환자들에게는 아직 이 제품을 자신 있게 추천하기가 조심스럽기 때문이다. 롱고 박사는 이 주의사항을 꼭 지켜야 한다고 강조한다.

라일라는 주치의에게 전화를 걸어 이 얘기를 그대로 전한다. 며칠 뒤, 주치의에게서 답신이 온다. 조사를 좀 했는데 그녀가 시도하기에 식단 구성에 별문제가 없어 보인다는 내용이다. 그는 바로 프로론 홈페이지에 접속해 온라인으로 라일라의 처방전을 접수하겠다고 얘기한다. 그런데 그가 두 가지 조건을 내건다. 하나는 이 식이요법을 주중에만 하라는 것이다. 혹시라도 복통, 설사, 실신, 어지러움 같은 문제가 생기면 즉시 진료를 받으러 달려올 수 있도록 말이다. 나머지 하나는 감정기복이 평소보다 심해진다든지 달리 신경 쓰이는 증상이 나타날 경우 식이요법을 즉시 중단하라는 것이다.

라일라는 지병으로 고생해 온 지 워낙 오래고 의사의 허락도 떨어진 김에 일단 체험이나 해 보자고 결심을 굳힌다.*

---

* 내가 여기서 라일라의 (물론 주치의의 지도하에 실행한) 단식 모방 식이요법 체험기를 소개하는 것은 다른 자가면역질환 환자들에게도 추천한다는 뜻이 아니다. 프로론 제품에 딸려 오는 설명서에도 그런 경고가 다음과 같이 분명하게 명시되어 있다.
"다음 분들에게는 프로론이 적합하지 않습니다: 기저질환을 진단받았거나 현재 앓고 계신 분; 질병이나 그 치료로 인해 몸이 심하게 쇠약해진 분; 실신(의식을 잃고 쓰러지는 것) 경험이 있는 분 등."
설명서를 보면 발생 가능한 부작용의 목록도 찾을 수 있는데, 대표적인 것이 실신, 어지러움, 척추 통증이다. 따라서 지병이 있는 사람은 이 식이요법을 시작하기 전에 반드시 담당 의사와 상담을 거쳐야 한다. 이 책에서 다루는 모든 치료 기법이 마찬가지지만, 단식 모방 식이요법 역시 의사의 전문적인 조언과 진단 및 치료를 대체하지는 못한다. 어떤 질병이나 치료법에 대해 궁금한 점이 있으면 반드시 담당 의사나 기타 적절한 의료인에게 문의하고 답을 구하는 습관을 들이자.

그래서 그녀는 프로론 키트 한 세트를 주문한다. 물건이 도착하면 돌아오는 월요일부터 당장 시작할 작정이다.

그런 사연으로 지금 우리가 애먼 택배상자와 눈싸움을 벌이게 된 것이다. 열어 보니 하루치 물품이 순서대로 따로 담긴 작은 흰색 상자들이 또 나온다. 속상자 하나의 크기는 요즘 유행하는 공간집약적 휴대폰 포장박스의 두 배쯤 될까 싶게 작다. 기대 이상으로 세심한 포장에 나는 솔직히 조금 놀란다. 매 끼니가 롱고 박사가 엄선한 저칼로리, 고영양 식물성 메뉴라고 한다. 밀봉이 워낙 꼼꼼해 음식이 상할 염려는 안 해도 될 것 같다. 수프, 견과영양바, 음료, 간식용 스낵에 허브티와 영양제까지 구성이 제법 알차다. 모든 메뉴를 시간표대로 먹는 게 규칙이다.

"애걔, 이걸 누구 코에 갖다 붙여?"

'1일 차'라고 적힌 박스에서 내용물을 주섬주섬 꺼내면서 라일라가 투덜댄다. 아침 메뉴는 마카다미아, 아몬드, 말린 코코넛, 아마씨로 만든 영양바다. 이걸 알약처럼 생긴 오메가-3, DHA 영양제와 함께 먹으란다. 프로론은 단식 모방 식이요법 기간 동안 아침에 마시는 음료도 정해 준다. 바로 무카페인 레몬민트 차다. 점심 봉투에는 토마토 수프 팩과 올리브 절임 그리고 케일 크래커 몇 장이 들어 있다. (보아하니 프로론 식단에서 올리브가 꽤 큰 비중을 차지하는 것 같다. 다행히 이탈리아산이라 풍미가 훌륭하다.) 첫날 오후에는 두 번째 영양바가 일명 NR-1이라는 식물성 비타민 영양제 두 알과 함께 간식으로 준비된다. 저녁 메뉴는 매콤하게 양념된 글루텐 프리 채소 수프와 자그마한 초콜릿 쿠키 하나다.

"이 꾸러미만 보면 나 무슨 우주비행이라도 나가는 것 같다."

라일라의 한마디에 내가 킬킬 웃는다. 생김새로는 우주인 식량이라고 해도 다들 속을 것 같다.

"그래도 건강에 좋다면야……."

라일라가 아침식사용 영양바를 손바닥에 올리더니 찬찬히 무게를 가늠한다.

"이게 내 배 속 미생물들을 뇌의 미세아교세포에게 까불지 말고 얌전하게 굴라는 메시지를 전달하는 전령사로 만든다는 말이지? 그래, 누가 이기나 한번 해보자고."

본격적인 실행에 앞서, 라일라는 컴퓨터부터 컨다. 단어 기억 테스트를 하기 위해서다. 신경내과에서 환자들의 단기 기억력을 측정할 때 흔히 하는 검사의 자가평가 버전이라고 보면 된다. 방식은 간단하다. 단어 하나가 화면에 나타나 몇 초 동안 떠 있다가 다음 단어로 바뀐다. 그렇게 총 열다섯 단어를 보고 그대로 외우면 된다. 나는 적당히 자리 잡고 앉아 단어들을 까먹지 않으려고 애쓰는 친구를 지켜본다. 잠시 후, 문제는 다 나왔고 이제 라일라의 차례다. 머리를 쥐어짜 생각나는 단어를 종이에 적는다. 처음엔 다섯 단어를 맞힌다. 점수가 성에 안 차는지 친구는 재도전한다. 어럽쇼, 하나가 줄어 네 개밖에 맞추지 못한다. 또다시. 이번엔 여섯 단어를 기억한다.

1일차

첫날 식단은 1,200칼로리로 구성되어 있다. 다시 말해, 다음 나흘 보다는 그나마 많이 먹는 날이라는 뜻이다.

"솔직히 내가 평소 먹는 것보다 그렇게 적은 건지 잘 모르겠네. 그냥 내 자기암시일 뿐인지도 모르지만."

라일라가 말한다.

저녁 7시 반쯤, 나는 친구에게 전화를 걸어 묻는다.

"지금 출출하니?"

"아니."

"뭔가 다른 느낌은?"

"이렇게 잘 먹어도 되나 싶을 정돈데. 평소랑 똑같아. 퇴근길에 애견미용실에서 강아지를 데려온다는 걸 깜빡했어. 현관문을 열었는데 녀석이 쪼르르 달려 나오지 않기에 그때서야 깨달은 거 있지."

그녀가 한숨을 내뱉는다.

"내가 그렇지 뭐!"

2일차

둘째 날, 라일라는 분말 믹스를 이용해 프로론 키트에 딸려 온 설명서 순서대로 L 드링크를 조제한다. 이 분말을 물 2리터에 타 잘 섞으면 칼륨 보충 음료가 되는데, 오늘 하루 종일 수시로 마셔 주면 된단다. 측면에 제품명이 큼직하게 박힌 특대 사이즈 스포츠 물병이 바로 이 용도로 들어 있었나 보다.

"오늘 잡힌 회의마다 이걸 들고 들어가야 할 것 같아."

라일라가 말한다. 어제와 오늘의 차이점은 이 음료만이 아니다.

"음식 양이 줄었어. 케일 크래커를 먹지 말래. 내가 케일 크래커를 얼마나 좋아하는데! 게다가 오후 간식도 금지야. 그치만 어쩌겠니. 말 들어야지. 어제 하루 잘 넘겨서 4일밖에 안 남았는데."

프로론 영업팀은 고객에게 매일 그날의 실천 사항을 이메일로 알려 준다. 때로는 완곡한 경고를 하기도 하는데, 오늘이 그날이다. 둘째 날 지치기가 가장 쉬우니 마음을 편히 갖고 힘든 일을 하지 말라는 내용이다.

"몸이 달라지기 시작할 때 피로감을 느끼는 것은 정상적인 반응입니다. 오늘은 절대로 무리하지 마세요."

프로론의 예언은 그대로 적중한다.

이날 그녀가 참석해야 할 회의는 두 건이었다. 하나는 대충 견디면 됐지만, 오후에 있는 건 외부로 나가야 했다. 마지막 일정을 마치고 외근에서 돌아온 라일라는 완전히 녹초가 됐다. 회사 주차장에 차를 댄 뒤, 기어 나오다시피 해서 겨우 차에서 내릴 수 있었다고 한다.

"주차장에서부터 사무실까지 계단으로 걸어 올라갔거든. 그 와중에 피로감이 쓰나미처럼 덮치더라. 계단을 한 칸씩 간신히 오르는데 진땀이 막 나는 거야. 골이 깨질 것 같고 말이야. 몸속에 피가 한 방울도 남지 않은 듯한 느낌이었어. 독감에 호되게 걸렸을 때랑 비슷하기도 하고."

그럼에도 중도포기는 없다.

"만약 이게 최악의 고비라면, 기꺼이 이겨내 주겠어."

그녀가 호탕하게 외친다.

"흥, 어디 할 테면 해보라고 해!"

이날 저녁, 우리는 문자로 대화를 나눈다. 라일라는 저녁도 코딱지만큼이라며 투정이다.

「그래도 지금 이 순간 밥보다 더 간절한 건 침대에 기어들어가 잠이나 푹 자는 거야.」

3일차

이튿날 아침, 나는 문자로 안부를 묻는다.

「어제와 비슷한 듯.」

그녀도 문자로 답한다.

「피로감은 여전한데 어제보다 덜한 것도 같고. 어제 9시에 쓰러져서 오늘 9시 넘어 일어났음. 아홉 시간 넘게 푹 잔 건 완전 오랜만인 것 같아!」

「머리는 좀 잘 돌아가?」

「그런 것도 같고.」

바로 답문자가 날아온다.

「조금 빠릿빠릿해졌을 수도. 뭔가 깨어 있는 기분. 의식이 제멋대로 새던 느낌이 덜하달까. 옛날엔 머릿속이 나쁜 쪽으로 시끄러웠다면 지금은 좋은 쪽으로 부산스러운 분위기? 아직 잘 모르겠어.」

우리는 내일 다시 얘기하기로 한다.

열넷. 가장 빠른 치료법?

4일차

「배고파 기절할 것 같아!」

넷째 날 라일라가 이 문자를 보낸 시각은 아침 7시다.

「배가 너무 고파서 새벽 4시에 깸. 베개라도 뜯어먹을 기세임.」

마지막 말이 내 시선을 사로잡는다.

「그런데 머리는 훨씬 가벼워. 확실히 맑아진 것 같아.」

이날 저녁, 나는 자세한 얘기가 듣고 싶어서 친구에게 전화를 건다. 방금 라일라는 올리브 절임을 반찬 삼아 퀴노아 죽으로 저녁식사를 마친 참이다. 그녀는 48시간 전 상황부터 소상하게 보고하기 시작한다.

"회사에서 큼지막한 회의를 주도하던 중이었어. 그러다 돌연 깨달았지. 내가 프로젝트 전체를 파악하면서도 머릿속으로 주요부처 입장들을 동시다발적으로 이리저리 재서 조정하고 있다는 걸 말이야. 최근엔 머리를 그렇게 굴리는 게 부쩍 힘겨웠었는데 말이야."

회의를 마친 뒤, 그녀는 회의실에 남아 기부자들의 이름이 적힌 쪽지들을 테이블에 우르르 쏟아 냈다. 곧 있을 행사의 자리배치를 위해서였다. 귀빈 하나하나가 대접받는다고 느끼면서 만족하게 하려면 신경 쓸 게 한두 가지가 아니었기에 모든 직원이 기피하는 업무였다.

"네임카드들을 내려다보고 서 있는데 '예전의 나'로 돌아간 기분이었어. 남들 눈엔 안 보이는 패턴을 보고 다른 사람들은 못 찾는 해결책을 금방 찾아내는 거지. 애초에 내가 이 일을 업으로 삼은 것도 이 재능 때문이었잖아. 난 퍼즐 조각들이 맞춰졌을 때 모두가 행복해하고 세상에 선한 영향력이 퍼지는 걸 보는 게 좋거든."

5일차

마침내 식이요법 마지막 날이 밝았다. 오늘의 식단은 영양바, 토마토 수프, 케일 크래커, 그리고 매콤한 채소 수프다.

라일라는 왠지 그렇게 허기지지 않다고 말한다. 벌써 몸이 적응한 걸까?

라일라는 내 앞에서 본인이 감지한 미세한 변화들을 하나하나 꼽아 본다.

"우선 운전이 편해. 원래는 주차장에서 차를 뺄 때마다 내 주위 어디어디에 다른 차가 있는지 눈에 잘 안 들어왔거든. 그래서 항상 어딘가 차를 갖다 박을까 걱정하는 게 일이었지. 아닌 게 아니라 지난 4~5년 동안 소소한 접촉사고를 얼마나 냈는지 몰라. 그런데 요 며칠은 차를 넣을 때도 뺄 때도 자잘하게 바빴거든? 더구나 주차장은 거의 만원이었고. 나중에 생각하니까 그런데도 운전대가 평소보다 훨씬 편하게 느껴졌던 거 있지. 진짜 아무것도 아니더라고."

그녀가 말을 잇는다.

"내가 내 몸의 주인이라는 느낌이 확실히 들어. 더 명석하고 냉철하고 덜 감정적이고 괜한 걱정 따위는 고이 접어 둔…… 음, 그러니까 '나다운 나'로 돌아간 것 같아."

하지만 최종 시험대는 따로 있다. 내일 워싱턴 D. C.에서 파티 형

✕
열넷. 가장 빠른 치료법?

식으로 열리는 연례행사가 바로 그것이다. 이 자리에서 라일라는 모든 기부자와 그 동반자의 이름을 달달 외고 있어야 한다. 부부의 자녀가 몇인지, 자녀가 어느 대학에 다니는지까지 전부 말이다. 그래야만 회사가 그들의 관대한 행위를 얼마나 감사하게 여기는지 제대로 전달할 수 있으니까.

"게살튀김과 샴페인 없이 버틸 수 있겠어?"

내가 걱정스레 묻는다.

"거뜬해!"

친구가 단호하게 뿌리친다.

"지금 상태론 그런 게 당기지 않아. 게다가 보통 이런 행사에선 물 한 모금 마실 짬도 없는걸. 지금껏 이런 자리에서 그러는 척만 하지 진짜로 술을 마신 적은 한 번도 없어. 지금은 내 머릿속의 미세아교세포 하나하나가 제 할 일을 똑바로 해 줘야만 해."

6일차

공식적으로는 닷새짜리 프로그램이 끝났지만 프로론 설명서는 6일차에도 가볍게 먹기를 권한다. 소위 적응기라는 것이다. 그래서 라일라는 아침으로 토스트 한 쪽을 먹고 점심은 수프로 때운다. 그런데도 아직 그렇게 배가 고프지 않단다.

슬슬 시간이 되어 그녀가 드레스로 갈아입는다.

"내 나이에 입기에는 좀 너무 발랄하게 밑에서 퍼지는 스타일인 것 같아."

이 말 한마디를 내게 던지고 부부는 현관문 뒤로 사라진다. 하지만 내 눈엔 드레스가 여유롭다 못해 헐렁할 지경인 것만 들어온다.

7일차

FMD를 시작한 지 일곱째 날, 우리 둘은 공원을 함께 산책한다. 오늘은 라일라가 평소 식단으로 돌아가는 날이다. 안 그래도 두 아들에게 토스트와 달걀부침을 만들어 주면서 본인도 아침식사로 달걀을 먹고 나오는 길이란다.

"게걸스럽게 막 욱여넣을 줄 알았는데 막상 그렇지는 않더라."

따끈따끈한 7일차의 소감이다.

"아! 그리고 오늘은 달걀 요리를 할 때 타이머가 필요 없었어! 중간에 개 물그릇을 채우러 나갔다가 프라이팬을 태워 먹지 않게 딱 맞춰 돌아왔지. 들뜨고 산만했던 정신이 제자리를 잡아 가는 것 같아. 아직 완전하진 않지만. 잡생각이 여전히 많긴 한데, 그래도 꽤 걸러졌어."

"속 부글거리던 건 어때?"

"혼자만의 착각일지도 모르지만, 좀 편안해진 것 같기도 해. 요 며칠은 배가 그렇게 아프지 않았어. 가스도 덜 차고. 그러니까 회의 시간에 특히 좋더라."

라일라가 한바탕 웃고는 한결 차분해진 음성으로 다시 말을 잇는다.

"보통은 항상 위장에 신경이 쓰이거든. 집에서 식구들 먹일 음식

×
열넷. 가장 빠른 치료법?

을 만들 때마다 '과연 내가 이걸 같이 먹을 수 있을까' 생각하는 게 습관일 정도니까. 그런데 오늘은 달랐어. 글쎄 내가 내 배 속 상태가 어떤지 신경을 전혀 안 쓰고 있더라고. 그만큼 속이 편안하단 거 아니겠어?"

말이 나온 김에 나는 친구에게 최근에 읽은 연구논문 얘기를 들려준다. 일본 학자들이 실험동물에게 간헐적 단식을 시켰더니 대장염증이 크게 줄었다는 내용이다. 여기다가 이런저런 단편적 증거들을 종합하면, 속이 편해졌다는 라일라의 진술은 더더욱 앞뒤가 맞는 듯하다. 우선, 대장의 염증이 심해지는 크론병 발작기에는 환자들의 뇌 시냅스에도 현저한 변화가 생기기 쉽다는 보고가 있다. 미세아교세포가 시냅스에 염증을 일으키기 때문인데, 이 현상은 해마에 집중된다고 한다. 이렇게 해마를 염증이 휩쓸고 지나가면 환자는 인지력 저하와 기분조절 장애를 겪게 된다. 그뿐만 아니다. 장내미생물총이 뇌 미세아교세포와 활발히 소통한다는 것 역시 일찍이 과학적으로 검증된 사실이다. 그러니 FMD가 장내미생물총 조성을 건강하게 변화시키는 데 그치지 않고 대장의 염증과 미세아교세포가 불붙인 뇌의 염증까지 진화한다는 추측이 충분히 가능하다.

"그래, 전야행사는 어땠니?"

내가 화제를 전환한다.

"귀빈들이 다 흡족해하던?"

"근래엔 이런 행사를 진심으로 즐긴 적이 없었어. 언제 어디서 일이 틀어질지 몰라 전전긍긍하느라 바빴지. 그러다 보니 행사가 끝나

너무 놀라운 작은 뇌세포 이야기

면 탈진하기 일쑤였고."

그런데 어젯밤엔 에너지가 무한히 샘솟더란다.

"누군가의 얼굴을 보면 마치 꼬리표라도 달린 것처럼 이름이 바로 떠오르는 거야. 머릿속에 오래도록 묵혀 둔 정보 파일들이 한꺼번에 다 열린 것 같았어."

그녀가 크게 숨을 고른다. 아주 경쾌한 심호흡이다.

"맑은 정신을 유지할 수 있어서 얼마나 다행이었는지 몰라."

나는 내내 궁금하던 걸 묻는다.

"귀빈 정보를 속삭여 주는 수행비서가 결국 필요하긴 했니?"

"걱정했던 만큼은 아니었어."

그녀가 입을 연다.

"옆에서 떨어지지 말라고 신신당부해 놓긴 했는데, 별로 도움받을 일이 없더라고."

라일라는 일주일 전에 했던 단어 기억 테스트를 오늘 오후에 다시 해 볼까 하는 속내를 슬며시 드러낸다. 이따가 남편이 두 아들을 어디 데려다주려고 나가면 짬이 난다는 것이다.

그리고 그날 밤, 문자가 날아온다.

「지난 이틀 강행군에 내가 꽤 지친 줄 알았거든. 근데 아니었나 봐. FMD가 원래 이런 거래?」

「그럴걸.」

나도 후다닥 답문자를 찍어 보낸다.

「롱고 박사도 체험자들이 식이요법 후에 체력이 좋아졌다고 느

×
열넷. 가장 빠른 치료법?

끈다고 얘기했어. 테스트 검사 결과가 어땠길래 그래?」

「무려 열한 개나 맞혔어!」

「우와!」

「만약에 이렇게 부작용 하나 없이 머리를 맑게 하고 기력도 회복시키는 약이 세상에 있다면 무조건 어떻게든 구해다가 먹었을 것 같아.」

휴대폰을 바라보며 나는 혼자 미소를 짓는다.

「하나 더. 습진이 거의 다 사라졌다는 거!」

거기에 더해 불과 며칠 새에 축농증까지 싹 없어졌다고 한다. 만성 축농증과 피부 발진은 내가 라일라와 친구가 된 이래 지금껏 내내 그녀를 괴롭히던 오랜 지병이었다.

그리고 30분쯤 뒤, 내 휴대폰이 또 한 번 문자 수신음을 낸다.

「제이슨이 프로스트의 시를 외우는데 지금 내가 도와주고 있어! 4학년 때 배운 〈가지 않은 길〉의 구절이 다 생각나지 뭐야!」

라일라가 체험한 변화 중 얼만큼이 건강해진 시냅스와 장내미생물총 때문이고 또 얼만큼이 식이요법 후 향상된 기초체력 때문인지 나도 정확히는 모른다. 어쩌면 대부분이 단순한 플라시보 효과일 수도 있다. 그렇더라도 나는 미세아교세포가 더 이상 시냅스를 옛날처럼 막무가내로 공격하지 않게 됐다는 결론에 한 표 던진다. 나아가 건강한 신경회로망이 복구되어 시냅스가 신경전달 업무를 다시 충실히 해내기 시작했다고 믿고 싶다. 그래서 라일라가 저렇게 라일라다워진 거라고 말이다.

미래의 의학

Future Medicine

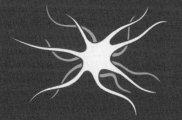

미세아교세포의 보편적 질병 이론을 학계가 적극 수용하면서 일어나고 있는 변화는 전에 없던 새로운 치료 전략의 탄생에만 그치지 않는다. 기존 기술 중에서도 폭주한 미세아교세포를 진정시키는 효과가 있는 것들이 다시 새롭게 조명되고 있다. 경두개 자기자극, 뉴로피드백, 감마광 점멸 요법, 개량된 뇌진탕 관리 프로토콜, 단식 모방 식이요법 등이 그런 예다. 다 제각각인 것 같지만, 사실 개발자의 의도는 모두 하나다. 미세아교세포를 다독여 뇌 뉴런과 시냅스에 정상적으로 작용하도록 만듦으로써 환자들에게 건강하고 행복한 삶을 되찾아 주는 것이다.

차세대 치료로 물망에 오른 후보들은 대부분 모든 환자에게 각자의 건강 상태에 딱 맞춘 특별한 치료 경험을 선사하겠노라고 약속한다. 미세아교세포의 보편적 질병 이론, 몸의 염증과 뇌 사이에서 일어나는 양방향 피드백 기전, 치료가 잘 듣지 않는 정신과 질환들에 신경 염증이 하는 역할 등 과학적 근거도 나름 탄탄하다. 현재 관련 연구는 다방면에서 빠른 진척을 보이면서 맞춤의학을 향한 우리의 기대를 나날이 부풀린다.

환자들이 개개인의 신경 염증 수준과 유전자 프로파일에 맞게 설계된 치료를 받는다니. 구체적으로 어떤 것들이 현대인으로 하여금 그런 희망을 품게 하는 걸까?

SSRI 그다음

분명, SSRI(선택적 세로토닌 재흡수 억제제)는 우울증과 불안장애의 역사에 결정적인 한 획을 그었다. 더불어, 최근 등장한 미세아교세포의 보편적 질병 이론은 오늘날 우울증과 불안장애의 약물치료 영역을 새로운 차원으로 확장시켰다.

이렇듯 중차대한 시점에 미세아교세포, 우울증, 그리고 우울증 치료제 사이의 복잡한 삼각관계를 조금이라도 더 제대로 이해하고 싶다는 분들에게는 2018년 4월에 〈더 랜싯The Lancet〉과 〈랜싯 사이키아트리Lancet Psychiatry〉에 공개된 세 건의 연구를 추천한다. 첫 번째 논문은 기존 임상시험 522건의 데이터를 취합해 분석한 보고서였는데, 논문 저자들은 성인 주요우울장애의 치료 효과를 비교한 뒤 흔히 사용되는 우울증 치료제 21종이 위약보다 꽤 뛰어나다는 결론을 내렸다. (단, 분석에 포함된 연구 중 초창기 것들에서는 활성약과 위약의 효과 차이가 미미했다는 점을 감안할 때 논문의 결론을 곧이곧대로 흡수하기에는 무리가 있다)*

두 번째 논문은 우울증 치료 약물과 미세아교세포의 관계를 조사한 연구로, 우울증 치료제의 효과가 일부분 미세아교세포의 행동과 관련이 있다고 제시한다. 연구진은 약물 치료 경험이 전혀 없는 주요우울장애 환자들을 투병 기간에 따라 두 그룹으로 나눴다. 그 결과, 우울증 증상이 최근에 시작된 그룹과 비교해 투병 햇수가 10년 이상인 그룹에서 미세아교세포 활동성이 더 큰 것으로 분석됐다. 신경퇴행과 대뇌 회색질의 감소를 암시하는 지표 단백질들의 양 역시 후자 그룹에서 33% 더 많게 측정됐다. 이 현상을 두고 논문 저자들이 내놓은 해석은 우울증을 방치한 기간이 길수록 미세아교세포가 뇌를 더 큰 난장판으로 만든다는 것이었다.

---

* 여담으로, 플라시보 효과placebo effect라는 게 있다. 얼마 전까지는 사탕을 약으로 알고 먹었는데 알 수 없는 이유로 두통이 사라진다든지 하는 식으로 가짜 치료 덕분에 상태가 좋아졌다고 느끼는 현상이라고만 알려져 있었다. 하지만 실은 그 이상의 과학적 근거가 있다고 한다. 하버드 의과대학에서 위약 연구와 치료적 활용 프로그램Program in Placebo Studies and the Therapeutic Encounter을 운영하는 테드 캡척Ted Kaptchuk은 플라시보 효과가 환자가 의료인에게 느끼는 우호적 감정에 기인해 나타나는 생물학적 반응임을 증명했다. 그런 까닭에 플라시보 효과는 환자와 의사 사이의 질적·양적 관계에 비례해 증가한다고 한다. 한편, 캡척의 동료인 하버드 대학교의 분자생물학자 캐스린 홀Kathryn Hall은 특정 유전자 아형이 의료인의 돌봄 행동에 더 크게 교감하는 경향과 연결된다는 분석 결과를 내놨다. 홀이 언급한 유전자는 일명 rs4680이라는 것인데, 도파민 등 다양한 뇌 속 화학물질의 수치를 변화시키는 효소의 생성에 일련의 과정을 거쳐 이 유전자가 입김을 발휘한다고 한다. 실제로, 이 rs4680 유전자의 특정 아형을 가진 사람들이 병원 진료를 받는 동안 뇌 fMRI 스캔을 찍으면 치유 반응을 매개하는 영역이 유독 밝게 빛나 보이는 것을 알 수 있다. 이 현상은 심리적인 플라시보 효과와 물리적인 약물 효과가 동일한 생화학 경로를 통해 치유에 기여함을 보여 주는 증거다. 종합하면, 화기애애한 분위기에서 의료 서비스가 이루어질 때 켜지는 이 생화학 경로는 몸과 마음 모두에서 진짜 치유가 일어나게 하며, 어떤 사람은 이 경로가 남들에 비해 더 잘 활성화되는 듯하다.

마지막으로, 세 번째 연구는 또 다른 중요한 사실 하나를 우리에게 알려 준다. 이 연구에서는 약물 치료 경험이 있는 환자들과 없는 환자들을 구분하고 미세아교세포의 활동성 증가량과 신경퇴행 정도를 해마다 측정해 비교했다. 그 결과, 우울증 치료제를 복용한 환자들의 경우 미세아교세포 활동성과 신경퇴행의 변화가 그리 뚜렷하지 않았다.

이 모든 자료가 의미하는 바는 크게 두 가지로 정리된다. 하나는 우울증을 치료하지 않고 방치하면 신경회로가 점점 더 망가진다는 것이다. 나머지 하나는 약물 치료가 아직은 꼬집어 설명할 수 없는 방식으로 미세아교세포 손상을 늦추는 데 어느 정도 힘을 보탠다는 것이다.

추측하기로는, 우울증 치료제들의 약 효과가 본격적으로 시작되기까지 2~3주의 시간이 걸리는 게 바로 이런 이유 때문일 것이다. 공교롭게도, 우울증 약물 치료로 미세아교세포들의 흥분을 가라앉히면서 새로운 뉴런 투입으로 신경회로가 재건되고 정상적인 신경 전달이 다시 시작되게 하는 데에도 딱 이만큼의 시간이 걸린다고 한다.*

하지만 보다 많은 환자들을 더 확실히 우울증에서 끌어올리기에 약물 치료만으로는 역부족이라는 것 또한 분명한 사실이다. 오늘날

---

* 한 연구팀이 실험동물을 가지고 예측 불가능한 스트레스의 만성적 노출 상황을 재현했다. 그 결과, 고작 몇 주 만에 미세아교세포가 이상 동태를 보였고 우울증 증상까지 목격됐다. 그런데 일부 개체에게만 중간부터 우울증 치료제를 투여했더니 스트레스로 생기는 미세아교세포 폭주 현상이 둔화된 걸 확인할 수 있었다.

주요우울장애로 고통받는 3억 현대인 중 어떤 약도 듣지 않는 환자는 무려 3분의 1을 넘는 것으로 파악된다. 게다가 약효를 보는 환자들 가운데에도 상당수는 약발이 점점 떨어지기 일쑤다.

어쩌면 일정 시점 이후에는 모든 게 계란으로 바위치기 격이 되기 때문일지 모른다. 미세아교세포가 상시 염증 모드로 완전히 넘어가고 나면 우울증 치료제만으로 진압하기에는 신경 염증이 이미 대형 화재로 번진 뒤인 것이다. (그렇다고 또 섣불리 용량을 높일 수는 없는 일이다. 자칫하면 더 위험한 부작용을 불러오기 때문이다.) 우울증 환자들 중에 경과에 전반적으로 만족하면서 약물치료를 장기간 이어 가는 사람을 보기 드문 게 바로 그래서일 것이다.

생각할 거리는 또 있다. SSRI 뒤에 깔린 전제 —케이티나 헤더 같은 사람들은 몇몇 신경전달 화학물질의 균형이 깨져 있는 경우가 흔하다는 것— 는 미세아교세포가 뇌 건강에 얼마나 중요한 역할을 하는지 전혀 고려하지 않는다. 세로토닌, 도파민, 아세틸콜린, GABA, 에피네프린, 노르에피네프린, 글루타메이트와 같은 신경전달물질은 뉴런 곳곳에 존재하는 수용체들에 결합해 작용한다. 따라서 신경메시지가 시냅스에서 시냅스로 뜀박질하며 얼마나 신속정확하게 전달되는가는 이 물질들의 상태에 지대한 영향을 받는다. 그런데 이런 화학물질의 양이 오랜 시간을 두고 변한다고 치자. 그러면 언젠가부터 뇌 신경회로가 더 이상 올바르게 작동하지 않는다. 그 결과로 겉에서는 우울증, 치매, 조현병, 파킨슨병, 불안장애, 강박장애의 증상들이 표출되곤 한다.

정리하면 신경전달물질 불균형이 온갖 정신과 장애의 기폭제라는 말이다. 그런데 이 해석도 불완전하기는 마찬가지다.

우선 우울증 환자들 가운데 일부는 세로토닌 같은 신경전달물질 수치가 낮게 측정되지만, 나머지 대다수는 그렇지 않다. 심지어는 세로토닌 수치가 비정상적으로 '높은' 사례도 종종 목격된다. 신경전달물질들이 이상해지는 건 공통점이지만, 불균형의 모양새는 개개인마다 달라진다는 소리다. 만약 수치 불균형 자체가 우울증의 근원이라면 개인차가 이렇게 심하게 생길 리 없다. 그러니 이건 수면 아래 도사린 더 심오한 골칫거리의 존재를 가리키는 신호로 보는 게 옳다.

이 대목에서 미세아교세포의 보편적 질병 이론을 한 번 더 짚어볼까. 미세아교세포와 뇌 면역계가 첩첩의 스트레스, 트라우마, 감염, 질병, 독소 물질 등을 감지한다. 혹은 염증 상황에서 한층 까칠해진 장내미생물총이 윗동네로 경고 신호를 쏘아 보낸다. 그러면 뇌 건강의 수호자 역할을 하던 미세아교세포가 시냅스 파괴자로 돌변해 뇌를 유독한 사이토카인으로 물들이기 시작한다. 사태 급변에 뇌 공간에서는 또 신경전달물질과 성장인자들의 양이 확 변한다. 그리고 이는 다시 뉴런들 간의 신호전달에 영향을 미친다. 뇌에서 필요한 화학물질이 제때 충분히 합성되지 못하는 셈이니 결과적으로 기분 조절, 수면, 정력, 집중력, 인지능력 등 뇌신경을 매개하는 모든 기능이 삐걱댈 수밖에 없다.

그렇다면 행복한 미세아교세포만 있는 뇌의 풍경은 어떨까. 이 때는 미세아교세포가 뉴런과 시냅스를 살찌우고 지탱하는 데 전력을 다한다. 신경전달 화학물질들이 딱 적당하게 풍성해지고 균형 잡히는 건 당연하다.

지금껏 우리가 알고 있던 마음의 병들이 실은 이보다 더 확실할 수 없는 면역계 장애였던 셈이다. 뇌의 기초 면역력 변화가 정신 상태로 고스란히 드러나는 면역질환 말이다.

화학 불균형은 문제의 근본 원인이 아니라 현상이다. 화려하게 등장했던 세로토닌 이론이 현재 용두사미가 된 것은 당연한 결과다.

이렇게도 풀이해 볼 수 있다. 뇌가 화원이라고 한다면 미세아교세포는 그곳에 상주하는 정원사다. 미세아교세포는 그때그때 접수되는 외부 신호에 따라 다양한 유전자를 켰다 껐다 하면서 뇌 안에 살포되는 신경화학물질의 양을 조절한다. 정원사가 각기 다른 용도의 수도꼭지들을 틀었다 잠갔다 하는 것과 마찬가지다. 이때 정원사는 수도꼭지를 확 열어 물이 콸콸 쏟아지게 할 수도 있고 거의 다 조여 쫄쫄 흐르게만 할 수도 있다. 뇌 안에서 이 화학물질의 흐름이 얼마나 원활하느냐에 따라 시냅스는 만개하기도, 시들기도 한다. 그러나 각 환자마다 딱 필요한 정도로만 뇌 속 수도관 개폐를 통제하는 것은 만만치 않은 일이다. 수도꼭지가 한두 개가 아닌 데다가 각각을 딱 알맞게 조절하는 방법도 전혀 모르기 때문이다.

그렇다면 수도꼭지 말고 정원사를 공략하면 어떨까. 아직 건강한 미세아교세포를 현상유지시키거나 이상해진 미세아교세포를 다시 건강한 상태로 되돌리는 것이다. 만약 그게 가능하다면 수도꼭지들이 딱 필요한 만큼만 열리게 해 신경전달물질 균형을 유지하면서 시냅스들을 건강하게 살찌울 수 있을 터다. 바로 이것이 오늘날 수많은 과학자들이 기분장애와 인지장애를 신경전달물질 이상의 문제가 아니라 미세아교세포와 면역계의 병으로 간주해야 한다고 주장하는 이유다. 아교세포를 전문으로 연구하는 생물학자들은 이미 관련 장애들을 총칭해 '미세아교세포병증microgliopathy'이라 일컫고 있다.

최근 차세대 우울증 치료제의 연구개발에 가속도가 붙는 것 역시 같은 맥락이다. 미세아교세포 활동성 통제가 가능한 이런 신약이 실제로 나온다면 우리는 이것을 우울증 치료제 버전 2.0이라 불러도 좋을 것이다.

이런 다음 세대의 치료제들 다수는 폭주한 미세아교세포를 억누르거나 풀 죽은 미세아교세포를 되살리도록 특별히 고안된다. 가령, 어떤 신경정신질환의 경우는 환자의 뇌에서 둥글넓적하게 덩치가 커진 미세아교세포가 지나치게 활발해져서 과장된 염증 반응을 유도하는 화학물질들을 마구 분비한다. 그런데 또 다른 사례를 보면 미세아교세포가 너무 많이 죽어 버리고 그나마 살아남은 녀석들이 왜소해진 몸으로 비실대곤 한다.

본래 미세아교세포는 실로 다재다능하게 태어난다. 그래서 그때 그때 상황에 맞춰 스트레스 요인이 무엇인가에 따라 다양한 방식으로 반응할 줄 안다. 그러므로 공장에서 한 사이즈로 찍어 나오는 기성복 같은 기존 약들로는 미세아교세포병증을 해결할 수 없다. 우리에게 필요한 것은 환자 개개인의 특징을 고려한 정밀의료와 맞춤 치료 전략이다.*

신약개발 노력을 이 방향으로 이어 가는 것은 거스를 수 없는 시대적 요구지만, 우리는 신중에 신중을 기해야 한다. 역사적으로 어떤 치료법이 세대교체될 때마다 적잖은 환자들을 심각한 약물 부작용에 노출시키는 대가를 치러야 했기 때문이다. 보통 이런 부작용은 신약이 출시된 후 수십 년이 지나야만 겨우 모습을 드러낸다. 따라서 미세아교세포를 콕 찍어 겨냥하는 신약이 임상 현장에서 사용하기에 안전하다고 장담할 수 있으려면 더 대규모 환자 집단을 보다 장기적으로 관찰하는 임상연구가 선행되어야 한다. 그것도 일회성에 그치지 않고 여러 건을 통해 같은 성과가 재현되는 방식으로 말이다.

유전자 표적 요법

어떤 사람이 신경정신과 질환이나 신경퇴행성 장애에 쉽게 걸릴지

---

* 동물 질병모델의 뇌에 건강한 미세아교세포를 재주입하면 모든 우울증 증세가 깨끗하게 사라지는 걸 확인할 수 있다. 물론 사람에게는 이런 처치가 불가능할 테지만, 이 연구 결과는 뇌 속 미세아교세포 집단의 건강이 얼마나 중요한지 분명하게 말해 준다.

아닐지는 미세아교세포의 어느 유전자가 켜지고 꺼지는지에 따라 크게 달라진다. 따라서 미세아교세포에 다량 발현되는 특정 유전자를 표적 삼는 것을 치료 전략으로 충분히 구상할 수 있다. 가령, 장내미생물총이 분비한 물질에 뇌 면역계가 보이는 반응처럼, 우울증 발병으로 이어지는 여러 분자 경로가 따지고 보면 미세아교세포의 유전자 발현 변화와 무관하지 않다고 한다. 이런 유전자 발현 변화에 따라 미세아교세포가 신경회로를 보호하는 기능과 반대로 해치는 기능이 켜지기도, 꺼지기도 한다는 점에서다.

알츠하이머병을 예로 들어 보자. 여기 TREM2 유전자에 돌연변이가 일어난 사람이 있다. 이 사람의 뇌 속에서는 미세아교세포가 아밀로이드판을 쓸어 모아 깨끗하게 치우는 임무를 놓아 버린다. 그 결과는 연구 자료가 보여 주듯 남들에 비해 알츠하이머병에 걸릴 위험성이 3배 높아지는 것이다. 그런데 만약 미세아교세포 안에서 이 유전자 변화의 조짐이 보일 때 초장에 안전하게 차단할 수 있다면 좋지 않을까.

또, 이번에는 6번 염색체에 변이형 C48 유전자가 들어 있는 10대 소녀가 있다. 이 돌연변이는 조현병이나 정신병과 거의 직결된다고 알려진 위험인자다. 이 유전자 변이가 생기면 뇌에서 폐기처분 대상임을 알리는 꼬리표가 필요 이상으로 많은 시냅스에 붙게 된다. 표식이 달린 시냅스가 진짜로 죄다 제거된다면 남는 회색질이 얼마 없어질 정도다. 그런데 하필 소녀의 엄마는 양극성 장애를 앓고 있고 아빠는 자식을 학대하는 난봉꾼이라고 치자. 한마디로 아이는 집에만 들어가면 언제 어디서 불똥이 튈지 몰라 숨소리도 못 내며 살고 있다. 소녀는 (변이형 C48 유전자 때문에) 타고난 조현병 소인에 더해 성장기 내내 (불우한 가정환경 탓에) 만성적 스트레스에서 벗어나지 못한다. 겹겹의 악재 상황에서 미세아교세포들은 살짝만 건드려도 후천적 스트레스 관련 스위치와 조현병의 C48 같은 선천적 질병 관련 스위치를 모두 올려 버릴 태세를 갖춘다. 결국 후생유전학적으로 유전학적으로도 성격이 변한 미세아교세포는 시냅스 가지들을 무자비하게 쳐 내기 시작한다. 그렇게 조만간 소녀에게 조현병이 발병할 모든 조건이 갖춰진다.

이처럼 질병과 관련 있는 미세아교세포 특이적 유전자를 켜거나 끄고, 후생유전체epigenome(DNA 염기서열 자체는 그대로지만, 유전체의 화학 구조에 변화가 일어난 것. 후생유전체는 유전자 발현 결과에 영향을 미치며, 후손에게 대물림되고 유전체와 달리 환경 변화에 민감하다_옮긴이)를 조절하는 백발백중의 치료 전략을 찾는 것이 오늘날 유망한 연구 분야로 부상하고 있다. 현재 암 치료 영역에서 다양한 유전자 표적 면역요법제가 맹활약하는 것처럼 말이다.

물론, 앞으로 갈 길이 멀다. 학계가 연구다운 연구를 이제 막 시작했으니 또 수많은 시행착오를 거쳐야 할 것이다. 기본적으로 미세아교세포의 활동을 부추기거나 억눌러야 할 정확한 타이밍이 언제인지부터 아직 모르니 말이다.

뇌를 위한 면역요법 치료

이렇게도 생각해 볼 수 있다. 뇌 속 미세아교세포를 겨냥하지 말고 고장 난 신체 면역계와 신경 염증에 치료를 집중하는 것이다. 신경 염증은 뇌 신경전달물질의 균형이 깨지고 시냅스 건강이 망가질 때 동시에 생기거나 그보다 앞서 일어난다는 점에서다. 실제로 이런 전략의 신경정신과 질환 치료제가 현재 세계 곳곳에서 개발되고 있다. 큰 목표는 몸의 물리적 염증을 약물로 치료하는 것처럼 뇌 면역계도 똑같이 염증 억제제로 안전하게 다스리는 것이다.

유수의 과학자들이 지난 5년 동안 면역장기로서 뇌를 연구해 알아낸 바로, 몸과 뇌의 면역계는 서로 유기적인 협력관계에 있는 게 확실해 보인다. 앞서 살펴본 것처럼 실제로도 정신과 환자들은 체내 염증 생체지표물질 수치가 높으면서 동시에 뇌에서도 미세아교세포들이 비정상적으로 활동적인 모습을 보이는 경우가 흔하다. 만약 이때 정신적 트라우마든 병원균 감염이든 염증유발 요인의 도발이 지속되기까지 한다면 넘쳐나는 염증 유발성 사이토카인이 뇌 속 미세아교세포들을 자극해 이성을 잃게 만들 것이다. 그 결과는 신경전달물질의 불균형과 들불처럼 일어나는 신경 염증 현상이다.

한편 TNF, 인터루킨-6$^{IL-6, interleukin-6}$, CRP와 같은 염증 생체지표물질 수치가 높은 환자일수록 우울증 치료제가 효과 없을 확률이 높다는 분석 결과도 주목할 만하다. 이런 난치성 환자들은 흔히 우울증, 양극성 장애, 정신병 등의 증상이 더없이 복잡하고 진행 양상이 가장 까다롭다는 특징을 보인다. 그런 까닭에 이런 환자들에게 치료가 듣지 않고 증상이 그렇게 심각한 이유로 신경 염증 정도가 더 심하기 때문이라는 전문가들의 목소리가 점점 커지고 있다.

그러니 신경정신과 질환을 관리할 때 염증 억제제 치료를 병행하는 게 상당히 근거 있는 전략인 셈이다. 병용 치료를 꾸준히 지속해 가면 언젠가는 환자 대부분이 우울증 치료제가 잘 듣는 체질로 변하거나 약물치료가 아예 필요 없어지게 될지 모를 일이다.

2017년에는 학술지 〈미국 국립과학아카데미 논문집Proceedings of the National Academy of Sciences〉에 비슷한 맥락의 보고서 한 편이 발표됐다. 류머티스 관절염 환자에게 TNF라는 사이토카인을 차단하는 염증 억제제 레미케이드Remicade(성분명은 인플릭시맙)를 복용하게 했더니 관절염이 좋아지기 전에 긍정적인 기분 변화부터 일어난다는 내용이었다. 의사들이 흔히 '레미케이드에 취했다'고 표현하는 현상이다. 한마디로, 염증 억제제가 정신적인 면도 어느 정도 낫게 하는 셈이다. 물론 TNF 차단제가 모든 주요우울장애 환자에게 도움이 되는 건 아니지만, 물리적 염증의 지표물질 수치가 함께 높아져 있는 환자들의 우울증 정도를 약화시킨 것은 분명하다.

참고할 만한 자료는 또 있다. 에머리 대학교의 정신의학 및 행동과학과에서 행동면역학 프로그램을 이끌고 있는 앤드류 밀러 박사의 연구 논문이 그것이다. 밀러가 찰스 레종 박사와 함께 우울증, 면역계, 병원균 사이의 진화학적 연결고리를 연구해 공동집필한 이 논문을 보면 우울증 치료제가 듣지 않으면서 염증 생체지표물질 수치가 높은 환자들은 TNF 차단제인 인플릭시맙infliximab으로 큰 효과를 볼 수 있다고 한다.*

비슷하게, 류머티스 관절염 치료제로 사용되는 토실리주맙tocilizumab은 조현병 환자들의 인지기능 개선에 도움을 준다는 소규모 연구 결과가 존재한다. 현재 영국에서는 조현병 치료 효과를 알아보는 임상연구가 추가로 진행 중인데, 한 달에 한 번 주사로 맞는 다발경화증 치료용 면역조절제가 환자들의 미세아교세포를 교화시키고 병증을 개선하는지 알 수 있는 단서가 곧 나올 것이다.

다만 이런 유의 첨단의학이 동네 의원의 문턱을 넘는 날까지는 조금 더 기다려야 한다. 먼저 해결할 숙제가 있기 때문이다. 일단은 염증 지표물질의 수치가 얼마면 정상이고, 얼마면 신경정신과 장애를 걱정해야 하는지 기준부터 정해야 한다. 몸의 염증이 개개인의 신경정신과 문제에 얼마나 기여하는지 정확하게 계량할 방법을 찾는 것도 마찬가지다. 병원에서 간단한 피검사로 염증 지표물질 수치와 우울증 중증도를 한 방에 판정하고 이 검사 결과를 보고 적절한 치료제를 처방할 수 있다면 얼마나 좋을까. 아쉽게도 그렇게 되려면 아직 수많은 임상연구가 더 필요하다.

---

* 현재 밀러 박사는 보다 체계적인 디자인을 갖춘 다음 임상연구를 구상 중이다. 이 연구에서는 CRP 같은 염증 생체표지물질 수치가 높게 측정되는 환자들만 선발할 예정인데, 그런 물질들의 수치가 높은 우울증 환자나 불안장애 환자는 염증 억제제에 더 잘 반응할 거라고 짐작되기 때문이다. 박사는 정신과 환자들 중에서 어떤 유형이 도파민 기반의 우울증 치료제나 세로토닌 기반의 우울증 치료제로 가장 큰 이득을 볼지 여부를 혈중 CRP 수치에 근거해 훨씬 높은 정확도로 선별하는 방법도 궁리하고 있다. 박사가 설명하길, "염증은 도파민 수치에 영향을 주어 무감동증 같은 염증 관련 증상들을 불러오므로, 이런 환자들에게는 도파민을 잡는 약물이 더 나은 우울증 치료 방법이 될 수 있다."라고 한다.

이 밖에 면역요법제에 희망을 가져 볼 만한 그룹이 하나 더 있다. 바로 알츠하이머병 환자들이다. 최근 소식으로는 매달 한 번씩 주사로 투여하는 면역요법제 아두카누맙aducanumab이 파괴자 모드의 미세아교세포를 착한 관리인으로 되돌리는 데 효과 있었다고 한다. 1년간 치료 뒤 알츠하이머병 환자 165명의 머릿속에서 아밀로이드판을 비롯한 독소가 위약 대조 그룹에 비해 크게 감소했다는 것이다. 게다가 면역요법제 치료가 알츠하이머병 진행을 늦추는 경향도 있었다.

물론 세상에 완벽한 약은 없다. 심한 부작용을 이유로 연구를 중도하차하는 환자는 늘 생긴다. 면역요법제 연구의 경우, 뇌에 물이 차거나 뇌출혈이 생긴 사례도 있었다.

새로운 치료법이 등장할 때 우리는 기대를 거는 동시에 신중해야 한다. 염증 차단의 효과는 양날의 검과 같다. 어떤 염증은 해롭지만, 어떤 염증은 내 몸에 유익하고 적절한 반응이기 때문이다. 새로운 위협요소나 침입자 혹은 부상에 맞서 나를 지키려는 염증 반응까지 막아서는 안 된다.

한편 일각에는 항생제에 주목하는 전문가들이 있다. 이들은 우울증 치료 처방에 항생제를 더하면 어떤 결과가 나오는지 집중조사 중이다. 몸과 뇌의 면역계가 과잉 활성화된다면 그것은 어딘가에 숨은 감염이 있어서일 거라는 논리인데, 꽤 말이 된다. 본래 염증이란 감염이 생겼을 때 면역계가 보이는 자연스러운 반응이니 말이다. 게

다가 미세아교세포와 미세아교세포를 경고해 깨우는 면역세포들이 원래 하는 일 중 하나가 감염물질에 대항해 싸우는 것 아닌가. 그런 맥락으로 현재 미노사이클린minocycline, 세프트리악손ceftriaxone 등의 항생제를 가지고 이런 효능을 조사하는 소규모 연구들이 활발히 진행되고 있다.

그뿐만 아니다. 속칭 나이팅게일 장애라는 질병 분류가 있다. 밤에만 노래하는 새 나이팅게일처럼 증상 있는 환자를 주변에서 보거나 전해 듣기가 하늘의 별 따기라고 해서 이런 이름이 생겼는데, 정확히는 근육통성 뇌척수염ME, myalgic encephalomyelitis/만성피로증후군CFS, chronic fatigue syndrome,* 비만세포활성화증후군MCAS, mast cell activation syndromes, 섬유근육통 등을 한데 묶어 이렇게 말한다. 그런데 뇌를 하나의 면역장기로 이해하기 시작하면서 최근 이 희귀병을 둘러싼 비밀이 하나둘 밝혀지고 있다. 섬유근육통을 예로 들면, 폭주한 미세아교세포가 사이토카인의 일종인 TNF를 지나치게 분비해 증상을 악화시킬 때 이 병이 생긴다고 한다. 여기서 주목할 점은 이게 어느 만성 통증에서나 목격되는 현상이라는 것이다. 그러니까 이 분류에 속하는 병들에는 신경 염증과 폭주한 미세아교세포라는 공통분모가 존재하는 셈이다. 즉, 미래의 신약 연구는 더 이상 몸과 정신이 따로가 아니라는 방향으로 가야 옳다. 머릿속 신경 염증과 몸통의 염증을 모두 겨냥하는 쪽으로 전략을 수정한다면 더 많은 환자

---

* 다큐멘터리 영화 〈언레스트Unrest〉의 감독이자 ME/CFS 인식 확산을 위한 사회운동가이기도 한 제니퍼 브리Jennifer Brea가 처음으로 이 용어를 고안했다.

들이 희망을 가질 수 있다.

　한 가지 자명한 사실은 앞으로 구체적인 방안이 나올 경우 그게 어떤 것이든 되도록 빨리 임상 현장에 보급해야 한다는 것이다. 미세아교세포가 통제를 잃었을 때 우리가 아무 조치도 취하지 않으면 한 사람의 남은 평생이 망가질 수 있다. 다발경화증 환자들 가운데 나중에 치매나 알츠하이머병까지 겹치는 경우가 흔한 것처럼 말이다. 또, 섬유근육통 환자는 치매에 걸릴 위험성이 두 배로 크다. 젊어서 불안장애와 우울증에 시달리거나 인지기능장애 혹은 학습장애의 경험이 있는 사람은 나이 들어 알츠하이머병 환자가 될 확률이 135%나 높다는 통계도 있다.

　미세아교세포의 다양한 기능을 가장 잘 다스릴 수 있는 방법은 뭘까? 언제 그리고 어떻게 녀석들의 뇌 파괴자 모드를 끄고 보호자 모드를 다시 켤 수 있을까? 또, 그러고 나면 언제, 어떻게, 무엇에게 어떤 변화가 일어날까? 이 모든 의문을 해결하기엔 우리가 갈 길이 아직 멀지만, 여기저기서 많은 노력이 이어지고 있다.

다윗과 골리앗

학계가 면역계와 미세아교세포를 재부팅할 전략으로 주목하는 또 한 가지는 바로 미주신경迷走神經을 해킹하는 것이다. 우리 몸에서 가장 덩치 큰 신경인 미주신경은 사실 여러 신경줄기가 모인 커다란 신경다발이다. 뇌간(왼쪽 목덜미에 손가락을 살짝 댔을 때 맥박이 느껴지는 곳이 동맥의 위치인데, 그 바로 뒤에 자리 잡은 뇌 일부분)을 타고 내려와 심장, 폐, 간, 소화관, 비장(우리 몸의 대표 면역기관) 등 각종 주요장기에 뿌리를 담그면서 상체 전반에 퍼져 나가기 때문에 '떠돌이 신경'이라는 별명으로도 불린다.*

미주신경이 하는 일 중 하나는 자율신경계를 조절하는 것이다. 자율신경계는 다시 교감신경과 부교감신경으로 나뉘는데, 전자는 스트레스 상황에서 본능적으로 나오는 투쟁-도피-얼어붙기 중 하나의 행동을 일으킨다. 그러니까 심장이 두근거리고 소화가 갑자기 안되고 언제든 뜀박질을 시작할 수 있도록 팔다리 온 혈관에 피가 용솟음치는 게 다 교감신경이 작동하기 때문인 것이다. 그러다 스트레스와 위협이 사라지고 나면 교감신경은 물러나고 부교감신경이 등판한다. 우리는 그제야 비로소 맘 편히 늘어져 먹고 마시며 쉴 수 있게 된다.

미주신경은 뇌에서 중요한 신체 장기 대부분으로 신경자극과 면역신호를 전달한다. 그런 면에서 미주신경의 건강 상태는 인체가 염증유발성 스트레스 요인에 얼마나 잘 대처하는지를 가늠하는 지표가 된다. 즉, 정서적 스트레스 인자, 감염병, 바이러스 침투, 신체부상 등에 직면했을 때 면역계와 미세아교세포가 얼마나 잘 대응하는

---

* 뇌에서 발원해 심장을 비롯한 다양한 장기로 갈라져 나가는 미주신경 경로를 최초로 추적해 낸 인물은 고대 그리스의 해부학자 갈레노스Galen다. 그는 로마제국이 지배하던 2세기에 당대 최고의 의사이기도 했다.

지 미주신경 긴장도로 알 수 있다는 소리다.

미주신경 긴장도는 심장박동 속도와 호흡 속도의 차이로 계산한다. 본래 사람이 숨을 들이쉬는 동안에는 심장박동수가 약간 증가하게 된다. 반대로 숨을 내쉬는 동안에는 심장박동이 조금 느려진다. 이때 들숨의 심장박동수와 날숨의 심장박동수 차이가 크면 클수록 미주신경 긴장도가 높다고 보면 된다.

루푸스, 류머티스 관절염, 자가면역성 갑상선 질환, 섬유근육통, 만성 피로처럼 건강에 이상이 있을 때는 미주신경이 현저히 위축된 경우가 잦다. 자연히, 그런 사람들은 미주신경 긴장도도 몹시 저조하다. 우울증, 기분조절장애, 심혈관 질환, 뇌졸중, 인지기능 장애를 비롯해 다양한 신체적·정서적 건강 문제가 있는 경우 역시 낮은 미주신경 긴장도가 자주 동반되는 현상이다.

반대로 미주신경 긴장도가 높은 사람은 일반적으로 감정 통제를 잘하고, 스트레스나 불안감에 대한 탄성이 크며, 혈압과 혈당이 높지 않다. 그뿐만 아니라 뇌졸중, 자가면역질환, 두통의 위험성이 더 낮고 건강에 유익한 요소를 더 많이 가진다고 한다.

학계가 온갖 면역계 기능의 열쇠로 미주신경에 주목하고 집중 연구한 역사는 불과 20년밖에 안 된다. 시초는 1990년대 중반의 한 연구였는데, 미국 콜로라도 대학교의 연구팀이 미주신경을 잘라 낸 실험동물에게 발열을 일으키는 사이토카인을 주입했다. 그랬더니 놀랍게도 발열 반응이 전혀 일어나지 않았다.

당시는 면역세포가 신경계 —당연히 미주신경도 포함된다— 와 절대 얽히지 않는다는 게 의학의 정설이던 시절이었다. 그런데 이런 실험 결과가 나왔으니 어리둥절할 수밖에 없었다. 미주신경은 도대체 발열과 무슨 상관이 있는 걸까? 발열은 명백한 면역계의 반응인데 말이다.

2000년, 이번에는 파인스타인 의학연구소Feinstein Institute for Medical Research의 신경학자 케빈 트레이시Kevin Tracey가 동물의 미주신경에 전기 자극을 주는 실험을 실시했다. 미주신경이 염증 신호를 뇌에서 받거나 뇌로 보내는 방식을 전기 자극으로 변화시킬 수 있는지 알아보기 위해서였다. 트레이시는 1초 간격으로 발생하는 전기신호를 이용해 실험쥐의 미주신경을 자극했다. 그런 뒤 TNF 수치를 높인다고 알려진 박테리아 독소를 주입했다. 보통은 체내에 이 사이토카인이 증가하면 폭발적인 염증과 발열 반응이 일어나게 된다. 그런데 미주신경이 자극받은 상태에서 투입된 독소 물질은 염증을 거의 유도하지 못했다. 미주신경 자극으로 염증 개시 신호가 막힌 탓에 TNF 증가 현상의 효과가 4분의 3이나 무효화된 것이다.

연구진은 미주신경이 일종의 중앙 통신관제소 역할을 한다고 추측했다. 들어오는 연락들을 취합해 요점만 추린 메시지를 뇌에 효율적으로 전달하는 것이다.

"여기 엄청난 염증 반응이 번지고 있어. 당장 그쪽도 대비하는 게 좋을 거야."라거나 "여긴 아무 이상 없어. 그러니 긴장 풀고 평소대로 쉬엄쉬엄해."라는 식으로 말이다.

감염, 상처, 혹은 염증을 감지한 몸통과 뇌는 이 소식을 중추신경계 전체에 널리 퍼뜨린다. 그러면 중추신경계는 미주신경을 통해 전신의 각종 주요장기에 긴급명령을 전송한다. 면역세포들에게 사방에 염증 불꽃을 지피라는 내용이다. 이처럼 뇌, 중추신경계, 미주신경, 몸통 면역계가 모두가 긴밀하게 얽힌 관계를 전문가들은 염증반사라 일컫는다. 그러니까 미주신경은 면역계의 단순한 대화상대가 아니라 '어엿한 면역계 일원'인 셈이다.

소규모이긴 하지만 트레이시 박사팀이 실제 환자를 대상으로 최근 완료한 연구가 있다. 연구팀은 난치성 류머티스 관절염 환자들에게 미주신경을 60초씩 하루에 최대 네 번까지 자극하는 처치를 48일 동안 매일 반복했다. 그랬더니 TNF의 생성이 크게 억제되고 관절염 통증이 약해지는 변화가 목격됐다. 예전에 손가락 마디마디가 아파 연필을 쥐지도 못하던 한 환자는 이 치료 후 한번에 30킬로미터 넘게 자전거를 탈 정도로 호전을 보였다고 한다.

연구에 사용된 미주신경 자극장치의 구성은 이렇다. 크게 두 부분으로 되어 있는데, 하나는 왼쪽 목덜미를 따라 흐르는 미주신경에 닿도록 간단한 외과시술을 통해 피하에 삽입하는 조그만 단말기이고, 나머지 하나는 배터리와 마이크로프로세서가 결합된 자극신호 생성장치다. (생김새만 보면 심박조율기에 딸려 오는 배터리와 비슷하다) 이 장치는 백금합금 재질의 얇은 전선을 통해 미주신경에 연결된다. 배터리를 심장 근처에 심고 단자는 심장에 꽂아 심장박동이 정상적 리듬을 타도록 자극하는 심박조율기와 흡사한 방식이다. 심박조율기는 신경이 아니라 근육을 자극한다는 결정적인 차이가 있지만 말이다.

그러나 머지않은 미래에 미주신경 자극기를 피부에 이식하는 치료법이 과도한 염증이 문제가 되는 각종 질환에 널리 적용될 일은 없을 것 같다. 일단 살을 째고 장치를 넣는다는 것 자체에도 안전의 우려가 있으니. 한때는 미주신경 자극기가 난치성 간질 환자들에게 시험 적용된 시기도 있었다. 하지만 데이터가 많지 않으면서 수백 건의 사망 사례만 보고되었다는 점에서 안전성 성적은 그리 좋지 않아 보인다. 게다가 미주신경 자극 연구들 대부분이 설치류를 이용한 실험이라는 것도 주목할 필요가 있다. 설치류는 인간과 생물학적으로 연관성이 낮은 동물종이기에 실험쥐 데이터를 사람에게 바로 적용하기에는 무리가 있기 때문이다. 사람 대상의 임상연구는 몇 건 안 되는데, 그나마 전부 기존의 어느 치료로도 효과를 보지 못한 극소수 환자에게 마지막 카드로 사용된 사례뿐이다. 동시에, 미국 조지아 공과대학Georgia Institute of Technology의 연구팀은 미주신경 자극이 의도와 정반대로 염증을 오히려 폭증시키는 결과를 불러올 수도 있음을 지적한다. 한마디로 이 치료가 심각한 부작용을 낳을 수 있다는 소리다. 그런 까닭으로 현재 이 연구실에서는 신경차단제 주입을 병행하면서 저강도 신호로 미주신경을 자극하는 전략을 조사 중이다. 목표는 미주신경 자극의 부작용을 줄이는 것이다.

하지만 몸통과 뇌 모두에 염증을 불사르는 능력을 가진 미세아교세포와 몸통 면역계 사이의 피드백 고리에 어떤 변화가 생기는지 알아보고자 인체 내의 최대 신경인 미주신경을 해킹하는 것은 여전히 충분한 잠재력을 가진 시도다. 뇌 면역계의 미세아교세포가 전류

형식으로 전달되는 메시지의 영향을 받는다는 건 분명한 사실이기 때문이다. 현재 여기저기서 이 주제에 관한 연구 열기가 뜨겁다는 게 바로 그 증거다. 형식은 동물연구일 수도 있고 임상연구일 수도 있지만, 목적은 모두 하나다. 바로, 대장염, 크론병, 패혈증, 당뇨병, 만성 통증, 골반통, 섬유근육통, 두통, 간질, 심부전, 기억력 감퇴, 우울증의 증상과 염증 반응을 경감시키는 데에 미주신경 자극법이 도움을 주는지 알아보는 것이다.

한편, 덴마크의 한 연구팀은 건강하지 않은 장내미생물총이 미주신경을 통해 뇌와 소통하는 것이 파킨슨병을 앞당길 수 있다는 가설에 주목한다. 또, 하버드 대학교의 마이클 반엘재커^{Michael VanElzakker} 박사는 면역계가 말초부위의 감염을 포착할 때 중간에서 미주신경이 하는 역할을 조사하고 있다. 박사의 목표는 미주신경이 염증신호를 감지해 뇌의 미세아교세포에 경고 메시지를 보내는지, 그 결과로 만성피로증후군의 대표 증상들 —피로, 우울증, 아픈 사람 특유의 행동— 이 나오는 건지 확인하는 것이다. 가령, 누군가의 위장관에 건강에 해로운 미생물 무리가 자리 잡을 때 미주신경이 상황을 감지하고 신경 염증을 일으키도록 미세아교세포를 부추기는 메시지를 올려 보낸다는 단서가 이미 나와 있기 때문이다. 반엘재커 박사의 또 다른 관심사는 감염성이 낮은 병원균과 바이러스다. 예를 들어 엡스타인-바^{Epstein-Barr} 바이러스나 라임병^{Lyme disease} 바이러스는 종종 미주신경다발 안의 뇌신경 줄기에 숨는다. 그런데 이 신경 줄기는 양방향 소통이 가능하기 때문에 바이러스가 미세아교세포와 말초 면역계 모두를 지속적으로 교란시키면서 각종 병증 증상을 유발할 수 있다. 박사의 설명으로는 미주신경 자체가 바이러스나 세균에 감염되면 몸통의 면역세포들이 거울에 비친 것처럼 똑같은 반응을 뇌에도 불러온다고 한다. 자극받은 뇌 미세아교세포가 흥분해 염증 유발성 사이토카인을 뿜어내기 시작하는 탓이다. 그는 이 자극을 '과장된 통제불능의 아플 때 행동을 일으키는 신호'라고 부른다.

정리하면, 도발성의 쌍방향 미주신경 통신이 시작될 때 몸통과 뇌 모두 염증 반응 엔진에 시동이 걸리고 사방팔방으로 염증의 불이 퍼지는 듯하다. 그러므로 관건은 이런 염증 열차의 질주를 막으면서 미주신경을 안전하게 자극하는 것이다.

환각제

환각제라고? 맞다. 놀랐겠지만 환각제가 희망이 된다는 건 분명한 사실이다. 일례로 케타민^{ketamine}이라는 환각제는 동물병원뿐만 아니라 사람 환자를 위한 병원 수술실이나 화상 센터에서 마취제로 사용되어 온 역사가 길다. 그런데 최근 들어 아주 낮은 용량으로 사용하면 케타민이 우울증에도 상당히 효과적이라는 제안에 점점 힘이 실리는 추세다. 케타민이 미세아교세포를 흥분하지 못하게 억눌러 뇌 속에 염증 유발성 사이토카인이 퍼지지 않도록 막는 동안 신경재생과 시냅스 성장이 일어난다는 것이다. 아직은 동물연구 자료밖에 없지만, 저용량 케타민 주사의 효능을 조사하는 임상연구의 결과가 조만간 나올 예정이다.

일단 케타민이 소염 효과와 우울증 치료 효과를 나타내는 것은 미세아교세포의 행동을 변화시키기 때문인 것으로 보인다. 케타민이 신경전달물질인 글루타메이트의 수치를 조정하고 그 결과로 시냅스와 신경회로가 건강하게 복구된다고 과학자들은 설명한다.

케타민 개발 프로젝트의 중심에는 메이오 클리닉 중개의학 신경과학 연구실의 총괄연구원을 역임한 수재나 타이Susannah Tye 박사가 있다. 현재 박사는 호주 퀸즐랜드 뇌 연구소가 미국 전역의 병원들과 협약을 맺고 최근 신설한 연구실에서 기능적 신경 조작과 신약 개발에 초점을 맞춘 기획 프로젝트를 이끌고 있는데, 요즘 집중하고 있는 주제는 우울증 치료법 개발이다. 타이 박사가 수장으로 있는 이 특별조직에 전미우울증센터네트워크NNDC, National Network of Depression Centers가 붙인 공식 명칭은 난치성 우울증 연구실Treatment Resistant Depression Task Group인데, 연구팀은 최근에 생체지표물질 개발에 무게를 실은 임상연구를 개시했다. 일명 바이오-K 스터디Bio-K Study라 불리는 이 연구의 목적은 난치성 우울증과 양극성 장애의 치료에 케타민이 발휘하는 효능을 확인하는 것이다. 이를 위해 메이오 클리닉, 미시건 대학교 부속 병원, 존스홉킨스 병원 등 유수의 대형 병원들이 손을 잡았다. 프로젝트에 참여하는 병원에서는 혈압이 높은 환자들에게 케타민 치료 후 염증 생체지표물질 수치의 개선 정도를 측정하는 활동이 이뤄지고 있다. 구체적인 방법은 이렇다. 치료를 시작하기에 앞서 환자들의 염증 생체지표물질 수치를 한 번 측정해 둔다. 그러고서 혈관에 저속 주입하는 저용량 케타민을 총 3회 투여한다. 각 투여 후에는 혈중 생체지표물질 수치 측정을 병행하면서 환자의 우울증 증상, 활동의욕, 활력 정도를 함께 평가한다. 타이 박사는 생체지표물질 수치를 기준 삼아 케타민 치료가 효과적인지 여부를 판가름하는 것이 신경정신과학을 미래의 맞춤의학으로 이끄는 첫 걸음이 될 거라고 말한다.

"앞으로 연구 자료가 더 쌓이면 염증이 심하다고 확인되는 환자에게는 이 병리소견을 바로 겨냥하는 치료 방식이 널리 정착될 겁니다. 케타민이나 조만간 새로 나올 소염제들이 앞장을 서는 것이고 말이에요."

이 연구는 이제 막 걸음마를 시작했지만, 걸린 기대는 훨씬 크다.

박사는 미세아교세포와 염증이 신경정신과 질환과 정확히 어떻게 얽혀 있는지 규명하고자 지금 진행 중인 연구들이 신경정신과 영역에서 바로 임상에 적용 가능한 단서 정보를 곧 내놓을 거라는 희망을 숨기지 않는다.

"아직은 염증이 치료 결과를 전반적으로 좌우할 수 있다는 걸 아는 임상의가 많지 않죠. 가령 어떤 신경정신과 의사가 환자 셋에게 주요우울장애 진단을 내린다고 쳐요. 그런데 세 명의 신체조건이 다 다른 거예요. 이때 만약 세 환자 모두에게 똑같은 치료방법을 쓴다면 그건 병리를 제대로 겨냥하는 치료가 아닙니다. 그럼에도 우리는 여전히 환자 개개인의 생물학보다는 병명의 겉모습에 끌려다니고 있어요."

타이 박사가 진지하게 말을 잇는다.

"다행히 연구 분야의 진척이 눈부신데요. 뇌의 기본 기능과 신경
정신과 장애들에 미세아교세포와 신경 염증이 어떻게 얽혀 있는지
빠른 속도로 밝혀지고 있죠. 이게 미래 의학으로 가는 길을 열 거예
요. 이렇게 쌓여 가는 배경지식은 작금의 치료 방식을 개혁하는 토
대가 될 겁니다. 그리 멀지 않았어요. 물론, 정신의학 의료계가 신경
과학이 내놓는 최신 정보를 수용하고 뇌 건강과 신경정신과 장애에
미세아교세포가 미치는 영향력을 이해해야 한다는 숙제가 먼저 해
결되어야 하지만요."

일각에서는 성격 급한 의사들이 임상연구 결과를 마냥 기다리지
못하고 벌써부터 저용량 케타민 주사를 자신의 환자에게 투약하기
도 한다. 그들의 주장에 따르면 약물, TMS, 인지행동요법을 비롯해
온갖 치료에 전부 실패한 우울장애 환자들을 케타민 주사로 치료할
경우 성공률이 무려 75%에 이른다고 한다.

한때 NIMH를 이끌었던 토머스 인설은 "케타민 주사는 금세기
에 우울증 치료의 가장 중요한 돌파구일지 모른다."라고까지 언급했
다. 기대를 걸 만도 한 게, 케타민은 약효 발현에 몇 주씩 걸리지 않
는다. 직접 경험한 환자들은 불과 수 분 내지 수 시간 만에 세상이
달라 보일 정도로 약효가 번개처럼 빠르다고 묘사한다.

그러나 경계할 점도 있다. 파티 중독자들 사이에서는 훨씬 고용
량으로 조합된 케타민이 스페셜 K^{Special K}라는 애칭으로 불리며 공

공연하게 나도는데, 투입 즉시 온몸이 옴짝달싹 못 하게 되기 때문에 데이트 강간 약으로 악용되기도 한다. 그런 까닭에 보건당국은 케타민을 특별관리 의약품으로 지정하고 의사의 처방을 받아 병원에서만 투여하도록 제한한다. 또한 중증 우울증에 한정해 초저용량으로 방울방울 주사하는 경우는 케타민에 중독되거나 인지기능 감퇴 부작용이 안 생기지만, 향락 목적으로 고용량을 남용할 때는 의식분열이나 자각몽 상태(꿈이라는 사실을 인식하면서 꾸는 꿈_옮긴이), 환각 등에 빠지기 쉽다.* 그도 그럴 것이, 관련 사례의 보고는 옛날부터 있었다. 수술실에서는 돌연 마취가 깨서 의식을 찾는 일명 '각성 현상'이 종종 목격되는데, 병원에서 마취제로 고용량 케타민을 투여받은 환자의 절반가량이 정신병 증상과 흡사한 이 현상을 겪는다는 것이다.**

또 다른 문제는 케타민 약제 자체가 어마어마하게 비싸다는 점이다. 현행 권장처방에 따르면 기본으로 일주일에 세 번 병원에 가서 주사를 맞아야 하는데, 한 병 맞는 데 50만 원 넘는 목돈이 든다. 단, 나중에는 비용 부담이 좀 줄어든다고 한다. 치료를 계속 받다 보면 약효 유지 시간이 꽤 길어져서 주사를 몇 주 혹은 몇 달에 한 번

---

* 정신병 병력이 있는 우울증 혹은 양극성 우울장애 환자는 주사액을 40분에 걸쳐 저속 주입하는 동안 의식분열이 심해질 우려가 있다. 다만, 지금까지 발표된 소규모 연구들에 의하면, 이 치료 후에는 오직 증상 개선 효과만 관찰됐다고 한다.
** 흥미롭게도, 수술실에서 마취제로 케타민을 투여한 후 '각성 현상'을 경험하는 환자들은 ADHD, 간질, 조현병을 부르는 특정 유전형의 글루타메이트 수용체 유전자를 갖고 있을 확률이 높다는 보고가 있다. (그렇다고 이 유전자의 소유자가 무조건 이런 병에 걸린다는 얘기는 아니다)

만 맞으면 되기 때문이다.

한편 케타민 주사를 놔주겠다는 의사를 찾기가 하늘의 별 따기라는 난관이 또 남는다. 케타민을 다루는 데 가장 능숙한 사람은 마취과 의사인데, 마취과 의사가 신경정신과 환자를 상대할 일은 거의 없으니 말이다. 게다가 뇌 속 화학신호 불균형이 의심되는 환자에게는 무조건 먹는 신경전달물질 조절제 처방이 정답이라고, 의대에서 정신교육을 단단히 받은 신경정신과 의사들은 자신의 환자에게 케타민 주사를 권하기를 주저한다.

그런 와중에 저속으로 천천히 주사하는 케타민을 허가 외 적응증으로 사용한 우울증 환자 다수가 회복세를 보였다는 소식도 들려온다. 심지어는 어느 치료도 듣지 않던 우울증, 양극성 장애, 불안장애, PTSD, 강박장애가 케타민 주사로 호전되기도 한단다. 그런 환자들의 얘기를 들어 보면 다들 정신증상이 빠르게 완화될 뿐만 아니라 주변 사람들이나 바깥세상과 통하는 느낌이 한층 커졌다고 입을 모은다. ('우리는 하나'라는 단결심을 강화시키는 케타민의 환각 효과 탓도 어느 정도 있을 것이다)*

한편, 마법의 버섯이라는 별명을 가진 또 다른 환각제 실로사이

---

* 2019년, 미국 FDA는 케타민 유도체인 에스케타민esketamine 성분의 비강 스프레이를 난치성 우울증의 치료제로 공식 허가했다. 그러나 우려가 없는 건 아니다. 처음에 딱 한 달 치료를 받는 데에만도 비용이 케타민 주사보다도 많이 든다는 점에서다. 또, 비강 스프레이는 케타민 주사처럼 정신과 몸이 분리되는 느낌이나 환각을 부작용으로 일으킬 수 있다. 남용 가능성에서도 자유롭지 않다. 그런 이유로 스프레이 제형 역시 병원에서 의사의 감독하에만 환자에게 투여해야 하며 사용 후 수 시간을 병원에 머물게 하면서 환자를 관찰해야 한다. 마지막으로, 케타민 스프레이는 신약이기 때문에 장기적 유효성이 어떤지, 알려지지 않은 위험성이 더 있는지 아직 모른다는 점도 문제다.

빈psilocybin은 지금 임상시험 단계에 있는데, 암 환자들의 우울증과 불안 증상을 누그러뜨리는 데 도움이 되는 것 같다는 평가다. 효과가 어떤 경로로 나타나는지는 아직 모른다. 하지만 실로사이빈에 암 환자들이 우울증과 불안장애의 특징인 도를 넘는 자책에 빠지지 않도록 막아 주는 효험이 있는 건 확실해 보인다. 아마도 현실을 실제보다 미화된 세상으로 느끼게 함으로써 투병 과정에서 가중되는 정신적 부담을 덜어 주는 게 아닐까 싶다.

아야와스카라는 환각음료 역시 주목할 만하다. 최근 연구에 의하면 남미 원주민들이 수천 년 전부터 사용해 온 이 음료의 성분이 뇌신경 재생을 돕는다고 한다. 그 말인즉, 흥분한 미세아교세포를 진정시키는 효과가 있다는 뜻도 된다. 현재는 아야와스카가 우울증 환자들에게도 유익할지 알아보는 연구가 한창 진행 중이다.

엄청난 시너지 효과

어떤 병이 여러 가지 요인 때문에 생긴 것이라면 치료 역시 다각적으로 접근하는 게 옳다. 성공적 완치 사례들 대다수가 증명하듯, 신경면역계 건강을 되찾고자 할 때는 오래된 것이든 최근에 나온 것이든 여러 가지 기법을 동시다발적으로 활용하는 것이 가장 좋은 방법이다. 가령 이런 식이다. 환자 A는 케타민과 단식 모방 식이요법FMD의 조합이 본인에게 가장 잘 맞는다는 걸 알게 된다. 반면에 환자 B

는 면역요법과 경두개 자기자극법TMS을 연결했을 때 가장 큰 효험을 본다. 어쩌면 여기다가 우울증 약물 치료까지 병행할 수도 있다. 단, 이 경우는 뇌의 신경 염증 정도를 수시로 점검하는 게 좋다.

이 모든 치료 전략이 언젠가 최종 검증되어 널리 보급되고 보험 적용을 받아 저렴해지기까지 한다면, 다음 단계 연구가 훨씬 수월해질 것이다. 즉 인구집단, 연령대, 유전형, 병명별로 어떤 치료법이 가장 효과적인지 더 세세히 살피는 것이다. 이것을 확인하고 나면 또 할 일이 있다. 전체 치유 효과를 극대화시키는 최적의 치료 조합을 찾는 것이 바로 전문가들이 그리는 큰 그림의 최종 목표다.

이 계획은 아직 걸음마 단계지만, 다행히도 진척 속도가 상상 이상으로 빠르다. 이대로 간다면 우리는 머지않아 새 시대에 진입하게 될 것이다. 하지만 시대가 바뀌어도 기존 치료 전략들이 하루아침에 몽땅 폐기처분될 일은 없다. 심리치료, 인지행동요법, 명상, 트라우마를 고려한 중재치료, 현존하는 모든 우울증 치료제, 그 밖에 뇌 신경적응 변화를 유도하는 기법들처럼 효과가 검증되어 오랜 세월 현대인이 크게 의지해 온 기존 치료법들은 변함없이 계속 제 몫을 할 것이다. 달라지는 점은 여기에 새로운 치료 전략이 추가되는 것뿐이다. 새 치료 전략은 미세아교세포의 위력을 역이용해 뇌 건강을 균형점으로 되돌리고 그 상태가 평생 가도록 관리하는 것을 목표로 한다. 혹자는 그렇게 뇌를 하나의 면역장기로 인정하면 지금도 잘 돌아가는 의료체계를 완전히 뜯어고쳐야 할 거라며 발끈할지 모른다. 하지만 그럴 필요는 없다. 구해 달라는 환자들의 마음속

절규가 하늘을 찌르는 우리 시대에 새로운 사고방식은 오히려 수리공의 도구상자에 최신 장비를 더해 선택의 폭을 크게 넓혀 줄 것이기 때문이다.

최종 분석

A Final Analysis

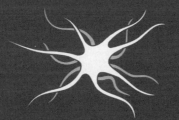

17세기에 철학자 데카르트^{Descartes}가 심신이원론을 창시하면서, 계몽주의는 마음이 몸과 완전히 별개라는 인식을 온 사회에 퍼뜨렸다. 의료계도 예외는 아니어서 곧바로 사람의 뇌, 신체 면역계, 그리고 각종 병증 역시 그럴 거라는 고정관념이 생겨났다. 과학자, 의사, 환자 할 것 없이 모두가 그렇게 믿어 의심치 않았다. 이처럼 마음과 몸이 서로 독립된 개체로서 기능한다는 사상은 21세기로 넘어오도록 수백 년 세월을 의료계의 정설로 신봉되면서 인류의 사고방식을 지배했다.

그런 까닭으로 우리는 사람 마음과 몸의 관계를 흡사 종교와 정치 사이처럼 여기는 것에 너무나 익숙해져 버렸다. 그러니 기분 조절이 어려울 때, 세상일에 대한 반응이 지나치게 무덤덤하거나 반대로 지나치게 격하게 나올 때, 일상을 적극적으로 주도하지 못할 때

무조건 정신이나 감정의 문제라고 단정하는 건 당연하다. 우리는 걸 핏하면 침울해지거나 불안해하고, 항상 깜빡깜빡 잊고, 좋은 일에 기뻐할 줄 모르는 자기 자신에게 속으로 쉴 새 없이 채찍질한다. 케이티와 헤더, 라일라가 그랬던 것처럼 말이다. 하지만 진짜 심각한 문제는 한두 가지 정신기능이 기대에 못 미칠 때 생기는 실망감이 흔히 총체적 '자기혐오'로 발전한다는 것이다. 자기혐오는 자존감을 무자비하게 갉아먹는다. 시간이 지나면 아프기 전과 완전히 딴사람으로 변해 버릴 정도로 말이다.

그러나 이제 우리는 뇌가 하나의 면역장기라는 사실을 안다. 뇌는 주변에 위협요소가 없는지 감시를 게을리하지 않는다. 뇌의 미세아교세포는 다양한 면역 신호를 민감하게 감지하고 갖가지 변화로 대처한다. 그리고 이런 미세아교세포의 변화가 오랜 시간을 두고 축적될 때 뇌 시냅스는 마뜩잖게 변형된다. 연속되는 환경적 자극에 신체 면역계가 삐딱해지는 것과 똑같이 말이다. 여기까지가 지금껏 오래도록 베일에 가려져 있던 진실이다. 이제야 비로소 학계는 지난 300년의 공백을 만회하게 되었다.

요니 키프니스가 말했듯, '인간은 후각, 촉각, 미각, 시각, 청각이라는 오감을 가진 존재'다. 여기에 더해 내 몸을 중심으로 공간을 인식하는 고유 감각기를 우리는 흔히 여섯 번째 감각이라고 말한다. 인간의 뇌는 이 여섯 가지 감각을 통해 상달받은 몸 안팎의 상황 정보를 종합해 이 한 몸 보호하려면 지금 어떤 조치가 필요한지를 결정한다. 그런 의미에서 주변에 위험요소가 나타날 때 그것을 감지하고 뇌에 알리는 면역계의 역할이 중요하다고 키프니스는 강조한다. 그리고 그의 짐작대로 정말 이 신체 면역반응과 뇌가 긴밀하게 연결되어 있다면 두 면역계 사이에서 쉼 없이 일어나는 양방향 소통을 우리는 '일곱 번째 감각'이라고 일컬어도 좋을 것이다.

그냥 하는 말이 아니다. 최근 콜로라도 대학교의 연구팀은 중추신경계가 정서적 스트레스를 진짜 세포 손상과 똑같이 인식해 대응한다는 증거를 찾아냈다. 그렇게 뇌에서 경고신호가 발송되면 미세아교세포가 깨어나 있지도 않은 감염균과 전쟁을 벌이기 시작한다고 한다.

말하자면 뇌가 위협을 감지할 때 뇌 면역계가 제7의 감각으로 기능하면서 정신장애 발병이 쉬워지는 방향으로 일련의 변화가 일어난다는 건데, 만약 이 개념이 널리 받아들여진다면 아픈 사람과 치료하는 사람 모두에게 돌파구가 열릴 것이다. 환자는 자신의 병을 새로운 시선으로 이해하게 되고, 의사는 담당 환자의 치료와 행복을 완전히 다른 차원에서 도모할 수 있을 테니 말이다.

뇌 면역계를 다루는 이 연구 분야는 지난 10년 동안 특히 눈부시게 발전했다. 뇌과학의 10년^{Decade of Brain}이라는 말은 정작 지금이 더 어울릴 정도다.* 지난 10년간 쏟아져 나온 최신 뇌과학 지식은,

---

* 전前 미국 대통령 고故 조지 부시George H. W. Bush는 '뇌과학 연구의 이점을 대중에게 널리 인식시키고자' NIMH와 협력사업을 추진하면서 1990년부터 1999년까지를 두고 '뇌과학의 10년'이라 불렀다.

나는 누구이며 내가 어떻게 이런 사람이 되었는지 우리 스스로 헤아리는 사유의 틀을 근본부터 다시 세운다. 그야말로 자아를 다질 수도, 해체할 수도 있는 최강의 무기인 셈이다.

물론 뇌가 면역장기라는 측면에만 과몰입해서는 안 된다는 지적도 옳다. 미세아교세포의 역할과 뇌 관련 장애들의 생물학적 병리를 지나치게 강조하다 보면 자칫 환원주의의 오류에 빠질 수 있다. 모든 걸 의료 대상으로 사물화하고 인간 정신과 자아형성 간의 원초적 연결고리를 간과하는 것이다. 뇌신경과학의 목표는 헤아릴 수 없이 복잡다단한 사람 마음이나 정신건강의 본질을 해체해 분석하는 게 아니다. 뇌 사진을 찍거나 피를 뽑아 생체지표물질을 측정하거나 세포 하나의 동태를 현미경으로 관찰하는 것만으로 이런 걸 완전히 이해할 수 있을 리 없다. 누군가를 주체적 인간으로 존재하게 하는 사람의 감정과 심리적 경험은 세포 수준의 생물학 이론만으로 절대 설명되지 않는다. 우리가 서로 소통하고 관계를 맺으면서 마음과 영혼을 빚어 가고 감정과 트라우마를 극복하며 깊은 내면의 비탄과 상실감을 털어 내는 행위야말로 모든 인간이 가진 치유력의 근원이기 때문이다. 마찬가지로 환자와 의사가 서로를 아끼고 공감할 때 생물학적 치유 효과는 더 커지고, 의학 치료는 성공으로 이어진다. 이 모든 과정을 어떻게 단순한 생물학 이론 몇몇으로 압축할 수 있을까.

컬럼비아-배싯Columbia-Bassett 학위 프로그램의 연구 및 연구법 교육 과장을 맡고 있는 소아과전문의 로버트 C. 휘터커Robert C. Whitaker가 쓴 글에 이런 부분이 있다.

"우리는 몸의 '껍데기'를 연구함으로써 면역계의 많은 것을 알아 냈다. 그러나 몸뚱이를 떼어 놓고 정신만 이해하는 것은 불가능하다. 사실 정신은 두뇌 그 이상인 데다가 뇌를 파헤치겠다는 명목으로 뇌를 몸과 분리해 생각할 수도 없기 때문이다."

휘터커의 표현을 빌리면, 여전히 우리는 '인간 정신건강의 본질을 한창 알아 가는 중'이다.

비슷하게, 이 과학지식이 오용되는 일 또한 없어야 한다. 본디 인간 정신은 무너지기 쉬우니 뇌가 스스로 치유할 리 없다고 치부함으로써, 뇌 특유의 섬세함을 정신건강의 악재로 변질시켜서는 안 된다는 소리다. 뇌신경과학의 명암을 냉철하게 숙고하면 인간의 정신능력과 신체능력이 별개가 아님을 금세 깨닫게 된다. 정신적인 것은 조금씩 신체 특징으로 표면화되고, 신체적인 것은 조금씩 정서에 각인되는 법이니 말이다.

그리고 오늘날 현대인의 고통을 다루는 이 모든 담론에는 세포 하나가 어김없이 등장한다. 작디작은 이 세포는 오랜 세월 주목하는 이 없이 거의 잊힐 뻔하다가 최근에 극적으로 부활했다.

한때 정신분석학의 아버지 지그문트 프로이트Sigmund Freud는 의학과 심리학이 섞이는 것을 크게 경계했었다. 모름지기 정신분석학자라면 '해부학, 생물학, 진화학'이 아니라 '정신과학, 심리학, 문명사와 사회학'에서 단서를 얻어야 한다며 말이다.

그러나 100년이 흐른 지금, 이 두 갈래 길은 결국 서로 연결되어 있다는 게 점점 분명해지고 있다. 인간 심신에 관한 이론과 실제 사이에 존재하는 300년의 간극을 완벽하게 메우기 위해서는 두 길을 분주하게 왕래해 더 많은 샛길을 트는 일이 시급하다. 우리는 누군가가 삶의 의욕도 미래의 희망도 다 잃기 전에 뇌신경 면역계가 변하는 조짐이 보일 때 신속하게 미세아교세포를 선도해 수호자의 본분을 되찾아 주는 신기술이 일상이 될 날을 간절히 소망한다. 그런 바람에서 현재는 어떻게 하면 뇌를 보듬고 살찌우도록 타고난 미세아교세포의 능력을 복원시킬 수 있을지 하나하나 알아 가는 중이다. 어린이가 청소년이 되고 중년을 거쳐 노인이 될 때까지 모든 인생 단계에 미세아교세포가 제 기능을 성실히 수행하는 것이 무엇보다 중요하다.

그러니 죄송하지만, 데카르트의 고견도, 300년을 군림한 의학의 기존 정설도 이보다 더 자명하게 틀릴 수 없다.*

분명, 지금껏 신경정신과 영역에서 의학계가 고집해 온 단편적인 치료 전략들은 어느 하나 별다른 성과를 내지 못하고 있다. 우울증, 기분조절장애, 인지기능감퇴에 동원되는 작금의 방식들이 당사자의 고충을 덜기에 미흡하기 짝이 없다고 환자들은 입을 모은다.

---

* 여담인데, 심신이원론을 체계화한 것은 데카르트였어도 철학자들이 영혼과 정신, 몸뚱이가 제 각각 별개라는 사상에 매료된 역사는 고대 그리스로 거슬러 올라간다. 예를 들어 한쪽에서는 인간의 사고가 뇌에서 일어난다는 주장이 일 때 아리스토텔레스Aristotle는 뇌가 체온을 낮추는 냉각장치라고 추측했다. 그러다 갈레노스는 뇌가 감각, 사유, 감정을 총괄하는 복잡한 시스템이라는 새로운 개념을 적극 지지하고 나섰다. 한편 데카르트의 극단적 심신이원론(그는 영혼이 뇌의 송과선 부위에 갇혀 있다고 주장했다!)은 보헤미아의 엘리자베스 공주에게 도전을 받기도 했는데, 두 사람이 서신으로 열띤 토론을 이어 간 얘기는 유명하다.

물론 기복이 심한 사례처럼 일부 상황에서는 약물 치료가 사람 목숨을 구하기도 한다. 하지만 케이티를 비롯해 수많은 환자의 증언으로 뒷받침되듯, 곧 뒤따르는 산더미 같은 부작용은 차라리 병원을 아니 감만 못하게 만든다. 그런 치료로 환자가 살아갈 의지를 찾거나 살아 있음의 기쁨을 누린다는 건 언감생심이다.

현대 정신의학의 의료 원칙이 시대에 크게 뒤떨어진다는 사실은 아마 신경정신과 의사들도 인정할 것이다. 지난 반세기 동안 심혈관 질환이나 암 같은 대표 내과질환은 생존율과 치유율 면에서 눈에 띄는 개선을 보였다. 반면에 신경정신과의 성적은 내내 제자리걸음이었다. 알츠하이머병 환자 수가 해마다 신기록을 경신하는데도 의료계는 이런 신경퇴행성 장애들을 고치기는커녕 진행을 늦추지도 못하는 실정이다.

정신의학 영역에서 현대의료의 부진을 무엇보다 선명하게 드러내는 반증은 아마도 자살률 통계가 아닐까 싶다. 1999년부터 2016년까지 17년의 기간 동안 미국 내 자살률이 급등한 것으로 분석되는데, 가장 최근 집계로 사망 원인 순위에서 자살은 15~34세 연령대의 경우 2위, 10~14세 연령대의 경우 3위를 차지했다. 특히, 자살 사망자 가운데 무려 4분의 1이 우울증 치료제를 복용 중인 환자였다고 한다.

다양한 뇌 관련 건강문제들에 미세아교세포가 갖는 중요성이 시시각각 강조되는 요즘, 내가 간절히 소망하는 게 있다. 나는 새로운 해결책이 있다는 사실을 보다 많은 환자가 알게 되길 바라 마지않는다. 또, 그들이 더 이상 병 때문에 자책하지 말았으면 좋겠다. 미세아교세포의 보편적 질병 이론은 사람이 병들고 낫는 것이 뇌 면역계의 건강 상태에 '전적으로' 의존한다고 말한다. 신체 면역계의 건강 상태에 '전적으로' 좌우되는 만큼이나 말이다.

베스 스티븐스는 같은 얘기를 이렇게도 정리했다.

"지금껏 우리는 효과를 제대로 알지도 못하면서 온갖 약을 우리 머릿속에 때려 넣고 있었어요."

이 사실을 알면 환자들이 얼마나 무섭고 혼란스러울까.

"하지만 앞으로 유전자 수준의 기전과 경로에 더욱 집중해 연구가 진척될수록 머릿속 문제 발원점이 분명하게 드러나고 유전적 성향의 전체 로드맵이 만들어질 겁니다. 그러면 이런 불치의 정신과 질환들이 전부 환자 탓이라는 오명을 머지않아 벗길 수 있을 거예요. 유전적인 성향도 병도 그들 탓이 '아니라는' 걸 환자들 본인이 납득하게 될 테니까요. 예전엔 우리가 어떤 병을 이번처럼 근본부터 충실하게 이해한 적이 한 번도 없었죠."*

생물학은 원래 복잡하다. 게다가 뇌 건강은 유전적 소인과 더불어 안팎의 다양한 스트레스 요인 여하에 크게 좌우된다. 이런 배경에서 연구에 박차를 가하고 과학을 제대로 이해하려면 이름도 생소한 온갖 정신과 장애와 신경퇴행성 장애를 모두 미세아교세포와 면

---

* 여기서 '유전학'이라는 표현은 일반 유전학과 후생유전학 모두를 포괄한다. 후생유전학이란 생물집단이 환경에 적응해 살아가는 과정에서 일어나는 유전자의 변화를 뜻한다.

역계의 장애라는 하나의 범주로 묶어 생각하는 게 훨씬 편리하다.

우리는 아직도 정신신경계 질환들을 지칭하는 데 이래도 되나 싶게 구식인 표현을 사용하고 있다. 이런 시대착오적 현실은 환자와 의사가 적절한 치료법을 결정하지 못하도록 훼방 놓는다. 정신과 장애와 신경퇴행성 장애가 미세아교세포와 면역계의 장애이기도 하다는 사실을 납득하는 것은 의료계로 하여금 새로운 인식을 깨우치게 할 시발점이라는 점에서도 중요하다. 새로운 답을 절실하게 소망하는 환자를 일선에서 상대하는 장본인이 바로 의사들이기 때문이다.

언어표현은 연구비 규모를 결정하는 중요한 변수이기도 하다. 재정지원이 절실한 연구 분야일수록 그 영향력은 배가된다. 2017년에 아교세포 연구 분야의 세계 최고 석학들과 저명한 신경면역학자들이 한자리에 모였다. 이날, 모든 참석자가 한목소리로 탄식한 내용인즉, 바로 "신경 염증성 질환 연구에 대한 연구비 투자가 너무 적다."는 것이었다.

한편, 뇌와 정신의 건강 문제는 당사자들에게 엄청난 비용 부담을 지운다. 통계자료가 집계된 가장 최근 년도인 2013년 기준으로, 정신과 치료로 나간 지출액은 미국 전역을 통틀어 무려 2,010억 달러(우리 돈 약 240조 원_옮긴이)였다. 암이나 심혈관 질환, 당뇨병 같은 다른 어느 병증들보다도 큰 규모다. 하지만 여전히 이 부담은 오롯이 환자 가족의 몫이다. 현대의학은 정신과 질환이 신체적 문제가 아니라고 규정하고 그런 이유로 의료 서비스의 수혜대상이 아니라고 말한다. 환자의 보험 청구를 받아 주는 신경정신과 병의원이나 신경정신과 의사는 손에 꼽힌다. 환자와 가족들이 지칠 대로 지쳐 정서적으로도 재정적으로도 바닥에 이를 수밖에 없는 것이다.

신경정신과의 거리감이 과거 어느 때보다도 없는 시대임에도, 암이나 심혈관 질환 같은 영역에 비하면 현대인의 정신건강 개선을 위한 연구에 대한 투자는 여전히 미흡하기만 하다.

정신적으로 힘들어하는 환자들을 진정으로 돕고 싶다면, 투자를 통해 연구 기반부터 확충해야 한다. 정신과 질환을 안전하면서도 효과적으로 치료할 새로운 방법을 찾을 수 있도록 말이다.

더불어, 이 정보를 십분 활용해 환자들에게 실용적인 지식과 보다 많은 선택권을 제공하도록 의료제도가 달라져야 한다. 그러기 위해 이 나라의 국민으로서 정부에 제도 개혁을 요구하는 목소리를 높일 필요가 있다.

미세아교세포가 조각가처럼 뇌를 조형함으로써 인류의 정신건강과 안녕을 통째로 쥐고 흔든다는 사실이 최근 새롭게 밝혀지면서, 지금 정신의학계는 전례 없는 변혁을 목전에 두고 있다. 이 패러다임 전환은 신경정신학의 역사만 다시 쓰는 게 아니라 의료계 전반에 대대적인 지각변동을 일으킬 것이다.

우리가 바라는 미래

한마디로, 미세아교세포는 우리 몸의 암살자이자 수호천사다. 그리

고 과학은 폭주한 미세아교세포를 정상궤도로 돌리면 우울증, 불안증, 강박증, 주의력장애, 인지력 감퇴로 빼앗긴 삶을 되찾아 줄 수 있다고 말한다. '마음의 상처를 입은 순간에 시간이 멈춰서 영원히 회복되지 않을' 것만 같다던 이들에게 말이다.

베스 스티븐스를 비롯한 전문가들은 앞으로 10년에 특히 큰 기대를 건다. 이 신생 과학 분야가 많은 현대인에게 새로운 희망을 선물하게 되길 바라면서 말이다. 스티븐스 교수는 그러기 위해 가장 중요한 일이 학계의 개인주의를 버리는 것이라고 강조한다.

"모두가 뜻을 모아 정보와 노하우를 완전히 투명하게 공유할 필요가 있습니다. 아직 논문발표 전인 데이터도 포함해서요. 그래야만 전 학계 차원의 협력을 동력 삼아 범인류적 목표를 향해 보다 빠르게 나아갈 수 있어요. 개개인의 삶과 사회의 긍정적인 변화에 기여할 뜻이 있다면 이 과업에는 협동과학만이 답이에요."

전문가들도 인정하듯, 우리는 이제 막 걸음마를 시작했다.

"앞으로 할 일이 많습니다. 과학이 우리를 어디로 데려다줄지는 상상만 할 뿐 아직 아무도 몰라요. 미세아교세포가 재조명되기 시작한 10년 전만 해도 누구도 짐작 못 했었죠. 뇌 발달에 이 세포가 하는 역할이 알츠하이머병이나 여러 정신질환의 미스터리를 푸는 열쇠가 될 줄은요. 저 역시 이 연구가 이런 방향으로 흐를 거라고는 조금도 예측하지 못했고요."

스티븐스 교수는 향후 5년 이내에 우리 모두를 기분 좋게 놀래 줄 과학자들의 연구 결과가 학계에서 쏟아져 나올 거라고 말한다.

다만 이게 가능하려면 뼈를 깎는 혁신과 열린 협동정신이 필요하다. 신경과학, 유전학, 심리학, 정신의학, 내과학, 면역학이 모두 미세아교세포라는 하나의 접점에서 수렴해야 한다. 그렇게 통합된 초과학은 인간 뇌에 대한 우리의 이해를 한 차원 업그레이드시킬 것이다. 인류가 보다 능동적으로 흡족하면서 의미도 있는 삶을 오래도록 누리는 미래를 그려 본다.

뇌의학의 오랜 미스터리가 최근 새롭게 베일을 벗기 시작한 이후 케이티, 헤더, 라일라의 인생은 어떻게 달라졌을까? 미세아교세포의 행동을 조정해 뇌를 하나의 면역장기로서 공략하는 치료법을 연구할 때는 당장의 변화만 보고 결론을 내리려 해서는 안 된다. 장기적으로도 개선 효과가 지속되는지 역시 중요하기 때문이다.

케이티 해리슨

케이티 해리슨과 나는 마지막 약속 장소를 뉴욕 브롱크스빌에서 그리 멀지 않은 곳으로 정했다. 그녀가 돌아가는 길에 아시프 박사의 진료실에 들러야 한다고 했기 때문이다. 그동안 TMS 치료를 열심히 받고 다시 반년 만에 진료 예약이 잡힌 날이 하필 나와 만나기로 한 날이다. 내가 그녀를 알게 된 지도 벌써 1년이 됐다. 우리는 브루클린 식물원에서 적당한 벤치를 찾아 앉는다. 바로 옆에 있는 거대한 직사각형 연못에는 수련과 연꽃이 한창 만개했다. 오리 몇 마리가 식물원 곳곳을 한가롭게 거닌다. 공기는 제법 파삭파삭해도 햇살은 따사로운 가을날이다.

케이티가 나타난 순간 나는 그녀가 머리를 새로 자른 지 얼마 안 됐다는 걸 알아챈다. 볼에는 볼터치도 했다.

"딴사람 같아요!"

내가 외친다.

"어제 브롱크스빌을 돌아다니다가 우연히 미용실을 지나치게 됐어요."

그녀가 종알종알 설명하기 시작한다.

"갑자기 기분이 동해서 문을 열고 지금 자리 있냐고 물어봤죠. 그래서 커트를 하고 드라이까지 받았어요!"

마침 그녀 뒤로 한 무리의 오리 가족이 엉덩이를 실룩거리며 지나간다.

"원래는 제가 직접 잘랐었어요. 미용실에 가면 제 겉모습이 진짜 제가 아니라는 느낌에 몹시 불편했거든요. 머리 자체는 예뻤지만, 거울을 볼 때마다 내게 전혀 안 어울린다는 생각만 들었었죠. 자기 혐오가 한창 심할 때였으니까요."

이 얘기를 케이티는 내 눈을 똑바로 마주 보면서 한다. 그러는 게 어쩌면 우리가 알게 된 이후 처음인 것도 같다.

그녀의 변화를 알아챈 것은 나만이 아닌 모양이다. 며칠 전, 장을 보던 중에 우연히 친구를 만났는데 그 친구가 그러더란다.

"케이티, 너 완전히…… 생기 넘쳐 보여!"

케이티의 일상도 180도 달라졌다고 한다.

"요전엔 친구가 전화해서 자기 애들을 한 시간만 봐줄 수 있냐고 묻더라고요. 그래서 그러라고 했더니 오히려 그 친구가 머뭇거리면서 다시 물어보는 거예요. '정말' 괜찮겠냐고 말이에요. 그동안 네가 얼마나 힘들었는지 잘 아는 까닭에 이 부탁을 할까 말까 수십 번 고민했대요. 그래서 제가 그랬죠. '알아, 알아. 그치만 요즘 진짜 많이 좋아졌어. 게다가 애들끼리 재미있게 잘 놀 것 같은데?'라고요."

그녀가 노래하듯 쾌활하게 웃는다.

"아이들이 도착했길래 꼬마 넷을 다 차에 태우고 아이스크림 가게로 몰려갔죠. 시간이 되어 친구가 찾아왔을 땐 밖에서 한창 경찰과 도둑 놀이를 하고 있었고요. 친구가 그러더군요. '세상에나. 너 완전히 딴사람이 됐구나. 진짜 많이 좋아졌나 봐.'라고요."

최근에는 또 다른 친구 하나와 소풍도 다녀왔다. 이 친구도 싱글맘인데, 두 집이 함께 애들 넷을 데리고 레고랜드에서 신나게 놀다 온 것이다.

"4~5년 전이었나 마지막으로 놀이동산에 갔을 땐 전혀 즐기지 못했어요."

케이티가 옛날 기억을 떠올린다.

"애를 잃어버릴 것만 같아서 너무나 불안했거든요. 이번에도 그런 걱정이 안 든 건 아니지만, 작정하고 마음을 놔 버렸어요. 그랬더니 다시는 쓸데없는 생각이 안 들더라고요."

케이티와 아이들이 집에 돌아왔을 땐, 시간제로 일하던 베이비시터가 갑자기 이사를 가게 되어 그만두겠다는 통보를 해왔다.

"그 말에 깨달았죠. 아이들을 데리고 레고랜드에 다녀올 정도면 더 이상 베이비시터가 필요 없겠다는 걸요."

케이티가 씨익 웃는다. 그녀는 손가락을 하나하나 접어 가며 이제 자신이 할 수 있는 일들을 내게 설명한다.

"매일 아침 아이들을 학교에 데려다주고, 잡다한 일들을 처리하고, 친구들과 차를 마시거나 점심을 먹고, 애들 놀이 약속을 잡아요. 제 치료를 받으러 다녀오거나 아들내미 가라테 시합에 가서 다 끝날 때까지 응원을 하기도 해요. 예전에는 체육관의 어수선함과 소음을 견디지 못해 차 안에 숨어 있다가 와야 했었는데 말이에요. 그동안은 몇 년째 치과도 못 다니고 있었거든요. 긴장이 너무 심해서요. 그러다 몇 주 전에 처음 갔다 왔는데 예상외로 괜찮았어요. 다음 주 토요일엔 친구네랑 애들 데리고 워터파크에 또 가요. 하나하나씩 남의 도움 없이 스스로 해 나가는 데 점점 익숙해지고 있어요."

케이티는 당시 상황이 어땠든 지난날을 반성한다는 얘기도 꺼낸다.

"옛날엔 애들이 오락을 너무 많이 하는 걸 알면서도 어떻게 손쓸 의지가 없었어요. 그땐 게임이라도 하게 두는 게 최선이었어요. '그래야만' 저 혼자 조용히 있을 수 있었으니까요. 거의 제가 떠민 거나 다름없었죠."

그러나 지금은 다르다.

"체력적으로도 정신적으로도 부모 역할을 '제대로' 해낼 준비가 충분히 돼 있어요."

물론 아직 가끔은 주저하는 습관이 불쑥불쑥 튀어나오곤 한다. 그럴 때 그녀가 쓰는 해결책이 있다. 바로 잠시 멈춰 서서 괜찮다고, 난 할 수 있다고 생각을 고르는 것이다.

"부동산중개업에 옛날부터 관심이 많았지만, 막상 발을 들이는 게 무서웠거든요. 그러다 지난 주말, 애들이 저희 아빠 집에 가 있는 동안 혼자 운전하다가 팔려고 내놓은 집을 우연히 지나치게 됐어요. 잠깐 지켜봤는데 집 보려는 사람들이 문턱이 닳도록 들락날락하더라고요. 그래서 저도 슬쩍 들어가서 한번 둘러봤죠. 그런데 맘이 편해지는 거 있죠. 심지어는 모르는 사람들과 가벼운 잡담까지 나눴다니까요."

슬슬 나는 아이들 소식이 궁금해진다. 큰딸 민디는 벌써 여러 해째 걸스카우트에 들어가겠다고 엄마를 조르고 있었다. 문제는 모임이 늘 저녁에 잡히는데 그건 케이티에게 절대 용납되지 않는 일이라는 것이었다. 그러다 이번 가을에 마침내 모녀가 첫 걸스카우트 모임에 참석할 수 있었다. 그리고 몇 주 뒤, 단장 선생님이 출산휴가에 들어가 자리를 비우게 되자 케이티는 임시 단장에 자원했다.

"그래서 어떻게 됐게요? 저 지금 걸스카우트 단장이에요! 전엔 제게 삶의 의욕이 조금도 남아 있지 않다고 생각했어요. 그런데 그게 아니었나 봐요. 단지 우울증과 공황장애에 가려 보이지 않았던 거예요. 요즘은 제가 이런 거 저런 거 다 할 수 있다는 성취감에 하루하루가 아주 그냥 짜릿해요."

우리는 잠시 대화를 멈추고 한 박자 쉰다. 둘이 조용히 앉아 있자니 가을바람이 개구쟁이 장난치듯 얼굴을 간질이며 지나간다. 수련과 연꽃이 하나같이 중천을 향해 가는 해 쪽으로 피어 있는 게 눈에 들어온다.

"옛날에 머릿속에 계속 맴돌던 좀 한심한 생각이 하나 있는데요."

다시 열린 케이티의 입에서 나오는 목소리는 아까보다 한결 차분해진 느낌이다.

"다른 엄마들이 애들과 능숙하게 놀아 주는 모습이나 젊은 여자들이 점심을 먹으며 웃고 떠드는 광경을 볼 때마다 혼잣말을 하곤했어요. '저게 진짜 사람 사는 건데…….'라고요. 왠지 저는 사람답지 않다는 느낌이었거든요. 그게 제가 내린 최선의 결론이었어요. 그런 다음에 다른 사람들을 그대로 따라 하는 데만 급급했죠. 하지만 지금의 전 진심으로 제가 살아 있는 걸 느껴요."

새롭게 되찾은 생의 의욕은 케이티의 일상을 양적으로만 풍성하게 만든 게 아니다.

"한가로운 순간에도 인생을 더 즐기게 됐어요. 올해 여름엔 딸아이와 작은 정원을 만들었는데요. 토마토와 오이를 심었어요. 나중에 열매를 따서 다 같이 냉채를 만들어 먹었는데 얼마나 즐겁던지요. 그냥 아이들과 뭔가를 함께한다는 것 자체가 기쁨을 주는 것 같아요."

얼마 전 사진을 대대적으로 정리한 일도 그녀에겐 소소한 자랑거리다. 지금까지 몇 년째 백지상태로 탁자며 책장에 을씨년스럽게 방치됐던 액자들에 사진을 하나하나 끼워 넣은 것이다.

"액자들을 사진도 없이 놔뒀었다고요?"

내가 묻는다.

"네."

케이티가 수줍어하며 대답한다.

"죄다 커버를 열어 본 적도 없는 새 물건이더라고요. 애초에 그 많은 액자를 뭘 하려고 샀었는지 기억도 안 나요. 아무튼 지금은 집 안을 한 바퀴 돌면 가족이라는 지붕 아래 각양각색의 인생을 살고 있는 사람 혹은 사람들의 사진을 곳곳에서 찾을 수 있죠."

그녀는 체력적으로도 훨씬 좋아졌다고 말한다.

"예전엔 매일 20분씩 천천히 걷는 게 다였어요. 그나마도 겨우 참고 했고요. 가끔 좀 많이 걸었다 싶으면 몹시 지쳐서 기분까지 나빠졌어요. 날이 더우면 특히 심해지는데, 당장이라도 쓰러질 것 같았죠. 그랬던 제가 요즘은 일주일에 이틀은 꼭 체육관에 가서 운동을 해요. 확실히 몸이 튼튼해지고 있어요."

지난날 거의 항상 어두운 표정이었던 것에 대해 케이티는 속내를 이렇게 밝힌다.

"지금까지 잃은 것들을 다시는 되찾을 수 없다는 예감에 슬퍼서요. 그땐 좋은 부모가 될 기회, 직장, 친구와 동료들 등등 전부 영원히 사라졌다고 생각했어요."

그런데 그녀를 계속 주눅 들게 만든 이유가 이것 말고도 하나 더 있었다.

"남들은 아무렇지 않게 하는 일들을 나는 왜 못 하는지 도무지 이해가 안 되더라고요. 그러니까 제 자신이 점점 더 싫어지는 거예요. 다른 사람들을 가만히 지켜보다 보면 그런 생각이 들었어요. 저들에겐 부모 역할은 기본이고 친구 사귀는 것까지 일도 아니라고요. 나역시 바로 저들 같아야 했거든요. 그치만 현실은 제가 할 줄 아는 거하나 없으면서 밥만 축내는 존재라는 거였죠."

그랬던 그녀가 최근엔 슬슬 재취업을 고민 중이라는 소식을 전한다.

"학위를 따서 심리치료실을 운영하는 친구가 있거든요. 어느 날그 친구가 자기 직원들에게 TMS 치료에 대해 아는 대로 발표를 좀해 달라고 부탁하더라고요. 그걸 준비하느라 며칠을 전문서적이며 논문이며 엄청나게 읽어야 했어요. 파워포인트로 자료를 만들어 갔는데 개인적인 경험담을 적절히 섞어서 얘기했더니 사람들이 좋아하더라고요."

"전문가들 앞에서 업무적인 발표를 한 거네요?"

"그렇다니까요!"

"사회복지사로 복귀할 생각은 없어요?"

"저도 그러고 싶어요."

그녀가 냉큼 말을 받는다.

"이 사회에서 환자로 살아간다는 게 어떤 의미인지 저만큼 처절하게 고민한 사람도 드물걸요. 마음의 병이 있는 사람은 스스로에게 박해지기 쉬워요. 우울증에 빠지면 나 자신이 지식도 창의성도 그 어떤 발전 가능성도 전부 말라 버린 빈껍데기처럼 느껴지거든요. 마치 인간으로서 기준 미달이고 앞으로도 평생 그럴 거라는 생각이 들어요. 절대 다시는 예전의 나로 돌아가지 못할 것만 같죠. 그렇게 이루 말로 형용할 수 없는 절망감에 점점 사로잡혀 헤어날 수 없게 돼요. 매일 그런 사념에 빠져 있으니 결국은 사람이 정신적으로 바닥날 수밖에요. 그러다 자신의 잠재력을 되찾고 우울증을 다른 시각으로 바라보게 되잖아요? 그건 암흑 가운데 내린 광명과 같답니다. 그래서 이젠 제가 직접 현장에 나가 이 희망의 빛줄기가 보다 많은 사람들을 비추도록 돕고 싶은 거고요."

"그걸 다 하면서 본인 건강을 챙길 수 있겠어요?"

염려하는 마음에 내가 묻는다.

"물론이에요. 옛날에도 그 와중에 식단 관리와 운동은 성실하게 했었는데요. 자기관리지만, 제게는 '의무'였다고나 할까요. 최소한의 기능이나마 유지하려면 반드시 해야 하는 일이었거든요. 물론 요즘은 제가 원해서 이것저것 하고 있어요. 더 이상은 숙제하듯 쫓기지 않아요."

케이티는 마침 떠오른 일화 하나를 풀어놓는다.

"지난 주말에 애들을 전남편에게 보내 놓고 저 혼자 제가 좋아하는 음식을 잔뜩 만들었어요. 그러고는 판타지 소설을 쌓아 놓고 하루 종일 다 읽었죠. 어릴 때도 책을 그렇게 오래 붙잡고 있었던 적이 없는데 말이에요."

이 얘기를 하는데 그녀의 입꼬리가 슬며시 올라간다.

"뭘 읽었는데요?"

내가 묻는다.

"《시간의 주름》 시리즈 전권요!"

결국 케이티는 웃음을 터트린다.

"본치료가 끝나면 진료실에 얼마나 자주 가기로 했어요?"

이 질문을 하는 이유는 케이티에게 TMS 유지 치료가 얼마나 필요한지 알고 싶어서다.

"반년마다요."

그렇게 1년이 지나면 치료 빈도를 다시 1년에 한 번 정도로 줄여도 된다고 아시프 박사가 알려 주었다고 한다.

"약은 어떻게 하고요?"

지난번에 만났을 때 케이티는 모든 약 처방의 용량을 절반까지 줄였다고 했었다.

"지금은 지긋지긋한 약들을 '전부' 깨끗하게 끊은 상태랍니다."

무려 25년 만이다.

"잠이 너무 안 오는 날은 수면제의 도움을 받긴 해도 아주 가끔이에요. 옛날엔 약국 하나를 거의 털어 오다시피 했었는데 말이죠."

이 모든 변화 덕에 케이티는 자신을 바라보는 시선뿐만 아니라

타인을 보는 방식까지 달라졌다고 고백한다. 가령, 이런 식이다.

"옛날에는 부모님이 날 이해하지 못한다고 생각했어요. 내가 얼마나 힘든지 짐작조차 못한다고 믿었죠. 사실 완전히 없는 얘기도 아니었고요. 그런데 지금은 부모님도 항상 그 나름으로 딸자식에게 힘이 되려고 애쓰셨다는 게 눈에 보여요. 어쨌든 그분들 능력 범위 내에서는 최선을 다했다는 걸 알아요. 제가 건강해지니까 이제야 털어놓길, 힘들어하는 저를 지켜보는 내내 당신들도 몹시 고통스러우셨대요. 요즘 우리는 웬만하면 다 서로에게 솔직하게 얘기해요. 덕분에 훨씬 가까운 사이가 됐죠."

케이티는 아픈 당사자의 뇌에서 무슨 일이 벌어지고 있는지 가족들에게도 정확하게 이해시키는 게 본인에게 매우 큰 도움이 된다고 힘주어 말한다.

"이 작디작은 면역세포들이 내 머릿속에서 폭주한 거예요. 몸통을 관할하는 면역세포들이 여러 장기에서 과잉반응하는 것과 똑같이요."

그녀가 말을 잇는다.

"뇌를 하나의 면역장기로서 새롭게 인정하고 뇌에서 미세아교세포가 하는 역할을 기억하면 돼요. 우리 가족들이 정확히 그렇게 했어요. 저도 그렇고요. 이건 엄청난 관점의 전환이에요. 과학 지식이 사회적 오명과 수치심을 지워 버리는 거니까요."

가만히 얘기를 듣다 보니 불현듯 감이 온다. 이제는 케이티가 소외감에 아파하지 않는 것 같다.

"누구 하나가 병이 나면 모든 식구가 우울해지잖아요."

케이티가 즐겁게 말한다.

"그러다 그 사람이 나으면 집안 전체가 되살아나죠. 우리 부모님과 애들이 딱 그래요. 모두 옛날보다 훨씬 밝아졌고 행복해해요. 아시프 박사님이 저 하나만 살린 게 아니라 다섯 사람을 모두 구하셨어요."

헤더 서머스

나는 헤더 서머스를 볼티모어의 한 베이글 가게에서 마지막으로 만났다. 헤더가 마크 트룰린저 박사의 qEEG 뉴로피드백 치료과정 전체를 마친 지 아홉 달 만이다. 자리에 앉자마자 그녀는 요즘 그녀를 가장 살맛나게 하는 일로 이야기보따리부터 푼다. 근무하는 학교에서 그녀가 기획해 올해 시작한 특별활동이 하나 있는데 일단 초반 조짐이 좋단다. 주제는 여학생들의 자존감과 소셜 미디어다. 그녀 말로는 제대로 된 프로그램으로 키울 수 있을 것 같다는 것이다.

헤더는 프로그램을 '소셜 미디어 세상의 큰언니들'이라는 제목으로 부른다. 주된 활동은 여고생이 여중생과 일대일로 짝지를 맺고 소셜 미디어상에서 큰언니 노릇을 하는 것이다.

"짝지들은 학기 초에 한 번 교실에서 오프라인 모임을 가져요. 소셜 미디어를 활용하는 바람직한 방법에 관한 짧은 동영상을 조별로 제작하기 위해서요. 접속 시간을 스스로 제한하는 것의 장점이나 돌이켜볼 때 후회하는 점들 등등 언니들의 경험담을 담아서요. 완성된 동영상은 우리 비공개 카페 홈페이지에 올리죠."

덕분에 지난 학기엔 누군가가 집단 괴롭힘이나 외모로 심하게 놀림당하는 일이 발생하거나 어린 친구들이 고민 상담을 해 올 때마다 선배 언니들이 든든한 방패막이가 되어 주었다고 한다.

"만약에 언니들에게 어려운 일이 생기면 상담 선생님들이 출동하고요."

프로그램 성공의 입소문 탓에 오늘도 헤더는 다른 학교의 요청으로 막 강연을 마치고 오는 길이다. 그래서인지 더 생기 있어 보인다.

"여기까지 올 수 있었던 건 모두 제 안에서 일어난 두 가지 큰 변화 덕분이에요."

그녀가 훈제연어와 크림치즈가 든 글루텐 프리 베이글 샌드위치를 크게 한 입 베어 물고는 다시 말을 잇는다.

"첫째는 정신적으로 훨씬 '정돈됐다'는 건데요. 중요한 아이디어를 추려 집중하고 현실적 계획을 짜서 실제로 실행까지 할 수 있게 된 거죠. 9개월 전만 해도 집중이라는 건 흉내도 못 냈었는데 말이에요. 그런데 지금은 벌여 놓은 일을 더 키울 생각까지 한다니까요!"

반면에 두 번째 내면의 변화는 설명하기가 좀 더 어려운 모양이다.

"태어나서 처음으로 오직 내 행복만 좇아도 괜찮다는 느낌이라고 할까요. 주변 사람들이 전부 불행할 때조차 말이죠. 제게는 무척 신선한 경험이에요. 지금까지는 늘 내가 사랑하는 사람들이 먼저 행복해야 나도 행복할 수 있다고 믿었으니까요."

최근에는 출장 일정 말미에 며칠을 보태 일부러 시간을 냈다. 내내 꿈꾸던 일을 드디어 실행하기 위해서다.

"강연하기로 약속된 학교의 위치가 프랭크 로이드 라이트^{Frank Lloyd Wright}가 설계한 낙수장^{Fallingwater}(폭포를 절묘하게 품은 설계로 유명한 1936년 건축물. 2019년에 유네스코 세계문화유산에 등재됐다_옮긴이)에서 고작 30분 거리라는 걸 발견했어요. 낙수장은 평소에 꼭 한번 직접 보고 싶은 곳이었거든요. 그동안은 고작 건물 하나 구경하려고 혼자 시간과 돈을 쓴다는 게 망설여져서 못 하고 있었는데 이번에 저지른 거죠. 늘어난 일정을 위해 숙소를 예약하고 마침내 그곳에 도착했는데, 굉장하더라고요!"

분위기에 힘입어 나는 지난 한 해 그녀에게 가장 아픈 손가락이었을 얘기를 슬그머니 꺼낸다.

"따님은 어떻게 지내요?"

"지금 학교에 있는데 많이 좋아졌어요. 캠퍼스에서 가까운 뉴로피드백 클리닉을 새로 찾았는데 요즘 거기 다닌답니다."

그녀가 조곤조곤 설명한다.

"효과가 나타나는 것 같아요. 느리긴 하지만요. 아, 그리고 이번 여름방학 때는 우리 프로그램에서 인턴으로도 일했어요. 얼마나 재미있어했는지 몰라요!"

헤더의 입가에 미소가 걸린다.

한편, 바로 전주엔 가족들 사이에서 크리스마스 모임 얘기가 나

×
너무 놀라운 작은 뇌세포 이야기

왔다고 한다.

"친정 부모님과 시부모님이 다 저희 집으로 오신다는데, 말만으로도 골치가 아팠어요. 언제나 크리스마스를 제가 도맡았던 건 사실이에요. 그런데 한두 달 전부터 계획을 짜서 물건들을 사 놔야 하고 청소에 요리까지 보통 신경 쓰이는 게 아니거든요. 당일 모두를 만족시키려면요."

하지만 이제는 스스로 솔직하기로 한 그녀다. 그래서 헤더는 더 이상은 혼자서 다 큰 어른 일곱의 식모 노릇을 하지 않겠다는 결심을 굳혔다고 한다.

"애들이 어릴 때는 저도 재미있었죠. 하지만 지금은 힘에 부치는 데다가 다른 일들도 이미 충분히 많아요. 저라고 연휴에 맘 편히 즐기지 말라는 법은 없잖아요. 옆에서 상시 대기하면서 시중이나 드는 게 아니라 가족 안에 녹아들어서요."

그래서 헤더 가족은 리조트 호텔을 예약했다고 한다. 비용은 각자 부담이었다.

"과거의 저라면 이런 상황에서 자괴감에 빠져서 또 혼자 끙끙 앓았을 거예요. 하지만 지금의 난 달라요. 수동적 공격 성향은 깨끗하게 사라지고 없어요. 지금은 이럴 때일수록 고개를 더 빳빳하게 들고 기회로 역이용하죠. 이 순간 내게 필요한 게 뭔지 알아내는 거예요. 그리고 나면 그걸 활용해서 사랑하는 사람들과 함께 좋은 시간을 보낼 방법을 찾아요. 그렇게 하면 서로가 더 가까워질 수 있어요."

라일라 셴

라일라는 발터 롱고의 단식 모방 식이요법^{FMD}을 알게 된 후 지금까지 이 방법으로 다이어트를 두 번 더 한 상태다. 원래 이 프로그램이 권장하는 다이어트 주기는 3개월에 한 달이다.

그녀는 FMD 다이어트를 거듭할 때마다 건강이 좋아지는 게 조금씩 느껴진다고 말한다.

"첫 시도 때는 한 일주일 정도 에너지가 넘치고 정신이 또렷했어. 그러다가 다시 약간 가라앉더라고."

이 후기를 듣고 싶었던 나는 산책을 핑계로 어느 주말에 동네 공원으로 친구를 불러냈다.

"일시적으로 취한 것 같았다고 할까. 그런데 다이어트를 하면 할수록 효과가 오래가는 거야. 매번 찔끔찔끔 좋아지니까 극적인 변화는 못 느끼지만, 그래도 전체적인 누적 효과는 상당히 지속적인 것 같아."

이 친구의 표현으로는, 점점 정신이 맑아지니 세상이 완전히 달라 보인단다.

"얼마 전까지도 자주 그런 생각이 들었어. 30년 전 수능 우등생은 어디로 갔나. 대학교와 대학원에서 그리고 사회초년생 시절에 악바리처럼 달렸던 그 체력과 머리는 전부 '증발해 버린' 건가. 내비게이션 조작법이나 앱을 다운로드하는 방법이 기억 안 난다든지 이해가 안 돼서 한 문장을 열 번 가까이 읽고 있는 자신을 발견할 때마다,

인정할 수밖에 없었지. 내가 누구보다 빠릿빠릿하던 젊은 시절의 감각을 다 잃었다는 걸 말이야."

라일라는 그동안 인지기능이 얼마나 줄었는지 스스로 잘 안다고 굳게 믿었다고 한다.

"그런데 그게 아니었어. 머리가 맑아지고 나서야 지금까지 얼마나 끔찍했었는지 보이더라. 그렇게 흐리멍덩하게 살고 있었던 거야. 자욱한 안개에 갇혀서. 내가 파일럿인데 시계視界가 겨우 충돌사고만 피할 정도인 날씨에 레이더 화면이 먹통인 비행기를 모는 꼴이었던 거지. 그때의 내게는 앞서 계획을 짜고 결정하는 데 필요한 모든 정보를 불러오는 게 너무나 어려웠어."

하지만 식이요법을 시작한 이후 라일라는 확연하게 달라지고 있다.

"지금은 레이더 화면이 훨씬 선명해진 느낌이야."

그녀가 우리와 반대 방향으로 지나가는 익숙한 얼굴들에게 미소를 지으며 손을 흔든다. 몇몇에게는 이름을 불러 가며 안부를 묻기도 한다.

"봤지?"

라일라가 나를 쿡 찌르며 말한다.

"4~5년 만에 보는 사람들인데 이름이 바로 떠올랐어. 몇 달 전만 해도 상상도 못 했을 일이지. 비행기 레이더 화면 불이 완전히 다 켜진 게 아닐까? 뇌가 통째로 업그레이드된 것 같아."

이 책을 구상하고 있다는 사실을 처음으로 공개했을 때 독자들이 보여 준 반응에 저는 감동하고 말았습니다. 우울증, 불안증, 기분장애, 학습장애, 인지기능 문제, 자가면역질환 등 신체적인 혹은 머릿속의 갖가지 건강 이상 문제로 평생을 힘겹게 투병해 온 저마다의 사연을 수백 분 넘게 기꺼이 공유해 주셨기 때문입니다. 그 가운데에는 본인의 스토리도 있었고 아들딸, 남편과 아내, 형제자매, 부모, 친구의 이야기도 있었습니다. 자신을 위해 혹은 사랑하는 이들을 위해 간절히 기도하던 답이라고 생각하고 발견한 단서가 가짜이거나 임시방편임을 알게 되어 실망하고 지치고 슬픔에 빠졌다고 적어 보내 주신 분들도 계시지만, 그런 이야기도 큰 보탬이 되었습니다.

편지글로 옮겨야 하는 수고를 마다 않고 솔직해서 더 가슴 울리는 이야기를 공유해 주신 모든 분께 고개 숙여 깊은 감사를 드립니다. 그런 의미에서 이건 여러분을 위한 책입니다. 아직은 난치병에 가까운 다양한 뇌 장애와 정신건강 관련 문제로 여러분과 비슷한 어려움을 겪는 수백만 동지들을 위한 책이기도 하고요.

특히, 더욱더 큰 감사 인사를 전할 분들이 있습니다. 1년에 걸쳐 졸졸 쫓아다니면서 그들이 답을 스스로 구하는 과정을 관찰하고 그들의 얘기를 이 책에 실을 수 있도록 허락해 준 분들입니다. 이 자리를 빌려 그분들의 용기와 결단력과 열린 마음에 존경을 표합니다. 그분들과의 협업은 제게 많은 감동과 깊은 깨달음을 주었습니다.

이 책은 비범한 네 여성의 도움과 선구안이 없었다면 세상에 존재하지 못했을 겁니다. 여러 해 전에 제 친구이자 유명한 신경과학자인 페그 매카시가 제게 어느 자그마한 뇌세포에 관한 얘기를 처음 꺼냈죠. 그게 미세아교세포였고요. 당시 페그 말로는 미세아교세포가 뇌에 그리고 뇌 관련 장애들에 다양한 변화를 불러오는 것 같다는 겁니다. 그녀의 열정에는 묘한 전염성이 있었습니다. 제가 아는 한 가장 유능한 복합과학 전도사 중 한 사람인 페그는 제가 때와 장소를 가리지 않고 얼마나 황당한 질문을 쏟아 내든 하나도 빠짐없이 진지하게 답해 주었습니다. 덕분에 저는 어마어마한 잠재력을 감춘 이 신비로운 세포에 점점 매료되었죠. 그렇게 2년여에 걸쳐 우리가 교류하면서 얻은 모든 정보와 아이디어가 이 책의 씨앗이 되었습니다. 정말 고맙습니다.

이 과정에서 저는 면역장기로서 뇌가 미세아교세포와 무관하지 않으며 나아가 이게 인류의 정신건강에 중요한 열쇠가 될 거라는 전망에 점차 깊이 빠져들었습니다. 이런 나 때문에 일로 만나 오랜 지기가 된 출판관계자 엘리자베스 캐플런이 몹시 괴로웠을 겁니다. 이 연구가 머지않은 미래를 얼마나 눈부시게 변모시킬지 아느냐는 둥 제가 매번 똑같은 얘기를 혼자 신나서 떠드는 걸 묵묵히 들어 주었으니까요. 그러다 어느 날은 그녀가 내 단짝 편집자인 마니 코크런에게 전화를 걸었다더군요. 아직은 막연한 아이디어뿐이었던 이 책의 기획안을 한번 들어 보지 않겠냐고 물었다는 겁니다. 그렇게 셋이 처음 모인 2016년의 어느 가을날, 우리는 두 시간 내내 책 얘기만 했습니다. 그때 제 작업실에서 먼 시선으로 창밖 풍경을 바라보던 마니의 모습을 평생 잊지 못할 겁니다. 마니는 이 과학의 중요성을 단번에 간파했습니다. 그러고는 그 자리에서 책이 그럴듯한 짜임새를 갖추도록 도와주었습니다. 일단 미세아교세포라는 녀석의 과거사부터 풀어내고 그러고서 현재와 미래로 얘기를 확장시키라는 거였습니다. 이 책의 큰 틀은 바로 그렇게 뚝딱 완성되었죠. (책 제목 역시 얼마 뒤 바로 결정됐고요)

하지만 연구의 중심에 서 있는 과학자들이 없었다면 이 책은 결코 완성될 수 없었습니다. 특히 베스 스티븐스에게는 어떻게 감사 인사를 해야 할지 모를 정도입니다. 취재를 핑계로 졸졸 따라다니거나 인터뷰를 한답시고 귀한 시간을 적잖이 뺏는데도 저를 믿고 그 모든 얘기를 들려주었습니다. 베스는 정확성과 어진 마음과 인내심의 삼박자를 갖춘다면 이미 비뚤어진 과학도 다시 바로잡을 수 있다는 걸 직접 보여 준 분입니다.

미세아교세포의 매력에 눈을 뜨게 한 페그 매카시부터, 내 말을 허투루 넘기지 않고 내 판단을 믿어 준 엘리자베스 캐플런, 기획부터 인쇄까지 모든 단계에서 노련한 안목을 발휘한 (진부하기 짝이 없는 표현이지만 진심으로 말하건대) 최고의 편집자 마니 코크런, 그리고 최전방 현장을 진두지휘하는 신경생물학자 베스 스티븐스까지. 이 네 명의 여성에게 다시 한번 심심甚深한 감사를 전합니다. 마음의 병에 대한 대중의 근본적 인식 변화와 병을 앓는 당사자들에게 보다 건강한 삶이라는 미래의 희망을 당신들 덕분에 이 책에 담을 수 있었습니다.

저는 이 책이 소통의 힘으로 탄생할 수 있었다고도 생각합니다. 타인을 돕고자 하는 사람들의 마음이 새로운 무언가를 창조하겠다는 결사적인 목표로 연결되고 서로가 서로에게 경청하는 솔직한 대화가 이뤄질 때 불가능도 가능해집니다.

앨런 페이든, 요니 키프니스, 발터 롱고, 앙투안 루보, 앤드류 밀러, 알바로 파스쿠알-레온, 찰스 레종, 도리 셰이퍼, 차이리훼이, 수재나 타이를 비롯해 이 프로젝트를 기꺼이 응원해 준 모든 연구자분께 깊은 감사를 드립니다. 이 지면을 통해 귀한 자료와 아이디어를 공유해 주어서 정말 고맙습니다.

한편, 현재 최일선 임상현장에 있는 하산 아시프 박사와 마크 트룰린저 박사는 그들이 담당했던 실제 환자 사례들을 언급할 수 있도록 허락해 주었습니다. 또, 세베른 피셔와 제이 군켈먼은 제게 뉴로피드백이라는 신생 과학 분야에 눈을 뜨게 해 준 분들입니다.

그리고 우리 독자들을 빼놓을 수 없겠죠. 이 책에 실린 모든 최신 과학정보는 제가 해당 페이지에 함께 언급한 연구 덕분에 세상의 빛을 볼 수 있었습니다. 만약 잘못된 내용이 있다면 그건 모두 제 실수입니다.

제 오랜 팬을 자처하는 가족 같은 친구들에게는 늘 신세를 지고 있습니다. 킴 버리 미니어, 이 빚을 내가 평생 다 갚을 수 있을까요? 크리스티 베델, 새넌 브라운리, 페이스 해킷, 세라 저드, 에이미 칼렌, 바비 휘터커, 그리고 밥 휘터커. 여러분의 따뜻한 우정과 상냥한 가슴이 있었기에 미쳐 가는 세상에서 제가 온정신을 보존할 수 있었습니다. 고맙습니다.

니나 헤이그니, 아흐메트 호크, 세라 저드, 에이미 칼렌, 페그 매카시, 다이앤 페트렐라는 두서없는 초본 원고를 검토하고 중요한 지적과 빛나는 의견을 주셨습니다. 새넌 브라운리의 편집 팁은 꺼끌꺼끌하게 읽히던 책을 완전히 매끄럽게 탈바꿈시켰습니다. 당신의 혜안에 박수를 보냅니다.

이 책을 집필하던 동안은 저뿐만 아니라 가까운 가족들까지 한꺼번에 병이 나는 바람에 개인적으로 특히 힘든 시기였습니다. 진퇴양난의 상황에서 버팀목이 되어 주신 주치의 선생님들께 감사 인사를 전합니다. 우선은 내가 건강해야 나머지도 돌볼 수 있다고 이분들이 지속적으로 일깨워 준 덕분에 마감 기한을 맞추고 강연을 다니고 식구들 간병까지 해낼 수 있었습니다. 아니타 바인스, 아낫 바니

×
너무 놀라운 작은 뇌세포 이야기

엘, 마티 글렌, 짐 힐, 알 랴오, 리사 매딜, 조슈아 내쉬먼, 히로시 나카자와, 조지 올드필드, 다이앤 페트렐라, 메건 리치, 마를라 샌존, 에릭 슈나이더 모두 감사합니다.

3주짜리 펠로십의 영광을 주신 버지니아 창작예술 센터^{Virginia} Center for the Creative Arts에게도 공로를 돌립니다. 센터가 블루리지 산맥에 자리한 아늑한 스튜디오 공간을 사용할 수 있도록 허락해 준 덕분에 이 책이 탄생할 수 있었습니다. 그곳에서의 경험은 제게 값으로 매길 수 없을 만큼 소중합니다.

마지막으로, 인생에서 가족보다 중요하고 고마운 사람들이 또 있을까요. 젠은 글로 다 옮길 수 없을 정도로 친구로서도 배우자로서도 최고의 남편입니다. "지나온 모든 일에 당신이 함께했기에 더없이 행복하다."라는 다소 진부한 표현에 격하게 공감할 정도로요. 당신이 없었다면 원고를 완성하기는커녕 식구들의 건강 문제도 의연하게 해결하지 못했을 거야. (물론 당신이 만든 글루텐 프리 무설탕 애플파이의 효과도 무시할 수 없지만) 우리 아들딸 크리스천과 클레어는 지난 20년 내내 인터뷰 핑계로 전화통에만 매달려 있고, 대면면담 때문에 지방출장 가는 고속열차를 맨날 아슬아슬하게 잡아타고, 식탁에서 수천 페이지의 원고를 쌓아 놓고 편집에 밤새우는 엄마를 지켜보며 알아서 커야 했습니다. 엄마는 너희가 태어난 순간에도 너희를 사랑했고 멋진 청년으로 훌쩍 성장해 버린 지금도 너희를 흠모한단다.

인내와 용기와 너그러움으로 버텨 준 우리 딸 클레어에게 이 책을 바칩니다.

프롤로그: 몸이 뇌를 공격하다

15 **한 2008년 연구에 의하면, 다발경화증 환자들은**: N. D. Chiaravalloti and J. DeLuca, "Cognitive Impairment in Multiple Sclerosis," *Lancet Neurology* 7 (December 2008), 1139–51. 미국 신경과학회(American Academy of Neurology)는 후속 연구를 토대로 2013년에 종합 보고서를 발표하는데, 그 안에 다음과 같은 내용이 있다: 보통 사람들은 다섯 명 중 한 명 미만 꼴로 일생 중 언젠가 "주요 우울장애 에피소드를 겪는 반면 다발경화증 환자들의 경우는 그런 사람이 3분 의 1 내지 절반이고"; "다발경화증 환자의 3분의 1 넘게" 불안장애를 앓으며; 양 극성 장애의 발병률은 다발경화증 환자들 사이에서 13%인 데 비해, 다발경화 증을 앓지 않는 사람들은 5%를 밑돈다.

"Summary of Evidence-Based Guideline for Patients and Their Families: Emotional Disorders in People with Multiple Sclerosis," *American Academy of Neurology*, www.aan.com/Guidelines/Home/GetGuidelineContent/630 (accessed July 3, 2017).

15 **루푸스 집단에서는 …… 환자가 56%나 됐다**: A. Unterman, J. E. S. Nolte, M. Boaz, et al., "Neuropsychiatric Syndromes in Systemic Lupus Erythematosus: A Meta-analysis," *Seminars in Arthritis and Rheumatism* 41, no. 1 (August 14, 2011), 1–11. 이 논문은 원래 2010년 10월 20일자로 온라인 출판됐었다. 17 건의 연구를 합친 이 메타분석에서는 루푸스와 정신신경계 장애 사이의 관련 성을 심층적으로 조사하고자 전신 홍반성 루푸스 환자 총 5,057명의 데이터 를 분석했다. 루푸스와 정신신경계 장애 사이에 상관관계가 높다는 연구 결론은 훨씬 앞선 2001년의 한 논문에서 환자 46명의 자료를 바탕으로 이미 나온 적이 있었다: H. Ainiala, J. Loukkola, J. Peltola, et al., "The Prevalence of Neuropsychiatric Syndromes in Systemic Lupus Erythematosus," *Neurology* 57, no. 3 (August 2001), 496–500. 한편, 2015년에는 한 연구진이 자가면역질 환과 정신신경계 장애 증상들 간 관련성을 증명하는 연구들의 업데이트된 검토 결과를 추가로 공개했다: R. Sankowski, S. Mader, and S. I. Valdés-Ferrer, "Systemic Inflammation and the Brain: Novel Roles of Genetic, Molecular, and Environmental Cues as Drivers of Neurodegeneration," *Frontiers in Cellular Neuroscience* 9 (February 2015), 1–20.

15 **루푸스가 있으면 조기 치매의 위험도 높은**: Y. Shoenfeld, O. Gendelman, S. Tiosano, et al., "High Proportions of Dementia Among SLE Patients: A Big Data Analysis," *International Journal of Geriatric Psychiatry* 33, no. 3 (March 2018), 531–36.

15 **같은 해에 또 다른 연구팀**: M. E. Benros, B. L. Waltoft, M. Nordentoft, et al., "Autoimmune Diseases and Severe Infections as Risk Factors for Mood Disorders: A Nationwide Study," *JAMA Psychiatry* 70, no. 8 (August 2013), 812–20. 이 연구는 1977년부터 2010년까지 수행되었으며 총 356만 명이 조사에 포함되었다.

15 **골수이식수술을 받은 어느 남성 환자에 관한 증례연구**: I. E. Sommer, D. W. van Bekkum, H. Klein, et al., "Severe Chronic Psychosis after Allogeneic SCT from a Schizophrenic Sibling," *Bone Marrow Transplant* 50, no. 1 (January 2015), 153–54.

16 **또 다른 증례연구에서는 조현병이 있는 젊은 남성이**: T. Miyaoka, R. Wake, S. Hashioka, et al., "Remission of Psychosis in Treatment-Resistant Schizophrenia following Bone Marrow Transplantation: A Case Report," *Frontiers in Psychiatry* 8, no. 174 (September 2017), doi:10.3389/fpsyt.2017.00174.

19 **일찍이 해부학자들에게는 …… 타당한 실마리가 있었던 셈**: 수막염처럼 뇌를 직접 공격하는 감염질환은 뇌가 "면역학적으로 특별한 장기"라는 규칙에 어긋나는 또 다른 사례다.

하나: 신경생물학은 내 운명

31 **그녀의 동료 신경과학자 하나는 베스 스티븐스를…… 묘사했다**: 에밀리 언더우드(Emily Underwood)는 한 기고문에서 "이 사람은 뇌 시냅스를 구원할 비밀을 알고 있을지 모른다(This Woman May Know a Secret to Saving the Brain's Synapses)."라고 적고 있다. *Science* (August 18, 2016), www.sciencemag.org/news/2016/08/woman-may-know-secret-saving-brain-s-synapses (accessed October 29, 2017).

39 **필즈가 슈반세포에 관심을 갖게 된 건**: R. Douglas Fields, *The Other Brain* (New York: Simon & Schuster, 2011).

44 **동영상을 보여 준 악셀 님머얀 박사**: A. Nimmerjahn, F. Kirchhoff, and F. Helmchen, "Resting Microglial Cells Are Highly Dynamic Surveillants of Brain Parenchyma in Vivo," *Science* 308, no. 5726 (May 27, 2005), 1314–18.

46 **백혈구는 머리 아래 몸뚱이에만 머물지만**: F. Ginhoux, M. Greter, M. Leboeuf, et al., "Fate Mapping Analysis Reveals That Adult Microglia Derive from Primitive Macrophages," *Science* 330, no. 6005 (November 2010), 841–45. 블라디미르 말레틱(Vladimir Maletic)과 찰스 레종은 공동집필한 저서에서 미세아교세포가 어째서 신경계 발달이 막 시작된 순간 다른 아교세포들이 생겨나기도 전에 이미 존재할 수밖에 없는지 그 비밀을 낱낱이 풀어낸다: "사실, 미세아

교세포의 조상은 난황주머니에 머물다가 성상아교세포/희소돌기아교세포의 조상보다 앞서 합류해 신경망 형성에 힘을 보탰다. …… 뉴런과 미세아교세포 사이의 해묵은 파트너십은 미세아교세포가 뇌 발달에 얼마나 중요한 자리를 차지하는지를 잘 보여 준다." Vladimir Maletic and Charles Raison, *The New Mind-Body Science of Depression* (New York: W. W. Norton, 2017), 263.

49 **류머티스 관절염은 바로 그렇게**: A. Laria, A. M. Lurati, M. Marrazza, et al., "The Macrophages in Rheumatic Diseases," *Journal of Inflammation Research* 9 (February 2016), 1–11.

50 **보체가 표식을 붙인 시냅스는**: B. Stevens, N. J. Allen, L. E. Vasquez, et al., "The Classical Complement Cascade Mediates CNS Synapse Elimination," *Cell* 131, no. 6 (December 14, 2007), 1164–78.

둘: 10미터 구덩이에서 3미터를 올라왔지만

66 **나는 빈센트 반 고흐가 남동생에게 쓴 편지의 한 구절을 떠올린다**: 마리아 포포바(Maria Popova)는 블로그 〈Brain Pickings〉에 올린 'What Depression Is Really Like'라는 제목의 짧은 에세이에서 빈센트 반 고흐의 글 일부분을 인용했다: www.brainpickings.org/2016/02/09/depression-william-styron-darkness-visible/ (accessed November 15, 2017).

67 **우울증의 옛 표현인 '멜랑콜리아'라는 말이 처음 등장한 곳은 …… 영국이었다**: William Styron, *Darkness Visible* (New York: Random House, 1990), 36–37.

67 **'히스테리'라는 말의 유래는 자궁을 뜻하는 그리스어 *hysterika*다.**: Matt Simon, "Fantastically Wrong: The Theory of the Wandering Wombs That Drove Women to Madness," *Wired*, May 7, 2014, www.wired.com/2014/05/fantastically-wrong-wandering-womb/ (accessed November 29, 2017). 이 기사에서 사이먼은 헬렌 킹(Helen King)의 에세이 'Once Upon a Text: Hysteria from Hippocrates'를 언급했다. 에세이 원본은 샌더 L. 길먼(Sander L. Gilman), 헬렌 킹, 로이 포터(Roy Porter), G. S. 루소(G. S. Rousseau), 일레인 쇼월터(Elaine

Showalter)의 공저서 《Hysteria Beyond Freud 》(Berkeley: University of California Press, 1993)를 참고한다.

68 **100년쯤 전에 …… 스위스 태생의 신경정신과 의사 한 명이**: William Styron, *Darkness Visible* (New York: Random House, 1990), 37.

68 **이 단어는 순식간에 …… 윌리엄 스타이런은 이렇게 적고 있다**: Ibid.

69 **발전한 신경과학 지식에 근거할 때**: Thomas Insel, "Transforming Diagnosis," *National Institute of Mental Health* (April 29, 2013), www.nimh.nih.gov/about/directors/thomas-insel/blog/2013/transforming-diagnosis.shtml (accessed October 9, 2017).

셋: 아군의 포격

84 **이런 망막의 시냅스 소실은 …… 안과 질환으로 이어졌다**: B. Stevens, B. A. Barres, N. J. Allen, et al., "The Classical Complement Cascade ates CNS Synapse Elimination," *Cell* 131, no. 6 (December 2007), 1164–78; G. R. Howell, D. G. Macalinao, G. L. Sousa, et al., "Molecular Clustering Identifies Complement and Endothelin Induction as Early Events in a Mouse Model of Glaucoma," *Journal of Clinical Investigation* 121, no. 4 (April 2011), 1429–44.

89 **논문은 두 가지 과학적 증거를 제시하고 있었다**: D. P. Schafer, E. K. Lehrman, A. G. Kautzman, et al., "Microglia Sculpt Postnatal Neural Circuits in an Activity and Complement-Dependent Manner," Neuron 74, no. 4 (May 2012), 691-705.

89 **그러는 동안 이탈리아에 있는 유럽분자생물학연구소에서**: R. C. Paolicelli, G. Bolasco, F. Pagani, et al., "Synaptic Pruning by Microglia Is Necessary for Normal Brain Development," *Science* 333, no. 6048 (September 9, 2011), 1456–58.

91 **미세아교세포는 신경보호물질을 분비해**: Lisa Bain, Noam I. Keren, and

Sheena M. Posey Norris, *Biomarkers of Neuroinflammation: Proceedings of a Workshop* (Washington, DC: National Academies Press, 2018), 18.

91　미세아교세포가 뉴런을 위해 직접 팔을 걷어붙일 때도: A. Miyamoto, H. Wake, A. W. Ishikawa, et al., "Microglia Contact Induces Synapse Formation in Developing Somatosensory Cortex," *Nature Communications* (August 25, 2016), 12540.

93　학계는 미세아교세포에 일단 발동이 걸리면 …… 추측한다: S. J. Yu, J. W. VanRyzin, M. Perez-Pouchoulen, et al., "Temporary Depletion of Microglia during the Early Postnatal Period Induces Lasting Sex-Dependent and Sex-Independent Effects on Behavior in Rats," *eNeuro* 3, no. 6 (November–December 2016), dx.doi.org/10.1523/ENEURO.0297-16.2016.

95　2016년, 상금 덕분에 연구비 계좌가 한층 두둑해진 스티븐스 팀은: B. Stevens, S. Hong, B. A. Barres, et al., "Complement and Microglia Mediate Early Synapse Loss in Alzheimer Mouse Models," *Science* 352, no. 6286 (May 2016), 712–16.

96　알츠하이머병에 걸린 실험동물의 뇌에는 …… 유난히 많았다: Emily Underwood, "This Woman May Know a Secret to Saving the Brain's Synapses," *Science* (August 18, 2016), www.sciencemag.org/news/2016/08/woman-may-know-secret-saving-brain-s-synapses (accessed October 29, 2017).

97　연구 결과는 이미 여럿 나와 있었다: M. L. MacDonald, J. Alhassan, J. T. Newman, et al., "Selective Loss of Smaller Spines in Schizophrenia," *American Journal of Psychiatry* 174, no. 6 (June 1, 2017), 586–94; D. A. Lewis, S. J. Dienel, and H. H. Bazmi, "Development of Transcripts Regulating Dendritic Spines in Layer 3 Pyramidal Cells of the Monkey Prefrontal Cortex: Implications for the Pathogenesis of Schizophrenia," *Neurobiology of Disease* 105 (September 2017), 132–41.

97　2016년, 스티븐스와도 친분이 있는 유전학자 스티븐 맥캐럴이: A. Sekar, A. R. Bialas, H. de Rivera, et al. "Schizophrenia Risk from Complex Variation of Complement Component 4," *Nature* 530, no. 7589 (2016), 177–83;

Lisa Bain, Noam I. Keren, and Sheena M. Posey Norris, *Biomarkers of Neuroinflammation: Proceedings of a Workshop* (Washington, DC: National Academies Press, 2018), 19–34.

넷: 온 동네가 미세아교세포 세상

108   **어린이가 어떤 예상치 못한 스트레스에 꾸준히 시달린다**: J. E. Lin, T. C. Neylan, E. Epel, et al., "Association of Childhood Adversity and Adulthood Trauma with C-Reactive Protein: A Cross-Sectional Population-Based Study," *Brain, Behavior, and Immunity* 53 (March 2016), 105–12.

109   **이 유전자의 변화는 스트레스 반응의 강도를 또 높여 재설정한다**: B. Labonté, M. Suderman, G. Maussion, et al., "Genome-Wide Epigenetic Regulation by Early Life Trauma," *Archives of General Psychiatry* 69, no. 7 (July 2012), 722–31; S. E. Romens, J. McDonald, J. Svaren, et al., "Associations Between Early Life Stress and Gene Methylation in Children," *Child Development* 86, no. 1 (January/February 2015); M. J. Meaney and M. Szyf, "Environmental Programming of Stress Responses Through DNA Methylation: Life at the Interface Between a Dynamic Environment and a Fixed Genome," *Dialogues, Clinical Neuroscience* 7, no. 2 (2005), 103–23; and M. Suderman, P. O. McGowan, A. Sasaki, et al., "Conserved Epigenetic Sensitivity to Early Life Experience in the Rat and Human Hippocampus," *Proceedings of the National Academy of Sciences* 109, suppl. 2 (October 16, 2012), 17266–72.

109   **실제로, 최근 예일대의 한 연구팀이**: N. Weder, H. Zhang, K. Jensen, et al., "Child Abuse, Depression, and Methylation in Genes Involved with Stress, Neural Plasticity, and Brain Circuitry," *Journal of the American Academy of Child and Adolescent Psychiatry* 53, no. 4 (April 2014), 417–24.

109   **아이들이 성인이 되면 ⋯⋯ 이런 생물학적 배경이 있다**: S. R. Dube, D. Fairweather, W. S. Pearson, et al., "Cumulative Childhood Stress and

Autoimmune Diseases in Adults," *Psychosomatic Medicine* 71, no. 2 (February 2009), 243–50; M. Dong, W. H. Giles, V. J. Felitti, et al., "Insights into Causal Pathways for Ischemic Heart Disease: Adverse Childhood Experiences Study," *Circulation* 110, no. 13 (September 28, 2004), 1761–66; D. W. Brown, R. F. Anda, V. J. Felitti, et al., "Adverse Childhood Experiences Are Associated with the Risk of Lung Cancer: A Prospective Cohort Study," *BioMed Central Public Health* (January 19, 2010), 20; and R. D. Goodwin and M. B. Stein, "Association Between Childhood Trauma and Physical Disorders Among Adults in the United States," *Psychological Medicine* 34, no. 3 (April 2004), 509–20. For more on the relationship between ACE scores and disease, see www.cdc.gov/ace/outcomes.htm. B. Z. Yang, H. Zhang, G. Wenjing, et al., "Child Abuse and Epigenetic Mechanisms of Disease Risk," *American Journal of Preventive Medicine* 44, no. 2 (February 2013), 101–17.

109 **어릴 때 스트레스를 많이 경험하면 ······ 보고는 이미 유명하다**: D. P. Chapman, C. L. Whitfield, V. J. Felitti, et al., "Adverse Childhood Experiences and the Risk of Depressive Disorders in Adulthood," *Journal of Affective Disorders* 82, no. 2 (October 15, 2004), 217–25.

109 **성인에게 뇌 스캔을 실시하면**: M. A. Sheridan, N. A. Fox, C. H. Zeanah, et al., "Variation in Neural Development as a Result of Exposure to Institutionalization Early in Childhood," *Proceedings of the National Academy of Sciences* 109, no. 32 (August 7, 2012), 12927–32.

110 **해마의 신경회로가 과하게 처분된다**: L. Schmaal, D. J. Veltman, T. G. M. van Erp, et al., "Subcortical Brain Alterations in Major Depressive Disorder: Findings from the ENIGMA Major Depressive Disorder Working Group," *Molecular Psychiatry* 21, no. 6 (June 2016), 806–12.

110 **제이슨 같은 아이들에게 이것은 이런 의미다**: R. J. Herringa, R. M. Birn, P. L. Ruttle, et al., "Childhood Maltreatment Is Associated with Altered Fear Circuitry and Increased Internalizing Symptoms by Late Adolescence," *Proceedings of the National Academy of Sciences* 110, no. 47 (November 19,

2013), 19119–24; E. R. Edmiston, F. Wang, C. M. Mazure, et al., "Corticostriatal-Limbic Gray Matter Morphology in Adolescents with Self-Reported Exposure to Childhood Maltreatment," *Archives of Pediatrics & Adolescent Medicine* 165, no. 12 (December 2011), 1069–77; and J. Czerniawski and J. F. Guzowski, "Acute Neuroinflammation Impairs Context Discrimination Memory and Disrupts Pattern Separation Processes In Hippocampus," *Journal of Neuroscience* 34, no. 37 (September 10, 2014), 12470–80.

111 케이티처럼 주요우울장애를 앓는 환자들은: R. Haapakoski, J. Mathieu, K. P. Ebmeier, et al., "Cumulative Meta-Analysis of Interleukins 6 and Iβ, Tumour Necrosis Factor α and C-Reactive Protein in Patients with Major Depressive Disorder," *Brain, Behavior, and Immunity* 49 (October 2015), 206–15; and M. S. Cepeda, P. Stang, and R. Makadia, "Depression Is Associated with High Levels of C-Reactive Protein and Low Levels of Fractional Exhaled Nitric Oxide: Results from the 2007–2012 National Health and Nutrition Examination Surveys," *Journal of Clinical Psychiatry* 77, no. 12 (December 2016), 1666–71.

111 가령, C-반응성 단백질 수치가 높게 측정된 사람은: Lisa Bain, Noam I. Keren, and Sheena M. Posey Norris, *Biomarkers of Neuroinflammation: Proceedings of a Workshop* (Washington, DC: National Academies Press, 2018), 34.

111 열 살 때 …… 아이는: G. M. Khandaker, R. M. Pearson, P. B. Jones, et al., "Association of Serum Interleukin 6 and C-Reactive Protein in Childhood with Depression and Psychosis in Young Adult Life: A Population-Based Longitudinal Study," *JAMA Psychiatry* 71, no. 10 (October 2014), 1121–28.

111 2015년에는 …… 사이토카인의 수치도 높다는 사실이 추가로 밝혀졌다: Common Links Between Chronic Pain and Depression," *Neuroscience & Behavioral Review* 53 (June 2015), 139–59.

112 양극성 장애 환자의 경우는 …… 염증 지표물질들이 급증했다가: E. Brietzke, L. Sterts, B. S. Fernandes, et al., "Comparison of Cytokine Levels in Depressed, Manic and Euthymic Patients with Bipolar Disorder," *Journal of*

Affective Disorders 116, no. 3 (August 2009), 214–17; H. Yamamori, T. Ishima, Y. Yasuda, et al., "Assessment of a Multi-Assay Biological Diagnostic Test for Mood Disorders in a Japanese Population," *Neuroscience Letters* 612 (January 26, 2016), 167–71; F. Dickerson, E. Katsafanas, L. A. Schweinfurth, et al., "Immune Alterations in Acute Bipolar Depression," *Acta Psychiatrica Scandinavica* 132, no. 3 (September 2015), 204–10.

112 **긴밀한 연관성은 신경정신과 임상 현장에서도**: R. Hou, M. Garner, C. Holmes, et al., "Peripheral Inflammatory Cytokines and Immune Balance in Generalised Anxiety Disorder: Case-Controlled Study," *Brain, Behavior, and Immunity* 62 (May 2017), 212–18; H. Engler, P. Brendt, J. Wischermann, et al., "Selective Increase of Cerebrospinal Fluid IL-6 During Experimental Systemic Inflammation in Humans: Association with Depressive Symptoms," *Molecular Psychiatry* 22 (October 2017), 1448–54; A. H. Miller and C. L. Raison, "The Role of Inflammation in Depression: From Evolutionary Imperative to Modern Treatment Target," *Nature Reviews: Immunology* 16 (December 2015), 22–34; M. B. Howren, D. M. Lamkin, and J. Suls, "Associations of Depression with C-Reactive Protein, IL-1, and IL-6: A Meta-Analysis," *Psychosomatic Medicine* 71, no. 2 (February 2009), 171–86; Y. Dowlati, N. Herrmann, W. Swardfager, et al., "A Meta-Analysis of Cytokines in Major Depression," *Biological Psychiatry* 67 no. 5 (March 1, 2010), 446–57; Lisa Bain, Noam I. Keren, and Sheena M. Posey Norris, *Biomarkers of Neuroinflammation: Proceedings of a Workshop* (Washington, DC: National Academies Press, 2018), 25.

112 **조현병이라고 다르지 않다**: F. P. Hartwig, M. C. Borges, B. L. Horta, et al., "Inflammatory Biomarkers and Risk of Schizophrenia: A 2-Sample Mendelian Randomization Study," *JAMA Psychiatry* 74, no. 12 (December 2017), 1226–33.

112 **게다가 ⋯⋯ 징후가 없을 때도 그렇다고 한다**: C. L. Raison, C. A. Lowry, G.A.W. Rook, "Inflammation, Sanitation and Consternation: Loss of Contact

with Co-Evolved, Tolerogenic Micro-Organisms and the Pathophysiology and Treatment of Major Depression," *Archives of General Psychiatry* 67, no. 12 (December 2010), 1211–24.

112 **2017년에는 존스홉킨스 의과대학 팀이 새로운 연구 결과를 세상에 공개했다**: F. Dickerson, H. C. Wilcox, M. Adamos, et al., "Suicide Attempts and Markers of Immune Response in Individuals with Serious Mental Illness," *Journal of Psychiatric Research* 87 (April 2017), 37–43; F. Dickerson, M. Adamos, E. Katsafanas, et al., "The Association Between Immune Markers and Recent Suicide Attempts in Patients with Serious Mental Illness: A Pilot Study," *Psychiatry Research* 255 (September 2017), 8–12.

112 **면역계가 ······ 염증 반응을 개시한다**: Moises Velasquez-Manoff, "When the Body Attacks the Mind," *The Atlantic* (July/August 2016), www.theatlantic. com/magazine/archive/2016/07/when-the-body-attacks-the-mind/485564/ (accessed October 12, 2017).

112 **자폐증 환자들도 염증 지표물질 수치가 높게 측정된다**: G. B. Choi, Y. S. Yim, H. Wong, et al., "The Maternal Interleukin-17a Pathway in Mice Promotes Autism-Like Phenotypes in Offspring," *Science* 351, no. 6276 (February 26, 2016), 933–39.

113 **사람의 경우는 이 과정에 더 오랜 시간이 소요된다**: T. Kreisel, M. G. Frank, T. Licht, et al., "Dynamic Microglial Alterations Underlie Stress-Induced Depressive-Like Behavior and Suppressed Neurogenesis," *Molecular Psychiatry* 19, no. 6 (June 2014), 699–709.

113 **실제로 요즘에는 분자 수준에서 우울증 발병 경로의 대부분이 ······ 학계의 대세 견해다**: Ibid.

114 **불안증과 우울증 증상이 심해지는 시기**: G. Singhal and B. T. Baune, "Microglia: An Interface Between the Loss of Neuroplasticity and Depression," *Frontiers in Cellular Neuroscience* 11 (September 8, 2017), 270.

114 **최근 〈JAMA 사이키아트리〉에 실린 논문을 보면**: E. Setiawan, A. A. Wilson, R. Mizrahi, et al., "Role of Translocator Protein Density, a Marker of

×
너무 놀라운 작은 뇌세포 이야기

Neuroinflammation, in the Brain During Major Depressive Episodes," *JAMA Psychiatry* 72, no. 3 (March 2015), 268–75.

114 **강박장애 환자들 역시**: S. Attwells, E. Setiawan, A. A. Wilson, et al., "Inflammation in the Neurocircuitry of Obsessive-Compulsive Disorder," *JAMA Psychiatry* 74, no. 8 (August 2017), 833–40.

114 **같은 해인 2017년, …… 비슷한 맥락의 또 다른 연구 결과**: A. R. Bialas, J. Presumey, A. Das, et al., "Microglia-Dependent Synapse Loss in Type 1 Interferon-Mediated Lupus," *Nature* 546, no. 7659 (June 22, 2017), 539–43.

114 **다발경화증 환자들이 인지력과 기억력 감퇴를 자주 겪는 것도**: C. F. Lucchinetti, F. G. Bogdan, B. F. Popescu, et al., "Inflammatory Cortical Demyelination in Early Multiple Sclerosis," *New England Journal of Medicine* 365, no. 23 (December 8, 2011), 2188–97; R. Sankowski, S. Mader, and S. I. Valdes-Ferrer, "Systemic Inflammation and the Brain: Novel Roles of Genetic, Molecular, and Environmental Cues as Drivers of Neurodegeneration," *Frontiers in Cellular Neuroscience* 9 (February 2, 2015), 28.

114 **그렇다면 라일라 같은 크론병 환자들이 …… 어째서일까**: D. R. van Langenberg, G. W. Yelland, S. R. Robinson, et al., "Cognitive Impairment in Crohn's Disease Is Associated with Systemic Inflammation, Symptom Burden and Sleep Disturbance," *United European Gastroenterology Journal* 5, no. 4 (June 2017), 579–87.

115 **이 시기에는 과민해진 몸의 면역계가**: Ibid. 논문 저자들은 "이 효과의 기전이 완전히 밝혀지지는 않았지만, 대장에 염증이 생기면 뇌 해마에 있는 미세아교 세포의 염증 활성이 상향조정되어 그 결과로 시냅스 꼬리 쪽 반응에 큰 이상 이 온다는 설치류 실험 증거가 있다. 만약 사람 크론병 환자에게도 이런 반응 성 교란이 발생하는 것이라면 본 연구에서 관찰된 반응시간 느려짐 현상이 이 것으로 설명 가능할 것"이라고 언급했다. 다음 논문도 참고한다: K. Riazi, M. A. Galic, A. C. Kentner, et al., "Microglia-Dependent Alteration of Gluamatergic Synaptic Transmission and Plasticity in the Hippocampus During Peripheral

Inflammation," *Journal of Neuroscience* 35, no. 12 (March 25, 2015), 4942–52.

115 **자폐증의 경우 환자의 뇌를 찍은 PET 스캔 자료**: Virginia Hughes, "Brain Imaging Study Points to Microglia as Autism Biomarker," *Spectrum*, January 10, 2013, spectrumnews.org/news/brain-imaging-study-points-to-microglia-as-autism-biomarker/ (accessed October 12, 2017); and J. L. Frost and D. P. Schafer, "Microglia: Architects of the Developing Nervous System," *Trends in Cell Biology* 26, no. 8 (August 1, 2016), 587–96.

115 **자폐증 환자는 뇌에서 미세아교세포가**: S. Katsuaki, G. Sugihara, Y. Ouchi, et al., "Microglial Activation in Young Adults with Autism Spectrum Disorder," *JAMA Psychiatry* 70, no. 1 (January 2013); Y. Mizoguchi and A. Monji, "Microglial Intracellular Ca2+ Signaling in Synaptic Development and Its Alterations in Neurodevelopmental Disorders," *Frontiers in Cellular Neuroscience* 11 (March 17, 2017), 69; and S. Gupta, S. E. Ellis, F. N. Ashar, et al., "Transcriptome Analysis Reveals Dysregulation of Innate Immune Response Genes and Neuronal Activity-Dependent Genes in Autism," *Nature Communications* 5 (December 2014), 5748.

115 **미세아교세포가 병증을 악화시키는 것은**: S. R. Subramaniam and H. J. Federoff, "Targeting Microglial Activation States as a Therapeutic Avenue in Parkinson's Disease," *Frontiers in Aging Neuroscience* 9 (June 2017), 176.

115 **웨스트나일 바이러스 감염증 역시**: M. J. Vasek, C. Garber, D. Dorsey, et al., "A Complement-Microglial Axis Drives Synapse Loss during Virus-Induced Memory Impairment," *Nature* 534, no. 7608 (June 2016), 538–43.

121 **많은 궁금증의 단서가 신경면역학의 발전 덕분에**: W. W. Eaton, M. G. Pedersen, P. R. Nielsen, et al., "Autoimmune Diseases, Bipolar Disorder, and Non-Affective Psychosis," *Bipolar Disorders* 12, no. 6 (September 2010), 638–46.

121 **우울증 환자 그룹 역시 …… 가능성이 더 높았다**: J. Euesden, A. Danese, C. M. Lewis, et al., "A Bidirectional Relationship Between Depression and the Autoimmune Disorders: New Perspectives from the National Child

Development Study," *PLOS One* 12, no. 3 (March 6, 2017), e0173015.

123 **과학철학자 토머스 쿤의 말처럼**: 20세기의 과학철학자 토머스 쿤은 과학적 발견과 학계가 이것을 "보통의 과학"으로 인정할 때 일어나는 패러다임 전환 사이의 시간차를 언급한 바 있다. 쿤은 과학의 본성은 보수적이어서 확실히 납득할 만한 증거 없이는 어떤 아이디어를 포기하려 하지 않는다고 주장했다. 그런 까닭에 어떤 하나의 과학 이데올로기를 절대다수의 과학자들이 각자 과학계 전체의 풍경을 바라보는 가치관을 형성하는 출발점으로 받아들이고 나면 나중에 연구가 명백하게 정도에서 빗나가는 방향으로 흐르기 시작할지라도 누구도 섣불리 이데올로기를 뒤집지 못한다는 것이다.

다섯: 몸뚱이와 뇌를 잇는 다리

127 **인간은 …… 더 많이 안다는 말이 있다**: Matt Haig, "Kurt Cobain Was Not a 'Tortured Genius,' He Had an Illness," *The Telegraph*, April 5, 2015. 이 기사에서 헤이그는 다음과 같이 적고 있다. "신경과학은 태어난 지 고작 100년 된 핏덩어리 학문인지라, 오늘날 과학계가 이해하는 뇌는 진실보다는 그런 모습이었으면 하는 우리의 희망사항에 훨씬 더 가깝다. 인간은 자신의 두개골 내용물보다 목성의 달에 대해 더 많이 아는 셈이다." 기사 전문은 다음 링크를 참고한다: www.telegraph.co.uk/men/thinking-man/11515605/Kurt-Cobain-was-not-a-tortured-genius-he-had-an-illness.html (accessed November 5, 2017).

128 **그러다 …… 다시 주입했더니**: J. Kipnis, H. Cohen, M. Cardon, et al., "T-Cell Deficiency Leads to Cognitive Dysfunction: Implications for Therapeutic Vaccination of Schizophrenia and Psychiatric Conditions," *Proceedings of the National Academy of Sciences* 101, no. 21 (May 2004), 8180–85.

129 **그는 T세포가 …… 의심도 가지고 있었다**: I. Shaked, Z. Porat, R. Gersner, et al., "Early Activation of Microglia as Antigen-Presenting Cells Correlates with T Cell–Mediated Protection and Repair of the Injured Central Nervous System," *Journal of Neuroimmunology* 146, no. 1–2 (January 2004), 84–93.

130 **2010년에 새로운 연구논문 하나를 발표했다**: N. C. Derecki, A. N. Cardani, C. H. Yang, et al., "Regulation of Learning and Memory by Meningeal Immunity: A Key Role for IL-4," *Journal of Experimental Medicine* 207, no. 5 (May 2010), 1067–80. 키프니스는 중추신경계의 신경퇴행성 질환들이 염증과 무관하지 않음을 시사하는 산적한 증거를 기반으로 나아가 모든 신경퇴행성 질환이 면역계 이상과 관련 있을 수 있는가를 주제로 앞서 2006년에도 논문을 발표한 바 있다. M. Schwartz, O. Butovsky, and J. Kipnis, "Does Inflammation in an Autoimmune Disease Differ from Inflammation in Neurodegenerative Diseases? Possible Implications for Therapy," *Journal of Neuroimmune Pharmacology* 1, no. 1 (March 2006), 4–10.

135 **지금 루보의 눈앞에 있는 것은 …… 수많은 림프관이었다**: 이 실험들은 수개월에 걸쳐 진행됐는데, 연구팀은 여러 차례 반복해 맥관구조가 염색돼 보이는 결과를 확인하고 또 확인하고 나서야 이것이 진짜 림프관임을 확신했다.

134 **어떤 단백질 분자에 형광지표를 붙이는 것**: 여기서 나는 "지표"라고 표현했지만, 키프니스와 동료 연구자들이 실제로 사용한 용어는 "시약"이었다.

134 **허상이 아닌 진짜였다**: Jonathan Kipnis, "The Seventh Sense," Scientific American, August 2018, 29–35. A. Louveau, I. Smirnov, J. Keyes, et al., "Structural and Functional Features of Central Nervous System Lymphatics," *Nature* 523, no. 7560 (July 16, 2015), 337–41.

135 **이듬해 키프니스 팀은 NIH의 협조를 받아**: M. Absinta, S. K. Ha, G. Nair, et al., "Human and Nonhuman Primate Meninges Harbor Lymphatic Vessels That Can Be Visualized Noninvasively by MRI," *eLife* 6 (October 3, 2017), e29738. 연구팀은 이 림프관 그물망이 원숭이 뇌와 사람 뇌 모두에 존재한다는 사실을 증명할 수 있었다.

140 **양방향 소통은 다른 경로를 통해서도 이뤄질 수 있다**: N. Lou, T. Takano, Y. Pei, et al., "Purinergic Receptor P2RY12-Dependent Microglial Closure of the Injured Blood-Brain Barrier," *Proceedings of the National Academy of Sciences* 113, no. 4 (January 26, 2016), 1074–79.

141 **의문이 전부 풀린 건 아니다**: A. Louveau, B. A. Plog, S. Antila, et al.,

"Understanding the Functions and Relationships of the Glymphatic System and Meningeal Lymphatics," *Journal of Clinical Investigation* 127, no. 9 (September 2017), 3210–19.

여섯: 더 이상 해결책이 없다

159   **한 해에 청소년기 여아 여섯 명 중 한 명꼴로**: R. Mojtabai, M. Olfson, and B. Han, "National Trends in the Prevalence and Treatment of Depression in Adolescents and Young Adults," *Pediatrics* 138, no. 6 (December 2016), e20161878.

159   **소아청소년 1만 명을 대상으로 실시된 한 연구**: J. Breslau, S. E. Gilman, B. D. Stein, et al., "Sex Differences in Recent First-Onset Depression in an Epidemiological Sample of Adolescents," *Translational Psychiatry* 7, no. 5 (May 2017), e1139.

159   **17세 연령군만 따지면**: Ibid.

160   **게다가 미국**: "Major Depression: Prevalence of Major Depressive Episode Among Adolescents," National Institute of Mental Health, www.nimh.nih.gov/health/statistics/prevalence/major-depression-among-adolescents.shtml (accessed November 6, 2017).

161   **소아과 의사 535명**: "Rising Mental Health Issues Facing Our Children, in Five Charts," *The Atlantic*, 2014, www.theatlantic.com/sponsored/athena-where-does-it-hurt/ (accessed November 6, 2017).

161   **2010년과 2013년 사이에 …… 소아청소년이**: Ibid.

161   **두 연구자는 …… 보고서에서 이렇게 적고 있다**: G. Plemmons, "Trends in Suicidality and Serious Self-Harm for Children 5–17 Years at 32 U.S. Children's Hospitals, 2008–2015," presented on May 7, 2017, at the 2017 Pediatric Academic Societies Meeting in San Francisco. 이 현상은 비단 미국만의 얘기가 아니다. 캐나다에서도 소아청소년이 정신건강과 중독 문

제로 응급실에 실려 온 사례가 6년 새에 3분의 1 증가한 것으로 집계됐다. S. Gandhi, M. Chiu, K. Lam, et al., "Mental Health Service Use Among Children and Youth in Ontario: Population-Based Trends over Time," *Canadian Journal of Psychiatry* 61, no. 2 (February 2016), 119–24. 또한, 불과 5년 사이에 10대 청소년의 자살 시도는 23% 증가했고 자살로 생을 마감한 13~18세 청소년의 수는 31%나 껑충 뛰었다. J. M. Twenge, T. E. Joiner, M. L. Rogers, et al., "Increases in Depressive Symptoms, Suicide-Related Outcomes, Suicide Rates Among U.S. Adolescents After 2010 and Links to Increased New Media Screen Time," *Clinical Psychological Science* (published online November 14, 2017), 1–15. 오늘날 자살은 15세에서 34세 사이의 아이 (I) 세대와 밀레니엄 세대에서 두 번째로 흔한 사망 원인으로 자리 잡았다: "Suicide Is a Leading Cause of Death in the United States," National Institute of Mental Health, www.nimh.nih.gov/health/statistics/suicide/index. shtml#part_154968 (accessed November 6, 2017).

162 **삶이 고달픈 것이 비단 요즘 아이들 얘기만은 아닐 것**: A. Case and A. Deaton, "Rising Morbidity and Mortality in Midlife Among White Non-Hispanic Americans in the 21st Century," *Proceedings of the National Academy of Sciences* 112, no. 49 (December 2015), 15078–83. 중년에 우울증, 자살, 약물 과다복용이 증가하는 것이 중년기의 사망률 상승을 부추기고 있다고 프린스턴 대학교의 두 연구자는 지적한다. "이 논문에서는 1999년부터 2013년까지 중년의 비-히스패닉 백인 남녀 미국인 사이에서 원인 불문 사망이 급증한 현상을 보고하고자 한다. 수십 년 동안 감소세를 그리던 사망률 그래프가 이처럼 전복된 것은 미국만의 독특한 현상이다. 다른 선진국들에서는 유사한 급반전이 목격되지 않았다. …… 병원에서 측정한 간 기능의 악화는 물론이고 당사자 보고에 근거한 신체건강 저하, 정신건강 저하, 일상생활 수행능력 감퇴, 만성 통증 증가, 업무수행 불능 등이 모두 이 연령대 미국 국민의 고충이 급증하는 현실을 가리킨다. 만약 45~54세 백인 중년층의 사망률이 1998년 수치에 계속 머물렀다면 1999년과 2013년 사이에 9만 6,000명이 그리고 2013년에만 7,000명이 아직 살아 있을 것이다. 또, 만약 직전 조사기간(1979년부터 1998년까지)

×

의 감소 추세가 지속됐다면 1999년과 2013년 사이에 총 50만 명이 죽음을 피할 수 있었을 것이다. …… 당사자 보고에 근거한 신체건강 저하, 정신건강 저하, 업무수행 불능, 통증 증가, 간 기능 지표 악화의 동시다발적 발생은 중년의 삶이 점점 힘들어진다는 사실을 보여주는 방증이다." 오늘날, 주요우울장애는 세계적으로 가장 흔한 건강 문제 중 하나이다. "Data on Behavioral Health in the United States," American Psychological Association, www.apa.org/helpcenter/data-behavioral-health.aspx (accessed November 6, 2017). 물론, 정신건강 이상의 증가는 미국만의 고민이 아니다. 주요우울장애가 질병 발생률 상위 10위권 안에 드는 현상은 오늘날 4개 국가만 제외하고 전 세계적인 현상이다. C. J. L. Murray and A. D. Lopez, "Measuring Global Health: Motivation and Evolution of the Global Burden of Disease Study," *Lancet* 390, no. 10100 (September 16, 2017), 1460–64. 영국의 경우, 현대의 어느 년도를 콕 집든 16세에서 64세 사이 인구집단 안에서 정신건강에 문제가 있다는 진단을 받은 사람이 늘 6분의 1은 된다고 한다. David Brown and Nick Triggle, "Mental Health: 10 Charts on the Scale of the Problem," BBC News, September 30, 2017, www.bbc.com/news/health-41125009 (accessed November 6, 2017). 그리고 2016년을 기준으로는 전 세계 11억 인구가 신경정신과 장애 혹은 물질남용 문제를 안고 살아가고 있었다.

162 **성인의 자살률은 …… 무섭게 치솟아**: J. A. Phillips, A. V. Robin, C. N. Nugent, et al., "Understanding Recent Changes in Suicide Rates Among the Middle-aged: Period or Cohort Effects?" *Public Health Report* 125, no. 5 (September–October 2010), 680–88. 미국 질병통제및예방센터(CDC, Centers for Disease Control and Prevention)의 2015년 조사에 따르면, 미국 내 사망 원인 순위에서 자살은 연간 4만 4,000명의 목숨을 앗아 가는 10위에 올랐다. 다시 말해 이것은 미국에서만 매일 100명 넘는 사람들이 자살한다는 얘기다. 기자 잭 로돌리코(Jack Rodolico)가 2017년 10월 26일에 라디오 프로그램 〈Reveal〉에 출연해 소개한 단편기사 '헤로인 일기(Heroin Diaries)'를 보면 미국 내 헤로인과 아편 관련 사망에 관한 최신 통계가 더 자세히 나와 있다: www.revealnews.org/episodes/heroin-diaries/ (accessed December 6, 2017).

479

×

참고문헌

162 **헤로인 과다투약으로 사망한 미국인의 수는 2017년에만 5만 2,000명이 넘는다**
: Ibid.

일곱: 신종 전염병

171 **500년을 거슬러 올라가 …… 라고 치자:** S. Gagneux, "Host-Pathogen Coevolution in Human Tuberculosis," *Philosophical Translations of the Royal Society of London, Biological Sciences* 364, no. 159 (March 19, 2012), 850–59.

173 **몸을 잔뜩 웅크리고:** G. M. Slavich and M. R. Irwin, "From Stress to Inflammation and Major Depressive Disorder: A Social Signal Transduction Theory of Depression," *Psychological Bulletin* 140, no. 3 (May 2014), 774–815.

175 **우리 조상의 면역계는 '고급 학습'을 통해:** 조너선 키프니스 박사는 오래전부터 면역계와 사회적 행동 간의 이 연결고리를 연구하고 있다. 진화학적 관점에서 그는 인류가 사회화되어감에 따라 체내에 점점 더 크고 탄탄한 면역반응 체계가 세워져 온갖 병원균으로부터 스스로 안전하게 지킬 수 있게 되었고, 그런 성질은 근친을 중심으로 널리 퍼져 나갔다는 가설을 세운다. 이것은 본능적으로 따르게 되는 일종의 생물학적 명령으로 굳어, 남자든 여자든 모든 인간으로 하여금 모여 살면서 가족을 이루어 자식을 낳게 하고 그렇게 인류가 오늘날에 이르게 하는 원동력이 되었다는 해설이다. 그 과정에서 영특하게도 인간의 뇌는 미생물과 발맞춰 진화함으로써 사회성과 방어력이라는 두 마리 토끼를 모두 잡았다. 병원균과의 조우를 매일 반복함으로써 사이토카인 반응을 강화한 덕분에 다양한 사회적 상황에서 더 오래 살아남고, 그것이 욕망이든 사랑이든 상대에게 애정을 품고, 더 많은 자손을 남기면서 말이다. (염증성 면역반응의 이러한 고차원적 기전은 한참 투병 중일 때나 위협에 대치할 때 혹은 우울증에 빠져 있을 때 사이토카인 수치가 치솟는 현상과 완전히 다른 성질의 것이다) 그런데 이 말은 곧 너무 약한 면역반응도 문제가 될 수 있다는 뜻이기도 하다. 가령, 키프니스의 최근 연구에 의하면 실험쥐의 뇌수막 공간 내 특정 사이토카인 메시지를

차단하면 실험동물들이 사회성을 전부 잃는다고 한다. 일상적 행동과 성격을 관장하는 대뇌 전두엽 신경회로의 패턴이 변한 것이다. 그런데 그 양상이 사람 자폐증 환자의 머릿속에서 목격되는 신경회로의 모습과 흡사했다고 한다. 즉, 몸의 면역계가 뇌에 보내는 메시지는 반드시 완벽하게 정상 범위여야 한다. 너무 강해서도 안 되고 너무 약해서도 안 되는 것이다. 우리의 뇌는 한시도 무게 중심을 잃어서는 안 된다. 그리고 미생물은 지난 억겁의 세월 내내 인간이 그 비결을 본능적으로 이해하도록 도와준 조력자였다. 키프니스가 말한 것처럼, 어쩌면 "우리 인간성의 일부는 정말로 면역계에 의해 빚어진 것일지 모른다". A. J. Filiano, Y. Xu, N. J. Tustison, et al., "Unexpected Role of Interferon-ɣ in Regulating Neuronal Connectivity and Social Behaviour," *Nature* 535, no. 7612 (July 12, 2016), 425–29.

176 **태어난 지 얼마 안 된 실험쥐를 세균에 감염시킨다**: L. L. Williamson, E. A. McKenney, Z. E. Holzknecht, et al., "Got Worms? Perinatal Exposure to Helminths Prevents Persistent Immune Sensitization and Cognitive Dysfunction Induced by Early-Life Infection," *Brain, Behavior, and Immunity* 51 (January 2016), 14–28.

177 **그럼에도 미국 환경보호국(EPA)은 …… 법적으로 허락하고 있다**: 이 주제에 관심 있는 분들에게는 내 전작《자가면역이라는 역병(The Autoimmune Epidemic)》 (New York: Touchstone, 2008)을 추천한다.

181 **길을 헤매던 당신은 …… 맞닥뜨린다**: C. L. Raison and A. H. Miller, "Pathogen-Host Defense in the Evolution of Depression: Insights into Epidemiology, Genetics, Bioregional Differences and Female Preponderance," *Neuropsychopharmacology* 42, no. 1 (January 2017), 5–27.

183 **레종 교수는 이 미생물들 중 다수가 …… 강조한다**: M. G. Frank, L. K. Fonken, S. D. Dolzani, et al., "Immunization With *Mycobacterium Vaccae* Induces an Anti-Inflammatory Milieu in the CNS: Attenuation of Stress-Induced Microglial Priming, Alarmins and Anxiety-Like Behavior," *Brain, Behavior, and Immunity* 73 (October 2018), 352–63.

183 **정신 나간 우리 면역계가 21세기의 상징인 만성 스트레스를**: A. H. Miller and

C. L. Raison, "The Role of Inflammation in Depression: From Evolutionary Imperative to Modern Treatment Target," *Nature Reviews: Immunology* 16 (January 2016), 22–34.

184 **그런데 현대 사회에서는 …… 점에서다**: 우울증과 관련된 유전자가 우리 조상들의 면역계를 강화시킨 더 자세한 사연은 브라이언 가브리엘(Brian Gabriel)의 기사를 참고한다. "The Evolutionary Advantage of Depression," *The Atlantic*, October 2, 2012.

187 **전문가들은 이 모든 사회적 스트레스 요인들이 …… 입을 모은다**: 마이클 이언 블랙(Michael Ian Black)의 논평기사 "The Boys Are Not All Right," *New York Times*, February 21, 2018. 이 기사에서 블랙은 사회적 스트레스 인자가 소년의 뇌 발달에 미치는 영향을 직접적으로 다루지 않는다. 하지만 교내 묻지 마 총격 사건이 반복되는 것이 요즘 남자아이들이 전혀 괜찮지 않다는 징조라고 강한 어조로 주장하고 있다. "남성성을 계량하는 지표는 오직 힘이며, 남자답지 않으면 무조건 약한 것이고, 남자다워야만 남들 위에 군림할 수 있다는 우리 사회의 시대착오적인 기준에 억눌려 아이들이 질식해 가고 있다."라는 것이다. 여기에 더해 슬픔, 두려움, 상냥함 같은 감정을 표현하는 법을 배우지 못한 채 자란다는 점에서 우리 젊은이들은 은둔형 외톨이가 되거나 늘 분노에 차 있거나 둘 중 하나가 될 수밖에 없다. 이런 현실이 아이들의 뇌 발달에 사회적 스트레스 요인으로 작용하는 것은 누가 봐도 분명한 사실이다.

188 **트라우마가 몸과 정신에 미치는 영향을 연구하는 전문가들 역시**: 로버트 우드 존슨 재단(Robert Wood Johnson Foundation)의 후원을 받는 뉴스 사이트 ACEsTooHigh와 ACEsConnection의 창립자이자 편집자 제인 스티븐스(Jane Stevens)와 가진 인터뷰를 바탕으로 재구성한 내용이다. 2017년 11월 11일에 유년기의 부정적 경험이 미치는 영향에 관한한 손꼽히는 전문가인 스티븐스는 오늘날 소셜미디어가 바람직한 아동 성장에 막대한 지장을 주는 요소라고 못 박았다.

191 **그런 면에서 존스홉킨스팀이 …… 그리 놀랍지 않다**: R. Mojtabai, M. Olfson, and B. Han, "National Trends in the Prevalence and Treatment of Depression in Adolescents and Young Adults," *Pediatrics* 138, no. 6

×
너무 놀라운 작은 뇌세포 이야기

(December 2016), e20161878.

191 **실제로도 …… 소셜미디어 사용 빈도는**: E. Kross, P. Verduyn, E. Demiralp, et al., "Facebook Use Predicts Declines in Subjective Well-Being in Young Adults," *PLOS One* 8, no. 8 (August 2013), e69841; Holly B. Shakya and Nicholas A. Christakis, "A New, More Rigorous Study Confirms: The More You Use Facebook, the Worse You Feel," *Harvard Business Review*, April 10, 2017.

191 **매일 다섯 시간 넘게 온라인 세상에서 사는 10대는**: J. M. Twenge, T. E. Joiner, M. L. Rogers, et al., "Increases in Depressive Symptoms, Suicide Rates Among U.S. Adolescents After 2010 and Links to Increased New Media Screen Time," *Clinical Psychological Science* (published online November 14, 2017), 1–15.

191 **소셜미디어 사용과 …… 연계성은 …… 사이에서 더 짙다**: Y. Kelly, A. Zilanawala, C. Booker, et. al., "Social Media Use and Adolescent Mental Health: Findings from the UK Millennium Cohort Study," *EClinicalMedicine* (December 2018), 59–68.

192 **2012년에 스마트폰을 사용하는 미국 청소년은 전체 인구의 절반이었다**: Aaron Smith, "Record Shares of Americans Now Own Smartphones, Have Home Broadband," *Fact Tank*, Pew Research Center, January 12, 2017, www.pewresearch.org/fact-tank/2017/01/12/evolution-of-technology/ (accessed December 7, 2017).

192 **2015년으로 오면 미국 10대의 73%가 스마트폰을 쓰고 있었다**: Pew Research Center, "73% of Teens Have Access to a Smartphone; 15% Have Only a Basic Phone," Amanda Lenhart, *Teens, Social Media & Technology Overview* 2015, April 8, 2015, www.pewinternet.org/2015/04/09/teens-social-media-technology-2015/pi_2015-04-09_teensandtech_06/ (accessed December 7, 2017).

192 **보고서 저자들은 …… 우울증과 더불어**: J. M. Twenge, A. B. Cooper, T. E. Joiner, et al., "Age, Period, and Cohort Trends in Mood Disorder Indicators

and Suicide-Related Outcomes in a Nationally Representative Dataset, 2005–2017," *Journal of Abnormal Psychology* 128, no. 3 (April 2019), 185–99.

여덟: 뇌를 해킹하다

197 **마치 화가가 …… 포착한 것 같다**: 이 그림은 현미경 렌즈를 통해 보이는 뉴런의 가지치기 패턴이 동양화의 무늬를 연상시켜 탄생한 신경과학자이자 화가인 그 레그 던(Greg Dunn) 박사의 작품이다. 던은 이 그림을 수묵화 스타일로 그렸다.

198 **과학적 증거의 수가 최근 빠르게 증가**: R. Masgrau, C. Guaza, R. M. Ransohoff, et al., "Should We Stop Saying 'Glia' and 'Neuroinflammation'?" *Trends in Molecular Medicine* 23, no. 6 (June 2017), 486–500.

205 **최근에는 …… 증거가 점점 늘고 있다**: B. A. van der Kolk, H. Hodgdon, M. Gapen, et al., "A Randomized Controlled Study of Neurofeedback for Chronic PTSD," *PLOS One* 11, no. 12 (December 2016), e0166752; F. Minder, A. Zuberer, D. Brandeis, et al., "Informant-Related Effects of Neurofeedback and Cognitive Training in Children with ADHD Including a Waiting Control Phase: A Randomized-Controlled Trial," *European Child & Adolescent Psychiatry* 27, no. 8 (August 2018), 1055–66; and S. Banerjee and C. Argáez, "Neurofeedback and Biofeedback for Mood and Anxiety Disorders: A Review of Clinical Effectiveness and Guidelines," *CADTH Rapid Response Reports*, Canadian Agency for Drugs and Technologies in Health (November 2017).

205 **2018년에 공개된 단일 눈가림 무작위배정 대조 임상연구 1건에 의하면**: D.M.A. Mehler, M. O. Sokunbi, I. Habes, et al., "Targeting the Affective Brain—A Randomized Controlled Trial of Real-Time fMRI Neurofeedback in Patients with Depression," *Neuropsychopharmacology* 43, no. 13 (December 2018), 2578–85.

209 **TMS가 …… 효과 있음을 증명하는 임상연구 자료는 적지 않다**: Y. Levkovitz,

M. Isserles, F. Padberg, et al., "Efficacy and Safety of Deep Transcranial Magnetic Stimulation for Major Depression: A Prospective Multicenter Randomized Controlled Trial," *World Psychiatry* 14, no. 1 (February 2015), 64–73; M. A. Demitrack and M. E. Thase, "Clinical Significance of Transcranial Magnetic Stimulation (TMS) in the Treatment of Pharmacoresistant Depression: Synthesis of Recent Data," *Psychopharmacology Bulletin* 42, no. 2 (2009), 5–38; and Y. Levkovitz, E. V. Harel, Y. Roth, et al., "Deep Transcranial Magnetic Stimulation Over the Prefrontal Cortex: Evaluation of Antidepressant and Cognitive Effects in Depressive Patients," *Brain Stimulation* 2, no. 4 (October 2009), 188–200.

209 **알바로 파스쿠알-레온 박사를 필두로**: T. Perera, M. S. George, G. Grammer, et al., "The Clinical TMS Society Consensus Review and Treatment Recommendations for TMS Therapy for Major Depressive Disorder," *Brain Stimulation* 9, no. 3 (May 2016), 336–46; A. Pascual-Leone, A. Valero-Cabre, J. Amengual, et al., "Transcranial Magnetic Stimulation in Basic and Clinical Neuroscience: A Comprehensive Review of Fundamental Principles and Novel Insights," *Neuroscience & Biobehavioral Reviews* 83, no. 17 (December 2017), 381-404.

209 **증상이 상당히 개선된 환자들 중 다수가**: M. S. Kelly, A. J. Oliveira-Maria, M. Bernstein, et al., "Initial Response to Transcranial Magnetic Stimulation Treatment for Depression Predicts Subsequent Response," Journal of Neuropsychiatry and *Clinical Neurosciences* 29, no. 2 (Spring 2017), 179–82. Pascual-Leone also found that a patient's initial positive response to TMS could predict how greatly the patient might benefit from the typical fourteen to thirty sessions that made up a course of treatment. By 2017, more research amassed, showing that TMS could precisely target networks relevant in depression, which in turn helped patients recover. M. J. Dubin, C. Liston, M. A. Avissar, et al., "Network-Guided Transcranial Magnetic Stimulation for Depression," *Current Behavioral Neuroscience Reports* 4, no.

1 (March 2017), 70–77.

209 **파스쿠알-레온 박사가 …… 임상연구에 처음 성공한 것은:** A. Pascual-Leone, B. Rubio, M. D. Catala, et al., "Rapid-Rate Transcranial Magnetic Stimulation of Left Dorsolateral Prefrontal Cortex in Drug-Resistant Depression," *Lancet* 348, no. 9022 (July 1996), 233–37.

210 **전기충격요법, 즉 ECT는:** A. Sartorius, L. Kranaster, C. Hoyer, et al., "Antidepressant Efficacy of Electroconvulsive Therapy Is Associated with a Reduction of the Innate Cellular Immune Activity in the Cerebrospinal Fluid in Patients with Depression," *World Journal of Biological Psychiatry* 19, no. 5 (August 2018), 379–89.

210 **또 다른 2018년 임상연구 역시 난치성 우울증을 주제로 다뤘는데:** J. L. Kruse, E. Congdon, R. Olmstead, et al., "Inflammation and Improvement of Depression Following Electroconvulsive Therapy in Treatment-Resistant Depression," *Journal of Clinical Psychiatry* 79, no. 2 (March/April 2018).

210 **보다 앞선 2016년은 동물 연구 …… 자료를 보면:** N. Rimmerman, M. Abargil, L. Cohen, et al., "Microglia Mediate the Anti-Depressive Effects of Electroconvulsive Shock Therapy in Mice Exposed to Chronic Unpredictable Stress," *Brain, Behavior, and Immunity* 57, suppl. (October 2016), e20.

212 **2016년, 캘리포니아 주립대학 버클리 캠퍼스의 연구팀이:** J. L. Gallant, A. G. Huth, W. A. de Heer, et al., "Natural Speech Reveals the Semantic Maps That Tile Human Cerebral Cortex," *Nature* 532 (April 2016), 453–58. 같은 2016년, 휴먼 커넥톰 프로젝트(Human Connectome Project)는 현존하는 가장 정밀한 대뇌피질 지도를 완성했다. 이 지도에는 발달 단계마다와 여러 질병 상황에서 구조적으로 달라지는 97개 세부 구역의 모습이 자세히 묘사되어 있다. M. F. Glasser, T. S. Coalson, E. C. Robinson, et al., "A Multi-Modal Parcellation of Human Cerebral Cortex," *Nature* 536, no. 7615 (August 11, 2016), 171–78.

212 **전자에 해당하는 환자들의 경우:** Y. Kim, Z. Perova, M. M. Mirrione, et al., "Whole-Brain Mapping of Neuronal Activity in the Learned Helplessness Model of Depression," *Frontiers in Neural Circuits* 10, no. 3 (February 3,

2016), eCollection 2016.

213 **느끼지 못하는 무감동증 환자들은**: C. B. Young, T. Chen, J. Keller, et al., "Anhedonia and General Distress Show Dissociable Ventromedial Prefrontal Cortex Connectivity in Major Depressive Disorder," *Translational Psychiatry* 6, no. 5 (May 2016), e810.

213 **4년 뒤면 다수가**: R. Nusslock, E. Harmon-Jones, L. B. Alloy, et al., "Elevated Left Mid-Frontal Cortical Activity Prospectively Predicts Conversion to Bipolar 1 Disorder," *Journal of Abnormal Psychology* 121, no. 3 (August 2012), 592–601, and R. Nusslock, K. Walden, and E. Harmon-Jones, "Asymmetrical Frontal Cortical Activity Associated with Differential Risk for Mood and Anxiety Disorder Symptoms: An RDoC Perspective," *International Journal of Psychophysiology* 98, no. 2, pt. 2 (November 2015), 249–61. 파스쿠알-레온은 기능적 자기공명영상(fMRI)을 활용해 뇌 신경회로 연결이 구체적으로 어떻게 이상해지느냐에 따라 우울증을 네 분류로 세분했다. 그는 이런 식으로 환자를 분류하면 정확한 진단에 보탬이 될 뿐만 아니라 환자가 TMS에 얼마나 잘 반응할지도 예측할 수 있을 거라고 예상했다. A. T. Drysdale, L. Grosenick, J. Downar, et al., "Resting-State Connectivity Biomarkers Define Neurophysiological Subtypes of Depression," *Nature Medicine* 23, no. 1 (January 2017), 28–38. 과학자들은 운동기능, 인지기능, 행동기능을 매개하는 전두엽과 신경절을 잇는 영역인 전두엽선조체 네트워크뿐만 아니라 뇌 변연계에서도 몇 가지 차이점을 발견했다. 한편, 또 다른 연구팀은 대뇌피질의 흥분도를 측정하는 신경생리학적 파라미터가 TMS가 가장 효과적일 환자를 미리 선별할 생체지표물질로서 유망하며, 대뇌피질 흥분도의 차이가 주요우울장애 환자들의 TMS 치료 개인차와 무관하지 않다는 사실을 확인했다: B. Kobyashi, I. A. Cook, A. M. Hunter, et al., "Can Neurophysiologic Measures Serve as Biomarkers for the Efficacy of Repetitive Transcranial Magnetic Stimulation Treatment of Major Depressive Disorder?" *International Review of Psychiatry* 29, no. 2 (April 2017), 98–114.

214 **메이오 클리닉에는 …… 치료 후에**: S. H. Ameis, Z. J. Daskalakis, P. Szatmari,

et al., "Repetitive Transcranial Magnetic Stimulation for the Treatment of Executive Function Deficits in Autism Spectrum Disorder: Clinical Trial Approach," *Journal of Child and Adolescent Psychopharmacology* 27, no. 5 (June 2017), 413–21. 미국 NIH의 지원을 받아 자폐증 환자를 TMS로 치료한 알바로 파스쿠알-레온과 린지 오버먼(Lindsay Oberman)의 이 혁신적 연구는 존 엘더 로빈슨(John Elder Robison)의 저서 《Switched On》(New York: Spiegel & Grau, 2016)에 언급되면서 더 유명해졌다.

214 **TMS가 비만 치료에도 효과적임이 증명됐다**: 이탈리아 밀라노 대학교 교수이자 IRCCS 산 도나토 종합병원의 내분비내과과장인 리비오 루지(Livio Luzi)가 2017년 4월 3일에 미국 플로리다 주 올랜도에서 열린 99차 연례 내분비학회 모임에서 발표한 연구 결과. 당시 제목은 "심부 경두개 자기자극법(dTMS)이 미생물총 조율을 통해 비만억제 효과를 내다(Deep Transcranial Magnetic Stimulation [dTMS] Exerts Anti-Obesity Effects via Microbiota Modulation)"였다.

215 **그런데 최신 연구에 의하면**: C. L. Cunningham, V. Martinez-Cerdeno, and S. C. Noctor, "Microglia Regulate the Number of Neural Precursor Cells in the Developing Cerebral Cortex," *Journal of Neuroscience* 33, no. 10 (March 6, 2013), 4216–33; A. Sierra, S. Beccari, I. Diaz-Aparicio, et al., "Surveillance, Phagocytosis, and Inflammation: How Never-Resting Microglia Influence Adult Hippocampal Neurogenesis," *Neural Plasticity* (2014), 610343.

216 **연구에 의하면, 뉴런이 ······ 것 외에**: H. F. Iaccarino, A. C. Singer, A. J. Martorell, et al., "Gamma Frequency Entrainment Attenuates Amyloid Load and Modifies Microglia," *Nature* 540, no. 7632 (December 7, 2016), 230–35.

217 **델타파든, 감마파든, 세타파든, 베타파든 정상이 아닌 모든 뇌파 형태는**: R. Masgrau, C. Guaza, R. M. Ransohoff, et al., "Should We Stop Saying 'Glia' and 'Neuroinflammation'?" *Trends in Molecular Medicine* 23, no. 6 (June 2017), 486–500.

217 **시술을 제대로만 한다면 TMS는**: C. L. Cullen and K. M. Young, "How Does Transcranial Magnetic Stimulation Influence Glial Cells in the Central Nervous System?" *Frontiers in Neural Circuits* 10 (April 2016), 26. qEEG 연구

×

의 선구자인 제이 군켈먼의 설명으로는 TMS를 이용한 직접적 자극을 통해 신경회로를 활성화시키거나 비활성화시킬 수도 있고, 미세아교세포의 활동성을 높이거나 낮출 수도 있다고 한다.

아홉: 궁지에 몰린 영혼

224 **만약 초반에 환자에게 반응이 별로 없으면**: M. S. Kelly, A. J. Oliveira-Maria, M. Bernstein, et al., "Initial Response to Transcranial Magnetic Stimulation Treatment for Depression Predicts Subsequent Response," *Journal of Neuropsychiatry and Clinical Neurosciences* 29, no. 2 (Spring 2017), 179–82.

225 **아시프 박사가 …… 호흡조절 벨트를 점검한 뒤**: 여기서도 그렇고 다른 부분에서도 마찬가지로 내가 아시프 박사의 작업을 묘사할 때는 직접 보고 들은 것 말고도 에밀리 엘리스 누트(Amy Ellis Nutt)의 기사 속 내용을 종종 덧붙였음을 밝혀 둔다: "The Mind's Biology," *Washington Post*, February 19, 2016, A1–A14. www.washingtonpost.com/sf/national/2016/02/19/brain-hacking-the-minds-biology (accessed November 12, 2017).

227 **제임스 조이스의 …… 구절이**: James Joyce, *Dubliners* (New York: Penguin, 1993), 104.

열: 알츠하이머병의 미스터리가 풀리다

260 **앞서, 캘리포니아 주립대학 샌프란시스코 캠퍼스(UCSF)의 연구팀 역시**: L. Verret, E. O. Mann, G. B. Hang, et al., "Inhibitory Interneuron Deficit Links Altered Network Activity and Cognitive Dysfunction in Alzheimer Model," *Cell* 149, no. 3 (April 27, 2012), 708–21; and A. K. Gillespie, E. A. Jones, Y.-H. Lin, et al., "Apolipoprotein E4 Causes Age-Dependent Disruption of Slow Gamma Oscillations during Hippocampal Sharp-Wave Ripples," *Neuron* 90,

no. 4 (May 2016), 740–51. 2018년, 스웨덴 카롤린스카 인스티튜트의 연구팀 역시 진행성 인지기능 감퇴가 있을 때 EEG상으로 인지기능 관련 감마파 진동 패턴의 진행성 악화 소견이 동반된다는 사실을 밝혀냈다. H. Balleza-Tapia, S. Crux, Y. Andrade-Talavera, et al., "TrpV1 Receptor Activation Rescues Neuronal Function and Network Gamma Oscillations from Aβ-Induced Impairment in Mouse Hippocampus in Vitro," *Elife* 7 (November 2018), e37703.

261 **흡사한 동물연구 자료는 이미 나와 있었다**: H. F. Iaccarino, A. C. Singer, A. J. Martorell, et al., "Gamma Frequency Entrainment Attenuates Amyloid Load and Modifies Microglia," *Nature* 540, no. 7632 (December 7, 2016), 230–35.

266 **박사는 최초 연구 결과를 2016년에 〈네이처〉에**: Ibid. A. J. Martorell, A. L. Paulson, H.-J. Suk, et al., "Multi-Sensory Gamma Stimulation Ameliorates Alzheimer's-Associated Pathology and Improves Cognition," Cell (March 7, 2019) (epub ahead of print)도 참고.

266 **퀸즐랜드 뇌 연구소 팀은**: G. Leinenga and J. Götz, "Scanning Ultrasound Removes Amyloid-β and Restores Memory in an Alzheimer's Disease Mouse Model," *Science Translational Medicine* 7, no. 278 (March 11, 2015), 278ra33.

267 **2018년, 차이 박사는 추가 논문을 발표하며**: A. C. Singer, A. J. Martorell, J. M. Douglas, et al., "Noninvasive 40-Hz Light Flicker to Recruit Microglia and Reduce Amyloid Beta Load," *Nature Protocols* 13, no. 8 (August 2, 2018), 1850–68.

269 **마거릿 매카시 박사의 2016년 연구**: J. W. VanRyzin, S. J. Yu, M. Perez-Pouchoulen, et al., "Temporary Depletion of Microglia during the Early Postnatal Period Induces Lasting Sex-Dependent and Sex-Independent Effects on Behavior in Rats," *eNeuro* 3, no. 6 (November–December 2016), e0297–16. 2016, 1–19.

269 **유전자 변이로 성질이 변한 수용체는**: S. Hong and B. Stevens, "TREM2: Keeping Microglia Fit during Good Times and Bad," *Cell Metabolism* 26, no. 4 (October 2017), 590–91; S. E. Hickman and J. El Khoury, "TREM2 and

490

×

너무 놀라운 작은 뇌세포 이야기

the Neuroimmunology of Alzheimer's Disease," *Biochemical Pharmacology* 88, no. 4 (April 15, 2014), 495–98; P. Yuan, C. Condello, C. D. Keene, et al., "TREM2 Haplodeficiency in Mice and Humans Impairs the Microglia Barrier Function Leading to Decreased Amyloid Compaction and Severe Axonal Dystrophy," *Neuron* 90, no. 4 (May 18, 2016), 724–39. 알츠하이머병 위험성을 높이는 특정 TREM2 변이형과 그 기전을 더 자세히 논한 논문으로 는 Lisa Bain, Noam I. Keren, and Sheena M. Posey Norris, *Biomarkers of Neuroinflammation: Proceedings of a Workshop* (Washington, DC: National Academies Press, 2018), 17–19.를 추천한다.

270 **미세아교세포는 …… 불러 모아 없애 버린다**: B. Stevens, S. Hong, B. Barres, et al., "Complement and Microglia Mediate Early Synapse Loss in Alzheimer Mouse Models," *Science* 352, no. 6286 (May 6, 2016), 712–16; Bain, Keren, and Norris, *Biomarkers of Neuroinflammation*, 31.

270 **시냅스가 사라지는 현상은**: Bain, Keren, and Norris, B*iomarkers of Neuroinflammation*, 19.

275 **이 신기술은**: E. Z. Macosko, A. Basu, R. Satija, et al., "Highly Parallel Genome-Wide Expression Profiling of Individual Cells Using Nanoliter Droplets," *Cell* 161, no. 5 (May 21, 2015), 1202–14.

276 **예일대의 한 연구팀이 이미**: W. Bao, H. Jia, S. J. Finnema, et al., "PET Imaging for Early Detection of Alzheimer's Disease: From Pathologic to Physiologic Biomarkers," *PET Clinics* 12, no. 3 (July 2017), 329–50; S. J. Finnema, N. B. Nabulsi, J. Mercier, et al., "Kinetic Evaluation and Test-Retest Reproducibility of [^{11}C]UCB-J, a Novel Radioligand for Positron Emission Tomography Imaging of Synaptic Vesicle Glycoprotein 2A in Humans," *Journal of Cerebral Blood Flow and Metabolism* 38, no. 11 (November 2018), 2041–52.

279 **한 호주 연구팀은**: R. M. Nisbet, A. Van der Jeugd, G. Leinenga, et al., "Combined Effects of Scanning Ultrasound and a Tau-Specific Single Chain Antibody in a Tau-Transgenic Mouse Model," *Brain* 150, no. 5 (May 2017), 1220–30; G. Leinenga, C. Langton, R. Nisbet, et al., "Ultrasound Treatment

of Neurological Diseases—Current and Emerging Applications," *Nature Reviews*: Neurology 12, no. 3 (March 2016), 161–74.

열하나: 시냅스 소생 대작전

297 **존스홉킨스 의과대학 연구팀은**: M. Fotuhi, B. Lubinski, M. Trullinger, et al., "A Personalized 12-week 'Brain Fitness Program' for Improving Cognitive Function and Increasing the Volume of Hippocampus in Elderly with Mild Cognitive Impairment," *Journal of Prevention of Alzheimer's Disease* 3, no. 3 (2016), 133–37.

297 **기능적 MRI 스캔을 활용한 연구들에서는**: J. Ghaziri, A. Tucholka, V. Larue, et al., "Neurofeedback Training Induces Changes in White and Gray Matter," *Clinical EEG and Neuroscience* 44, no. 4 (October 2013), 265–72.

297 **대뇌피질 회색질이 자라나더라는 연구 결과**: A. Munivenkatappa, J. Rajeswaram, B. Indira Devi, et al., "EEG Neurofeedback Therapy: Can It Attenuate Brain Changes in TBI?" *NeuroRehabilitation* 35, no. 3 (2014), 481–84.

297 **2018년 임상연구**: D.M.A. Mehler, M. O. Sokunbi, I. Habes, et al., "Targeting the Affective Brain—A Randomized Controlled Trial of Real-Time fMRI Neurofeedback in Patients with Depression," *Neuropsychopharmacology* 43, no. 13 (December 2018), 2578–85.

298 **주요우울장애 환자들이 등록된 또 다른 소규모 예비 임상연구**: F. Peeters, M. Oehlen, J. Ronner, et al., "Neurofeedback as a Treatment for Major Depressive Disorder—A Pilot Study," *PLOS One* 9, no. 3 (March 18, 2014), e91837; and R. Markiewcz, "The Use of EEG Biofeedback/Neurofeedback in Psychiatric Rehabilitation," *Psychiatria Polska* 51, no. 6 (December 30, 2017), 1095–106.

298 **2016년 대규모 임상연구의 결과는**: B. A. van der Kolk, H. Hodgdon, M.

Gapen, et al., "A Randomized Controlled Study of Neurofeedback for Chronic PTSD," *PLOS One* 11, no. 12 (December 2016), e0166752.

298 **임상연구 다수에 의하면 ⋯⋯ 통계적으로:** S. Banerjee and C. Argáez, "Neurofeedback and Biofeedback for Mood and Anxiety Disorders: A Review of Clinical Effectiveness and Guidelines," *CADTH Rapid Response Reports*, Canadian Agency for Drugs and Technologies in Health (November 2017). 다른 한 연구에서는 범불안장애 환자에게 뉴로피드백을 열다섯 차례 실시한 결과, 뉴로피드백군 참가자들은 대조군 참가자들과 달리 뇌기능 개선과 불안증 약화를 보고했다. M. Dadashi, B. Birashk, F. Taremian, et al., "Effects of Increase in Amplitude of Occipital Alpha & Theta Brain Waves on Global Functioning Level of Patients with GAD," *Basic and Clinical Neuroscience* 6, no. 1 (January 2015), 14–20.

298 **다른 한 연구에서는:** T. Sürmeli and A. Ertem, "Obsessive-Compulsive Disorder and the Efficacy of qEEG-Guided Neurofeedback Treatment: A Case Series," *Clinical EEG and Neuroscience* 42, no. 3 (July 2011), 195–201; F. Blaskovits, J. Tyerman, and M. Luctkar-Flude, "Effectiveness of Neurofeedback Therapy for Anxiety and Stress in Adults Living with a Chronic Illness: A Systematic Review Protocol," *JBI Database of Systematic Reviews and Implementation Reports* 15, no. 7 (July 2017), 1765–69; M. Luctkar-Flude and D. Groll, "A Systematic Review of the Safety and Effect of Neurofeedback on Fatigue and Cognition," *Integrative Cancer Therapies* 14, no. 4 (July 2015), 318–40; A. Munivenkatappa, J. Rajeswaran, N. Bennet, et al., "EEG Neurofeedback Therapy: Can It Attenuate Brain Changes in TBI?" *NeuroRehabilitation* 35, no. 3 (2014), 481–84; and J. Ghaziri, A. Tucholka, V. Larue, et al., "Neurofeedback Training Induces Changes in White and Gray Matter," *Clinical EEG and Neuroscience* 44, no. 4 (October 2013), 265–72.

298 **임상연구에 의하면, 뉴로피드백이 ⋯⋯ 완화하는:** J. Schmidt and A. Martin, "Neurofeedback Against Binge Eating: A Randomized Controlled Trial in a Female Subclinical Threshold Sample," *European Eating Disorders*

Review 24, no. 5 (September 2016), 406–16; and J. Schmidt and A. Martin, "Neurofeedback Reduces Overeating Episodes in Female Restrained Eaters: A Randomized Controlled Pilot-Study," *Applied Psychophysiology and Biofeedback* 40, no. 4 (December 2015), 283–95.

298 **주의력 결핍 문제가 있는 학생들이 등록된 임상연구들**: F. Minder, A. Zuberer, D. Brandeis, et al., "Informant-Related Effects of Neurofeedback and Cognitive Training in Children with ADHD including a Waiting Control Phase: A Randomized-Controlled Trial," *European Child & Adolescent Psychiatry* 27, no. 8 (August 2018), 1055–66.

302 **가령, 우울증을 앓고 있거나**: F. Peeters, M. Oehlen, J. Ronner, et al., "Neurofeedback as a Treatment for Major Depressive Disorder—A Pilot Study," *PLOS One* 9, no. 13 (March 2014), e91837; V. Zotev, R. Phillips, K. D. Young, et al., "Prefrontal Control of the Amygdala During Real-Time fMRI Neurofeedback Training of Emotional Regulation," *PLOS One* 8, no. 11 (November 2013), e79184; and V. Zotev, H. Yuan, M. Misaki, et al., "Correlation between Amygdala BOLD Activity and Frontal EEG Asymmetry during Real-time fMRI Neurofeedback Training in Patients with Depression," *Neuroimage: Clinical* 11 (February 2016), 224–38.

302 **범불안장애 환자들은**: M. Dadashi, B. Birashk, F. Taremian, et al., "Effects of Increase in Amplitude of Occipital Alpha & Theta Brain Waves on Global Functioning Level of Patients with GAD," *Basic and Clinical Neuroscience* 6, no. 1 (January 2015), 14–20.

308 **"뉴로피드백처럼 안전하게 직류전기장을 변화시키는 기법"**: 2017년 5월 11일, 제이 군켈먼과의 전화 인터뷰 중에 나왔던 얘기다.

308 **2015년에 미국 캘리포니아 주립대학 어바인 캠퍼스(UCI)의 연구팀은**: A. M. Taylor, A. W. Castonguay, A. J. Taylor, et al., "Microglia Disrupt Mesolimbic Reward Circuitry in Chronic Pain," *Journal of Neuroscience* 35, no. 22 (June 3, 2015), 8442–50; M. W. Salter and S. Beggs, "The Known Knowns of Microglia-Neuronal Signaling in Neuropathic Pain," *Neuroscience Letters* 557,

pt. A (December 2013), 37–42.

309 　같은 해, 하버드 의과대학 부속 병원에서 수행된 연구도: M. L. Loggia, D. B. Chonde, O. Akeju, et al., "Evidence for Brain Glial Activation in Chronic Pain Patients," *Brain* 138, pt. 3 (March 2015), 604–15.

309 　신경과학자들이 연구로 알아낸 사실은 또 있다: A. M. Taylor, A. W. Castonguay, A. J. Taylor, et al., "Microglia Disrupt Mesolimbic Reward Circuitry in Chronic Pain," *Journal of Neuroscience* 35, no. 22 (June 3, 2015), 8442–50.

310 　신체통증과 감정이 어떻게 긴밀하게 얽혀 있는지 잘 드러내는 임상연구 하나: C. N. Dewall, G. Macdonald, G. D. Webster, et al., "Acetaminophen Reduces Social Pain: Behavioral and Neural Evidence," *Psychological Science* 21, no. 7 (July 2010), 931–37.

310 　이 변화는 신경 염증의 도화선이 되어 훗날: Z. Wu and H. Nakanishi, "Lessons from Microglia Aging for the Link between Inflammatory Bone Disorders and Alzheimer's Disease," *Journal of Immunology Research* 2015 (January), 471342.

311 　관절 염증이 뇌 염증을 불러오고: F. R Nieto, A. K. Clark, J. Grist, et al., "Neuron-Immune Mechanisms Contribute to Pain in Early Stages of Arthritis," *Journal of Neuroinflammation* 13, no. 1 (April 29, 2016), 96; M. Fusco, S. D. Skaper, S. Coaccioli, et al., "Degenerative Joint Diseases and Neuroinflammation," *Pain Practice* 17, no. 4 (April 2017), 522–32.

313 　"마음이나 몸에서 어떤 증상이 보인다면": 세베른 피셔와의 2018년 4월 14일 자 인터뷰 내용을 바탕으로 한다. 더 자세한 내용은 피셔의 저서를 참고하길 권한다. Sebern F. Fisher, *Neurofeedback in the Treatment of Developmental Trauma: Calming the Fear-Driven Brain* (New York: W. W. Norton, 2014).

열둘: 재부팅된 우리 집 원더우먼

317 **발레리나는 어떻게 제자리돌기를:** 영국 BBC 기자 앤드류 마르(Andrew Marr)
가 한 기고문에서 흡사한 발레리나의 비유를 언급했다: "Marr's Mini Miracle,"
Sunday Daily Mail, January 21, 2017.

열셋: 우리 머릿속의 소방관

344 **조지타운 대학교의 연구교수 신분으로:** 조지타운 대학교에서 페이든은 조지타
운 인지연산과학연구소(Institute for Cognitive and Computational Sciences)의 초대
연구소장도 지냈다.

345 **미식축구 선수의 뇌를 부검하면 …… 뉴스기사가:** J. Mez, P. T. Kiernan,
B. Abolmohammadi, et al., "Clinicopathological Evaluation of Chronic
Traumatic Encephalopathy in Players of American Football," *JAMA* 318, no.
4 (July 25, 2015), 360–70.

346 **역사상 …… 인지기능 저하가:** "The Old Man and the CTE: Did Brain Injury
Lead to the Demise of Ernest Hemingway?" *Washington Post*, May 5, 2017,
C2.

346 **헤더의 남편 데이브도:** H. Terrio, L. A. Brenner, B. J. Ivins, et al., "Traumatic
Brain Injury Screening: Preliminary Finding in a US Army Brigade Combat
Team," *Journal of Head Trauma Rehabilitation* 24, no. 1 (January–February
2009), 14–23.

346 **뇌진탕 사고는 미국에서만 해마다 400만 건 가까이:** www.npr.org/sections/
health-shots/2016/05/31/479750268/poll-nearly-1-in-4-americans-report-
having-had-a-concussion (accessed April 21, 2018).

347 **보통 수준의 외상성 뇌 손상 단 한 번에:** G. Scott, A. F. Ramlackhansingh, P.
Edison, et al., "Amyloid Pathology and Axonal Injury After Brain Trauma,"
Neurology 86, no. 9 (March 1, 2016), 821–28.

347 어린이와 여성은 뇌 부상 후: M. Albicini and A. McKinlay, "Anxiety Disorders in Adults with Childhood Traumatic Brain Injury: Evidence of Difficulties More than 10 Years Postinjury," *Journal of Head Trauma Rehabilitation* 33, no. 3 (May/June 2018), 191–99.

347 뇌진탕 환자들의 뇌는: J. H. Cole, R. Leech, D. J. Sharp, et al., "Prediction of Brain Age Suggests Accelerated Atrophy After Traumatic Brain Injury," *Annals of Neurology* 77, no. 4 (April 2015), 571–81.

347 환자 23만 5,000명의 병원 기록을 분석한 최근 연구에 의하면: M. Fralick, D. Thiruchelvam, H. C. Tien, et al., "Risk of Suicide After a Concussion," *Canadian Medical Association Journal* 188, no. 7 (April 19, 2016), 497–504.

348 페이든은 흔한 뇌진탕 환자들 가운데 40% 이상이: A. I. Faden and D. J. Loane, "Chronic Neurodegeneration After Traumatic Brain Injury: Alzheimer Disease, Chronic Traumatic Encephalopathy, or Persistent Neuroinflammation?" *Neurotherapeutics* 12, no. 1 (January 2015), 143–50.

349 뇌 해마의 신경퇴행 현상이 목격됐고: D. J. Loane, A. Kumar, B. A. Stoica, et al., "Progressive Neurodegeneration After Experimental Brain Trauma: Association with Chronic Microglial Activation," *Journal of Neuropathology & Experimental Neurology* 73, no. 1 (January 2014), 14–29.

350 머리 부상이 이 성실한 일꾼들을 …… 돌변시킨다: A. I. Faden and D. J. Loane, "Chronic Neurodegeneration After Traumatic Brain Injury: Alzheimer Disease, Chronic Traumatic Encephalopathy, or Persistent Neuroinflammation?" *Neurotherapeutics* 12, no. 1 (January 2015), 143–50; C. K. Donat, G. Scott, S. M. Gentleman, et al., "Microglial Activation in Traumatic Brain Injury," *Frontiers in Aging Neuroscience* 9 (June 2017), 208.

351 놀랍게도 일부 입자가 뇌를 탈출해: A. Kumar, B. A. Stoica, D. J. Loane, et al., "Microglial-Derived Microparticles Mediate Neuroinflammation After Traumatic Brain Injury," *Journal of Neuroinflammation* 14, no. 1 (March 15, 2017), 47.

352 척추 손상이 뇌 전역에 염증 반응을 유발해: J. Wu, Z. Zhao, B. Sabirzhanov,

et al., "Spinal Cord Injury Causes Brain Inflammation Associated with Cognitive and Affective Changes: Role of Cell Cycle Pathways," *Journal of Neuroscience* 34, no. 33 (August 13, 2014), 10989–11006.

352 **2017년, 스웨덴 카롤린스카 인스티튜트가**: S. Montgomery, A. Hiyoshi, S. Burkill, et al., "Concussion in Adolescence and Risk of Multiple Sclerosis," *Annals of Neurology* 82, no. 4 (October 2017), 554–61.

355 **캘리포니아 주립대학 로스앤젤레스 캠퍼스(UCLA)의 연구진은**: G. Krishna, R. Agrawal, Y. Zuang, et al., "7,8-Dihydroxyflavone Facilitates the Action Exercise to Restore Plasticity and Functionality: Implications for Early Brain Trauma Recovery," *Biochimica et Biophysica Acta* 1863, no. 6 (June 2017), 1204–13; A. Lal, S. A. Kolakowsky-Hayner, J. Ghajar, et al., "The Effect of Physical Exercise After a Concussion: A Systematic Review and Meta-Analysis," *American Journal of Sports Medicine* 46, no. 3 (March 2018), 743–52.

356 **동물을 이용한 실험에서는 간헐적 단식 후**: L. M. Davis, J. R. Pauly, R. D. Readnower, et al., "Fasting Is Neuroprotective Following Traumatic Brain Injury," *Journal of Neuroscience Research* 86, no. 8 (June 2008), 1812–22.

열넷: 가장 빠른 치료법?

367 **뇌도 다른 사람들보다 훨씬 젊어서**: 이 단원의 내용은 대부분 발터 롱고 박사와의 인터뷰를 추리거나 논문에서 발췌한 것이지만, 박사의 저서에서 인용하기도 했다: Valter Longo, Ph.D., *The Longevity Diet* (New York: Avery, 2018).

368 **더 놀라운 변화가 있었으니**: I. Y. Choi, L. Piccio, P. Childress, et al., "A Diet Mimicking Fasting Promotes Regeneration and Reduces Autoimmunity and Multiple Sclerosis Symptoms," *Cell Reports* 15, no. 10 (June 7, 2016), 2136–46.

369 **FMD 군 개체들의 경우**: I. Y. Choi, C. Lee, and V. D. Longo, "Nutrition and Fasting Mimicking Diets in the Prevention and Treatment of Autoimmune

Diseases and Immunosenescence," *Molecular and Cellular Endocrinology* 5, no. 455 (November 5, 2017), 4–12.

369 이 신흥 연구분과는 요즘 한창 뜨는 추세다: V. D. Longo and M. P. Mattson, "Fasting: Molecular Mechanisms and Clinical Applications," *Cell Metabolism* 19, no. 2 (February 2014), 181–92.

369 박사의 2018년 연구에 의하면: M. P. Mattson, K. Moehl, N. Ghena, et al., "Intermittent Metabolic Switching, Neuroplasticity, and Brain Health," *Nature Reviews: Neuroscience* 19, no. 2 (February 2018), 63–80.

372 연구 결과는 수년 전부터 꾸준히 나오던 차였다: J. B. Johnson, W. Summer, R. G. Cutler, et al., "Alternate Day Calorie Restriction Improves Clinical Findings and Reduces Markers of Oxidative Stress and Inflammation in Overweight Adults with Moderate Asthma," *Free Radical Biology and Medicine* 42, no. 5 (March 1, 2017), 665–74; M. P. Mattson, D. B. Allison, L. Fontana, et al., "Meal Frequency and Timing in Health and Disease," *Proceedings of the National Academy of Sciences* 111, no. 47 (November 25, 2014), 16647–53.

374 관련해 최근에 괄목할 성과가 하나 있었다며: N. Guidi and V. D. Longo, "Periodic Fasting Starves Cisplatin-Resistant Cancers to Death," *EMBO Journal* 2018 (June) (epub ahead of print).

375 장내미생물총의 부정적인 변화가 …… 연구 자료가 셀 수 없이 많다: G. Winter, R. A. Hart, R.P.G. Charlesworth, et al., "Gut Microbiome and Depression: What We Know and What We Need to Know," *Reviews in the Neurosciences* (February 2018) (epub ahead of print).

375 18세에서 56세 사이 여성들을 조사한 연구: Z. Chen, J. Li, S. Gui, et al., "Comparative Metaproteomics Analysis Shows Altered Fecal Microbiota Signatures in Patients with Major Depressive Disorder," *NeuroReport* 29, no. 5 (March 2018), 417–25.

375 이들의 장내미생물총을 구성하는 박테리아의 종류는: E. M. Glenny, E. C. Bulik-Sullivan, Q. Tang, et al., "Eating Disorders and the Intestinal Microbiota: Mechanisms of Energy Homeostasis and Behavioral Influence,"

Current Psychiatry Reports 19, no. 8 (August 2017), 51; T. R. Sampson, J. W. Debelius, T. Thron, et al., "Gut Microbiota Regulate Motor Deficits and Neuroinflammation in a Model of Parkinson's Disease," *Cell* 167, no. 6 (December 2016), 1469–80; E. Cekanaviciute, B. B. Yoo, T. F. Runia, et al., "Gut Bacteria from Multiple Sclerosis Patients Modulate Human T Cells and Exacerbate Symptoms in Mouse Models," *Proceedings of the National Academy of Sciences* 114, no. 40 (October 3, 2017), 10713–18.

375 **만성적 스트레스는 염증성 면역반응을 유도한다고**: S. S. Yarandi, D. A. Peterson, G. J. Treisman, et al., "Modulatory Effects of Gut Microbiota on the Central Nervous System: How Gut Could Play a Role in Neuropsychiatric Health and Diseases," *Journal of Neurogastroenterology and Motility* 22, no. 2 (April 2016), 201–12.

375 **신경전달물질의 양 또한 장내미생물총의 입김으로 달라질 수 있다**: N. W. Bellono, J. R. Bayner, D. B. F. Leitch, et al., "Enterochromaffin Cells Are Gut Chemosensors That Couple to Sensory Neural Pathways," *Cell* 170, no. 1 (June 29, 2017), 185–98.

375 **최근 UCSF 연구팀이**: 이 각주는 다음 기사의 내용을 일부 참고했다: "Researchers Learn More About How the Gut and Brain Interact," *Washington Post*, June 22, 2017, www.washingtonpost.com/news/to-your-health/wp/2017/06/22/our-gut-talks-and-sometimes-argues-with-our-brain-now-we-know-how (accessed June 19, 2018).

375 **이처럼 장내미생물총이 …… 관계를**: K. E. Sylvia and G. E. Demas, "A Gut Feeling: Microbiome-Brain-Immune Interactions Modulate Social and Affective Behaviors," *Hormones and Behavior* 99 (March 2018), 41–49.

376 **양극성 장애 환자들**: F. Dickerson, M. Adamos, E. Katsafanas, et al., "Adjunctive Probiotic Microorganisms to Prevent Rehospitalization in Patients with Acute Mania: A Randomized Controlled Trial," *Bipolar Disorders* 20, no. 7 (November 2018), 614–21.

376 **날이 바짝 선 장내 미생물들이**: I. Gabanyi, P. A. Muller, L. Feighery, et al.,

"Neuro-Immune Interactions Drive Tissue Programming in Intestinal Macrophages," *Cell* 164, no. 3 (January 28, 2016), 378–91.

376 **미세아교세포는 …… 덩치와 머릿수를 불려 간다**: A. Castillo-Ruiz, M. Mosley, A. J. George, et al., "The Microbiota Influences Cell Death and Microglial Colonization in the Perinatal Mouse Brain," *Brain, Behavior, and Immunity* 67 (January 2018), 218–29.

388 **간헐적 단식을 시켰더니 …… 내용이다**: T. Okada, T. Otsubo, T. Hagiwara, et al., "Intermittent Fasting Prompted Recovery from Dextran Sulfate Sodium-Induced Colitis in Mice," *Journal of Clinical Biochemistry and Nutrition* 61, no. 2 (September 2017), 100–107.

388 **크론병 발작기에는**: K. Riazi, M. A. Galic, A. C. Kentner, et al., "Microglia-Dependent Alteration of Glutamatergic Synaptic Transmission and Plasticity in the Hippocampus During Peripheral Inflammation," *Journal of Neuroscience* 35, no. 12 (March 2015), 4942–52.

열다섯: 미래의 의학

394 **첫 번째 논문은 기존 임상시험 522건의 데이터를 취합해 분석한 보고서**: A. Cipriani, T. A. Furukawa, G. Salanti, et al., "Comparative Efficacy and Acceptability of 21 Antidepressant Drugs for the Acute Treatment of Adults with Major Depressive Disorder: A Systematic Review and Network Meta-Analysis," *Lancet* 391, no. 10128 (April 7, 2018), 1357–66.

395 **감안할 때 …… 무리가 있다**: I. Kirsch, "Antidepressants and the Placebo Effect," *Zeitschrift für Psychologie* 222, no. 3 (2014), 128–34.

395 **여담으로, 플라시보 효과라는 게 있다**: 플라시보 효과에 관한 최신 연구의 전체 내용이 궁금한 분들에게는 게리 그린버그(Gary Greenberg)의 기사를 읽어보기를 추천한다: "What If the Placebo Effect Isn't a Trick?" *New York Times Magazine*, November 7, 2018, www.nytimes.com/2018/11/07/magazine/

placebo-effect-medicine.html (accessed November 8, 2018).

395 주요우울장애 환자들을 두 그룹으로 나눴다: V. H. Perry, "Microglia and Major
Depression: Not Yet a Clear Picture," *Lancet Psychiatry* 5, no. 4 (April 2018),
292–94.

396 세 번째 연구는: E. Setiawan, S. Attwells, A. A. Wilson, et al., "Association of
Translocator Protein Total Distribution Volume with Duration of Untreated
Major Depressive Disorder: A Cross-Sectional Study," *Lancet Psychiatry* 5,
no. 4 (April 2018), 339–47.

396 한 연구팀이 실험동물을 가지고 ······ 고작 몇 주 만에: T. Kreisel, M. G. Frank,
T. Licht, et al., "Dynamic Microglial Alterations Underlie Stress-Induced
Depressive-Like Behavior and Suppressed Neurogenesis," *Molecular
Psychiatry* 19, no. 6 (June 2014), 699–709.

397 게다가 약효를 보는 환자들 가운데에도 상당수는 약발이 점점: World Health
Organization, "Depression," www.who.int/en/news-room/fact-sheets/
detail/depression (accessed September 4, 2018); National Institute of Mental
Health, "Questions and Answers About the NIMH Sequenced Treatment
Alternatives to Relieve Depression (STAR*D) Study—Background," January
2006, www.nimh.nih.gov/funding/clinical-research/practical/stard/
backgroundstudy.shtml (accessed September 4, 2018).

397 어쩌면 일정 시점 이후에는 모든 게 계란으로 바위 치기 격: A. J. Rush, M. D.
Madhukar, M. H. Trivedi, "Acute and Longer-Term Outcomes in Depressed
Outpatients Requiring One or Several Treatment Steps: A STAR*D Report,"
American Journal of Psychiatry 163, no. 11 (November 2006), 1905–17.

398 뇌에서 필요한 화학물질이 제때 충분히 합성되지 못하는 셈이니: C. C.
Watkins, A. Sawa, and M. G. Pomper, "Glia and Immune Cell Signaling in
Bipolar Disorder: Insights from Neuropharmacology and Molecular Imaging
to Clinical Application," *Translational Psychiatry* 4, no. 1 (January 2014),
e350; G. Singhal and B. T. Baune, "Microglia: An Interface Between the Loss
of Neuroplasticity and Depression," Frontiers in *Cellular Neuroscience* 11

(September 8, 2017), 270; and N. Herr, C. Bode, and D. Duerschmied, "The Effects of Serotonin in Immune Cells," *Frontiers in Cardiovascular Medicine* 4 (July 2017).

400 또 다른 사례를 보면 미세아교세포가 너무 많이 죽어 버리고: R. Yirmiya, N. Rimmerman, and R. Reshef, "Depression as a Microglial Disease," *Trends in Neuroscience* 38, no. 10 (October 2015), 637-58.

401 동물 질병모델의 뇌에 건강한 미세아교세포를 재주입하면: T. Kreisel, M. G. Frank, T. Licht, et al., "Dynamic Microglial Alterations Underlie Stress-Induced Depressive-Like Behavior and Suppressed Neurogenesis," *Molecular Psychiatry* 19, no. 6 (June 2014), 699-709.

402 미세아교세포의 어느 유전자가 켜지고 꺼지는지에 따라: D. Gosselin, D. Skola, N. G. Coufal, et al., "An Environment-Dependent Transcriptional Network Specifies Human Microglia Identity," *Science* 356, no. 6344 (June 23, 2017), eaal3222.

402 우울증 발병으로 이어지는 여러 분자 경로가: T. Kreisel, M. G. Frank, R. Yirmiya, et al., "Dynamic Microglial Alterations Underlie Stress-Induced Depressive-Like Behavior and Suppressed Neurogenesism," *Molecular Psychiatry* 19, no. 6 (June 2014), 699-709.

402 그런데 만약 …… 초장에 안전하게 차단할 수 있다면: P. Yaun, C. Condello, C. D. Keen, et al., "TREM2 Haplodeficiency in Mice and Humans Impairs the Microglia Barrier Function Leading to Decreased Amyloid Compaction and Severe Axonal Dystrophy," *Neuron* 90, no. 4 (May 18, 2016), 724-39.

402 이 유전자 변이가 생기면 …… 꼬리표가 필요 이상으로 많은 시냅스에 붙게 된다: 추가 정보는 에밀리 엘리스 누트의 기사를 참고: "Scientists Open the 'Black Box' of Schizophrenia with Dramatic Genetic Discovery," *Washington Post*, January 27, 2016.

404 고장난 신체 면역계와 신경 염증에 치료를 집중하는: Lisa Bain, Noam I. Keren, and Sheena M. Posey Norris, *Biomarkers of Neuroinflammation: Proceedings of a Workshop* (Washington, DC: National Academies Press, 2018), 33.

404　만약 이때 …… 염증유발 요인의 도발이 지속되기까지 한다면: P. K. Feltes, J. Doorduin, H. C. Klein, et al., "Anti-inflammatory Treatment for Major Depressive Disorder: Implications for Patients with an Elevated Immune Profile and Non-Responders to Standard Antidepressant Therapy," *Journal of Psychopharmacology* 31, no. 9 (September 2017), 1149–65.

405　염증 생체지표물질 수치가 높은 환자들은: E. Haroon, A. W. Daguanoo, B. J. Woolwine, et al., "Antidepressant Treatment Resistance Is Associated with Increased Inflammatory Markers in Patients with Major Depressive Disorder," *Psychoneuroendocrinology* 95 (September 2018), 43–49; D. R. Goldsmith, E. Haroon, A. H. Miller, et al., "Association of Baseline Inflammatory Markers and the Development of Negative Symptoms in Individuals at Clinical High Risk for Psychosis," *Brain, Behavior, and Immunity* 76 (February 2019), 269–74; M. Huang, S. Su, J. Goldberg, et al., "Longitudinal Association of Inflammation with Depressive Symptoms: A 7-Year Cross-Lagged Twin Difference Study," *Brain, Behavior, and Immunity* 75 (January 2019), 200–207; and A. H. Miller and C. L. Raison, "The Role of Inflammation in Depression: From Evolutionary Imperative to Modern Treatment Target," *Nature Reviews*: Immunology 16, no. 1 (January 2016), 22–34.

405　그러니 …… 염증 억제제 치료를 병행하는 게 상당히 근거 있는 전략인 셈이다: N. Muller, M. J. Schwarz, S. Dehning, et al., "The Cyclooxygenase-2 Inhibitor Celecoxib Has Therapeutic Effects in Major Depression: Results of a Double-Blind, Randomized, Placebo-Controlled, Add-on Pilot Study to Reboxetine," *Molecular Psychiatry* 11, no. 7 (July 2006), 680–84.

405　염증 억제제가 정신적인 면도 어느 정도 낮게 하는 셈이다: Bain, Keren, and Norris, *Biomarkers of Neuroinflammation*, 34–35.

405　TNF 차단제가 모든 주요우울장애 환자에게 도움이 되는 건 아니지만: Ibid.

405　에머리 대학교 …… 앤드류 밀러 박사의 연구 논문: C. L. Raison, B. J. Woolwine, R. E. Rutherford, et al., "A Randomized Controlled Trial of the Tumor Necrosis Factor Antagonist Infliximab for Treatment-Resistant

Depression: The Role of Baseline Inflammatory Biomarkers," *JAMA Psychiatry* 70, no. 1 (January 2013), 31–41; A. H. Miller and C. L. Raison, "The Role of Inflammation in Depression: From Evolutionary Imperative to Modern Treatment Target," *Nature Reviews: Immunology* 16, no. 1 (January 2016), 22–34; J. C. Felger, E. Haroon, A. Patel, et al., "What Does Plasma CRP Tell Us About Peripheral and Central Inflammation in Depression?" *Molecular Psychiatry* (June 2018) (epub ahead of print); and A. H. Miller, M. Bekhbat, K. Chu, et al., "Glucose and Lipid-Related Biomarkers and the Antidepressant Response to Infliximab in Patients with Treatment-Resistant Depression," *Psychoneuroendocrinology* 98 (December 2018), 222–29.

406 **박사는 정신과 ······ 훨씬 높은 정확도로 선별하는 방법도 궁리하고 있다**: A. H. Miller, M. H. Trivedi, and M. K. Jha, "Is C-Reactive Protein Ready for Prime Time in the Selection of Antidepressant Medications?" *Psychoneuroendocrinology* 84 (October 2017), 206.

406 **류머티스 관절염 치료제로 사용되는 토실리주맙**: B. J. Miller, J. K. Dias, H. P. Lemos, et al., "An Open-Label, Pilot Trial of Adjunctive Tocilizumab in Schizophrenia," *Journal of Clinical Psychiatry* 77, no. 2 (February 2016), 275–76.

406 **현재 영국에서는 ······ 임상연구가 추가로 진행 중인데**: Hannah Devlin, "Radical New Approach to Schizophrenia Treatment Begins Trial," *The Guardian*, November 3, 2017, www.theguardian.com/society/2017/nov/03/radical-new-approach-to-schizophrenia-treatment-begins-trial (accessed August 20, 2018).

406 **아직 수많은 임상연구가 더 필요하다**: M. S. Cepeda, P. Stang, and R. Makadia, "Depression Is Associated with High Levels of C-Reactive Protein and Low Levels of Fractional Exhaled Nitric Oxide: Results from the 2007–2012 National Health and Nutrition Examination Surveys," *Journal of Clinical Psychiatry* 77, no. 12 (December 2016), 1666–71.

407 **1년간 치료 뒤 알츠하이머병 환자 165명**: J. Sevigny, P. Chiao, T. Bussière,

et al., "The Antibody Aducanumab Reduces Aβ Plaques in Alzheimer's Disease," *Nature* 537, no. 7618 (September 2016), 50–56.

408 **섬유근육통을 예로 들면:** M. Ohgidani, T. A. Kato, M. Hosoi, et al., "Fibromyalgia and Microglia TNF-α: Translational Research Using Human Blood Induced Microglia-Like Cells," *Scientific Reports* 7, no. 1 (September 19, 2017), 11882.

408 **어느 만성 통증에서나 목격되는 현상이라는 것:** ME/CFS를 비롯해 각종 면역계 희귀질환들에 관한 알짜 정보를 공유해 준 블로거이자 과학기자 코트 존슨(Cort Johnson)에게 감사 인사를 전한다.

409 **다발경화증 환자들 가운데 …… 것처럼 말이다:** M. Srinivasan and D. K. Lahiri, "Significance of NF-κB as a Pivotal Therapeutic Target in the Neurodegenerative Pathologies of Alzheimer's Disease and Multiple Sclerosis," *Expert Opinion on Therapeutic Targets* 19, no. 4 (April 2015), 471–87.

409 **섬유근육통 환자는 치매에 걸릴 위험성이 두 배로 크다:** N.-S. Tzeng, C. H. Chung, F.-C. Liu, et al., "Fibromyalgia and Risk of Dementia—A Nationwide, Population-Based, Cohort Study," *American Journal of the Medical Sciences* 355, no. 2 (February 2018), 153–61.

409 **젊어서 불안장애와 우울증에 …… 사람은:** L. Mah, N. D. Anderson, N. P. L. G. Verhoeff, et al., "Negative Emotional Verbal Memory Biases in Mild Cognitive Impairment and Late-Onset Depression," *American Journal of Geriatric Psychiatry* 25, no. 10 (October 2017), 1160–70.

412 **시초는 1990년대 중반의 한 연구였는데:** Gretchen Henkel, "Immune System No Longer Autonomous?" *The Rheumatologist*, May 1, 2010, www.the-rheumatologist.org/article/immune-system-no-longer-autonomous (accessed August 22, 2018).

412 **그런데 미주신경이 자극받은 상태에서:** L. V. Borovikova, S. Ivanova, M. Zhang, et al., "Vagus Nerve Stimulation Attenuates the Systemic Inflammatory Response to Endotoxin," *Nature* 405, no. 6785 (May 2000),

458–62.

413   트레이시 박사팀이 실제 환자를 대상으로 최근 완료한 연구: F. A. Koopman, S. S. Chavan, S. Miljko, et al., "Vagus Nerve Stimulation Inhibits Cytokine Production and Attenuates Disease Severity in Rheumatoid Arthritis," *Proceedings of the National Academy of Sciences* 113, no. 29 (July 19, 2016), 8284–89. 케빈 트레이시의 연구를 설명하면서 나는 마이클 베하르(Michael Behar)의 다음 기획기사도 참고했다: "Can the Nervous System Be Hacked?" *New York Times Magazine*, May 23, 2014.

414   한때는 미주신경 자극기가 …… 시험 적용된 시기도 있었다: L. Galbarriatu, I. Pomposo, A. Marinas, et al., "Vagus Nerve Stimulation Therapy for Treatment-Resistant Epilepsy: A 15-Year Experience at a Single Institution," *Clinical Neurology and Neurosurgery* 137 (October 2015), 89–93.

414   게다가 미주신경 자극 연구들 대부분이: J. P. Somann, G. O. Albors, K. V. Neihouser, et al., "Chronic Cuffing of Cervical Vagus Nerve Inhibits Efferent Fiber Integrity in Rat Model," *Journal of Neural Engineering* 15, no. 3 (June 2018), 036018.

414   그런 까닭으로 현재 이 연구실에서는 …… 저강도 신호로 미주신경을 자극하는 전략을: Y. A. Patel, T. Saxena, R. V. Bellamkonda, et al., "Kilohertz Frequency Nerve Block Enhances Anti-inflammatory Effects of Vagus Nerve Stimulation," *Scientific Reports* 7 (January 2017), 39810.

415   목적은 모두 하나다: E. Meroni, N. Stakenborg, P. J. Gomez-Pinilla, et al., "Functional Characterization of Oxazolone-Induced Colitis and Survival Improvement by Vagus Nerve Stimulation," *PLOS One* 13, no. 5 (May 2018), e0197487; R. L. Johnson and C. G. Wilson, "A Review of Vagus Nerve Stimulation as a Therapeutic Intervention," *Journal of Inflammation Research* 11 (May 16, 2018), 203–13; G. S. Bassi, L. Ulloa, V. R. Santos, "Cortical Stimulation in Conscious Rats Controls Joint Inflammation," *Progress in Neuro-Psychopharmacology & Biological Psychiatry* 84, pt. A, 201–13; K. Chakravarthy, H. Chaudhry, K. Williams, et al., "Review of the Uses of

Vagal Nerve Stimulation in Chronic Pain Management," *Current Pain and Headache Reports* 19, no. 12 (December 2015), 54; C. Gaul, H. C. Diener, N. Silver, et al., "Non-invasive Vagus Nerve Stimulation for PREVention and Acute Treatment of Chronic Cluster Headache (PREVA): A randomized Controlled Study," *Cephalalgia* 36, no. 6 (May 2016), 534–46; H. I. Jacobs, J. M. Riphagen, C. M. Razat, et al., "Transcutaneous Vagus Nerve Stimulation Boosts Associative Memory in Older Individuals," *Neurobiology of Aging* 36, no. 5 (May 2015), 1860–67; A. Grimonprez, R. Raedt, J. Portelli, et al., "The Antidepressant-Like Effect of Vagus Nerve Stimulation Is Mediated Through the Locus Coeruleus," *Journal of Psychiatric Research* 68 (September 2015), 1–7; A. P. Shah, F. R. Carreno, H. Wu, et al., "Role of TrkB in the Anxiolytic-Like and Antidepressant-Like Effects of Vagal Nerve Stimulation," *Neuroscience* 322 (May 13, 2016), 273–86.

415 덴마크의 한 연구팀은: E. Svensson, E. Horváth Puhó, R. W. Thomsen, et al., "Vagotomy and Subsequent Risk of Parkinson's Disease," *Annals of Neurology* 78, no. 4 (October 2015), 522–29.

415 미주신경이 상황을 감지하고: B. Bonaz, T. Bazin, and S. Pellissier, "The Vagus Nerve at the Interface of the Microbiota-Gut-Brain Axis," *Frontiers in Neuroscience* 12 (February 7, 2018), 49.

416 박사의 설명으로는 미주신경 자체가 바이러스나 세균에 감염되면: M. B. VanElzakker, "Chronic Fatigue Syndrome from Vagus Nerve Infection: A Psychoneuroimmunological Hypothesis," *Medical Hypotheses* 81, no. 3 (September 2013), 414–23.

416 최근 들어 …… 케타민이 …… 점점 힘이 실리는 추세다: Q. Chen, J. Feng, L. Liu, et al., "The Effect of Ketamine on Microglia and Proinflammatory Cytokines in the Hippocampus of Depression-Like Rat," *Neuropsychiatry* 7, no. 2 (2017), 77–85.

416 아직은 동물연구 자료밖에 없지만: N. Diazgranados, L. Ibrahim, N. E. Brutsche, et al., "A Randomized Add-on Trial of an N-Methyl-D-Aspartate

Antagonist in Treatment-Resistant Bipolar Depression," *Archives of General Psychiatry* 67, no. 8 (August 2010), 793–802; C. Rong, C. Park, J. D. Rosenblat, et al., "Predictors of Response to Ketamine in Treatment Resistant Major Depressive Disorder and Bipolar Disorder," *International Journal of Environmental Research and Public Health* 15, no. 4 (April 17, 2018), 771; A. K. Parsaik, B. Singh, D. Khosh-Chashm, et al., "Efficacy of Ketamine in Bipolar Depression: Systematic Review and Meta-Analysis," *Journal of Psychiatric Practice* 21, no. 6 (November 2015), 427–35; and S. J. Pennybaker, D. A. Luckenbaugh, C. A. Zarate, Jr., et al., "Ketamine and Psychosis History: Antidepressant Efficacy and Psychotomimetic Effects Postinfusion," *Biological Psychiatry* 82, no. 5 (September 2017), e35–e36.

417 **총괄연구원을 역임한 수재나 타이 박사**: 2018년 12월 18일에 화상채팅으로 가졌던 박사와의 인터뷰를 바탕으로 재구성했다.

417 **유수의 대형병원들이 손을 잡았다**: National Network of Depression Centers' Biomarker Discovery Project에 관한 더 자세한 정보는 다음 웹사이트를 참고한다: nndc.org/programs-events/biomarker-discovery-project/ (accessed January 5, 2019).

417 **성격 급한 의사들이 임상연구 결과를 마냥 기다리지 못하고**: 세라 솔로비치 (Sarah Solovitch)의 보도기사를 참고했다: "Once-Popular Party Drug Now Used for Severe Depression," *Washington Post*, February 2, 2016, E1.

418 **한때 NIMH를 이끌었던 토머스 인설은**: National Institute of Mental Health, "Post by Former NIMH Director Thomas Insel: Ketamine," October 1, 2014, www.nimh.nih.gov/about/directors/thomas-insel/blog/2014/ketamine.shtml (accessed September 10, 2018).

420 **나중에는 비용 부담이 줄어든다**: Ibid.

421 **흥미롭게도, …… '각성 현상'을 경험하는 환자들은**: E. N. Aroke, S. L. Crawford, and J. R. Dungan, "Pharmacogenetics of Ketamine-Induced Emergence Phenomena: A Pilot Study," *Nursing Research* 66, no. 2 (March 2017), 105–14.

421 **2019년, 미국 FDA는 …… 공식 허가했다**: V. Popova, E. J. Daly, M. Trivedi, et al., "Randomized, Double-Blind Study of Flexibly-Dosed Intranasal Esketamine Plus Oral Antidepressant Versus Active Control in Treatment-Resistant Depression," presented at 2018 Annual Meeting of the American Psychiatric Association (APA), May 2018, New York, New York; E. J. Daly, M. Trivedi, A. Janik, et al., "A Randomized Withdrawal, Double-Blind, Multicenter Study of Esketamine Nasal Spray Plus an Oral Antidepressant for Relapse Prevention in Treatment-Resistant Depression," presented at the American Society of Clinical Psychopharmacology, May 2018, Miami, Florida. See also Benedict Carey, "Doctors Welcome New Depression Drug, Cautiously," *New York Times*, March 8, 2019.

422 **또 다른 환각제 실로사이빈**: Robin Marantz Henig, "How a Psychedelic Drug Helps Cancer Patients Overcome Anxiety," December 3, 2016, NPR Shots. www.npr.org/sections/health-shots/2016/12/03/504136736/how-a-psychedelic-drug-helps-cancer-patients-overcome-anxiety (accessed September 6, 2018).

422 **현재는 아야와스카가 …… 알아보는 연구가 진행 중이다**: V. Dakic, R. M. Maciel, H. Drummond, et al., "Harmine Stimulates Proliferation of Human Neural Progenitors," *PeerJ* 4 (December 2016), e2727.

열여섯: 최종 분석

429 **역할이 중요하다고 키프니스는 강조한다**: Jonathan Kipnis, "The Seventh Sense," *Scientific American*, August 2018, 29–35.

429 **콜로라도 대학교의 연구팀은**: M. D. Weber, M. G. Frank, K. J. Tracey, et al., "Stress Induces the Danger-Associated Molecular Pattern HMGB-1 in the Hippocampus of Male Sprague Dawley Rats: A Priming Stimulus of Microglia and the NLRP3 Inflammasome," *Journal of Neuroscience* 35, no. 1

(January 2015), 316–24.

431　**한때 정신분석학의 아버지 지그문트 프로이트는**: Helene Guldberg, "Review: The Book of Woe," *Psychology Today*, December 9, 2013.

435　**2017년에 아교세포 연구 분야의 최고 석학들이 한 자리에 모였다**: Lisa Bain, Noam I. Keren, and Sheena M. Posey Norris, *Biomarkers of Neuroinflammation: Proceedings of a Workshop* (Washington, DC: National Academies Press, 2018), 12.

435　**한편, 뇌와 정신의 건강 문제는**: Michael McCarthy, "US Spent More on Mental Illness Than on Any Other Conditions in 2013, Study Finds," *BMJ* 353 (May 20, 2016), i2895.

437　**같다던 이들에게 말이다**: Hope Jahren, Lab Girl (New York: Alfred A. Knopf, 2016), 49.